U0274102

国医绝学系列

不生病的智慧

最好的医生是养生

蔡向红 编著

集中华医道之精华

汇历代国医大师之绝学

天津出版传媒集团

天津科学技术出版社

图书在版编目（CIP）数据

不生病的智慧——最好的医生是养生 / 蔡向红编著 .—天津：天津科学技术出版社，2013.8
（2021.4 重印）

ISBN 978-7-5308-8301-3

Ⅰ . ①不⋯ Ⅱ . ①蔡⋯ Ⅲ . ①养生（中医）- 基本知识 Ⅳ . ① R212

中国版本图书馆 CIP 数据核字（2013）第 206087 号

不生病的智慧——最好的医生是养生
BUSHENGBING DE ZHIHUI ZUIHAO DE YISHENG SHI YANGSHENG

责任编辑：张　跃
责任印制：兰　毅

出　　版：天津出版传媒集团
　　　　　天津科学技术出版社
地　　址：天津市西康路 35 号
邮　　编：300051
电　　话：（022）23332490
网　　址：www.tjkjcbs.com.cn
发　　行：新华书店经销
印　　刷：三河市万龙印装有限公司

开本 720×1020　1/16　印张 15　字数 320 000
2021 年 4 月第 1 版第 2 次印刷
定价：45.00 元

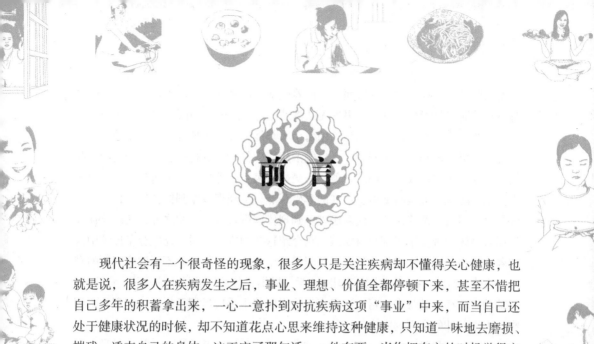

前　言

　　现代社会有一个很奇怪的现象，很多人只是关注疾病却不懂得关心健康，也就是说，很多人在疾病发生之后，事业、理想、价值全都停顿下来，甚至不惜把自己多年的积蓄拿出来，一心一意扑到对抗疾病这项"事业"中来，而当自己还处于健康状况的时候，却不知道花点心思来维持这种健康，只知道一味地去磨损、摧残、透支自己的身体。这正应了那句话：一件东西，当你拥有它的时候觉得它一文不值，只有当你失去之后才懂得珍惜，而这件东西就是我们的健康。

　　古代的中国人是非常注重养生保健的，他们很早便提出了"良医治未病"的著名理念，而这一理念也一直影响着祖国医学的发展。可是，为什么到了近现代这种理念却被颠覆了呢？大家宁可将大把的时间与金钱花到治病上，也不肯抽出一点点时间用到养生保健上。追根究底，这与西方医学的进入有很大关系。西医主张"治"，被病毒感染没有关系，用药物就能把它杀死；心脏不好也没有关系，换一个就可以了。于是，人们就会产生这样一种观念：生病没有关系，交给医生就可以了。然而，我们却没有想到，当用药物将我们体内的病毒杀死的时候，我们的身体也承受了同样的伤害；当我们把自己的心脏换掉之后，我们的身体的其他器官却不能和这个"外来者"和谐相处；当我们把自己交给医生的时候，也就把自己的一切放在了别人手中。

　　事实上，求医不如求己，自我养生才是真正的健康之道，也是获得健康的最佳途径。中医认为，"圣人治未病不治已病""治病莫如防病，防病必须养生，养生方能长寿"。懂得养生，在未病时可强身健体，提高身体抵抗力，减少疾病的发生率，在生病后可增强人体正气，帮助身体早日恢复健康，更可防患某些重大疾病的发生。因此，养生才是最好的医生。

　　"养生"一词最早见于《庄子·内篇》，是通过各种方法颐养生命、增强体质、预防疾病，从而延年益寿的一种医事活动。通过养生来防治疾病，依靠的是人体的自愈力。中医认为，人体本身蕴含着强大的自愈潜能，包括对外界环境的适应力、对损伤组织的修复力，以及对各种疾病的抵抗力、免疫力等。中医称自愈力为"元气""正气""阳气"，称致病因素为"邪气""阴气"，如果自愈力足够强大，人就不会生病，即"正气充盈，百病不侵"。只有在自愈力受到削弱、

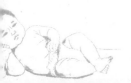

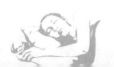

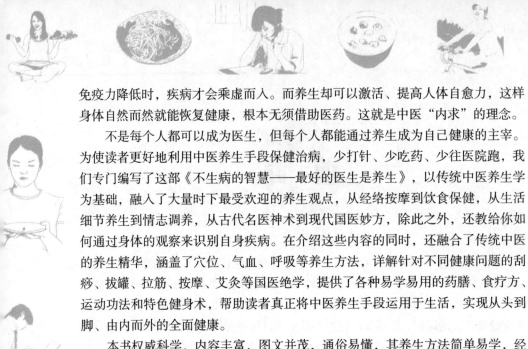

免疫力降低时，疾病才会乘虚而入。而养生却可以激活、提高人体自愈力，这样身体自然而然就能恢复健康，根本无须借助医药。这就是中医"内求"的理念。

不是每个人都可以成为医生，但每个人都能通过养生成为自己健康的主宰。为使读者更好地利用中医养生手段保健治病，少打针、少吃药、少往医院跑，我们专门编写了这部《不生病的智慧——最好的医生是养生》，以传统中医养生学为基础，融入了大量时下最受欢迎的养生观点，从经络按摩到饮食保健，从生活细节养生到情志调养，从古代名医神术到现代国医妙方，除此之外，还教给你如何通过身体的观察来识别自身疾病。在介绍这些内容的同时，还融合了传统中医的养生精华，涵盖了穴位、气血、呼吸等养生方法，详解针对不同健康问题的刮痧、拔罐、拉筋、按摩、艾灸等国医绝学，提供了各种易学易用的药膳、食疗方、运动功法和特色健身术，帮助读者真正将中医养生手段运用于生活，实现从头到脚、由内而外的全面健康。

本书权威科学，内容丰富，图文并茂，通俗易懂，其养生方法简单易学，经济实用，治病良方功效显著，简便易做，祛病手段一看就懂，一学就会，是一部现代人必备的养生工具书。

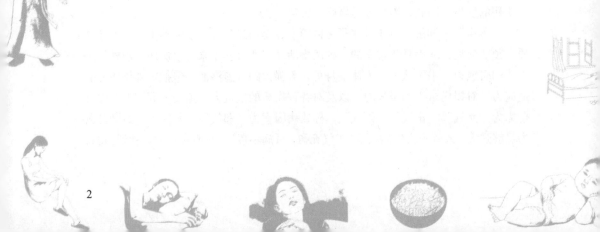

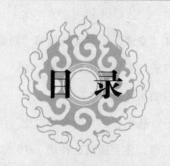

目　录

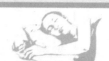

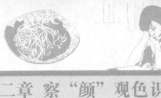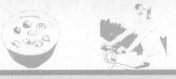

第二章 察"颜"观色识百病——走出疾病的"围城"

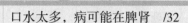

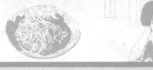

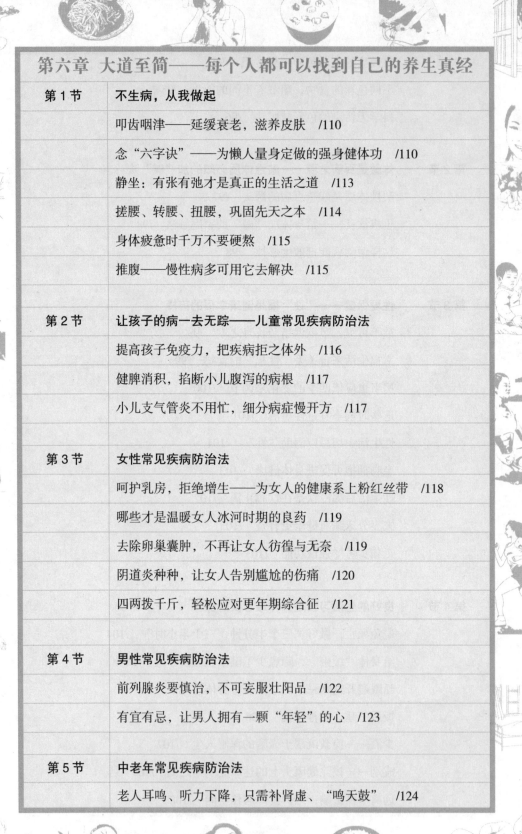

第七章　天机一旦泄露，世人皆曰有福——养生可以更高效

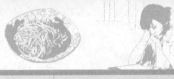
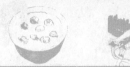

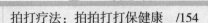

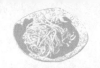
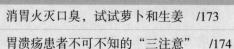

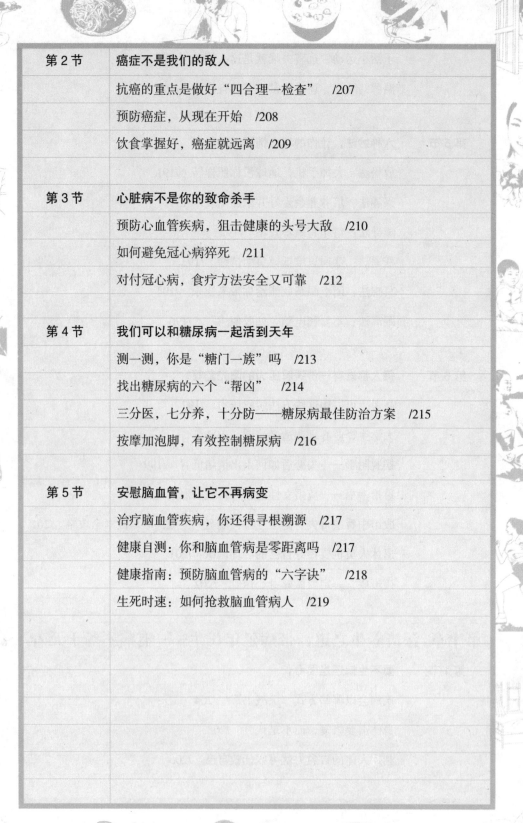

第一章

道可道，健康道

——健康就在一念间

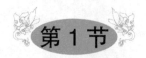

第1节

养生胜于治病，健康在自己手中

很多人都只关注疾病，不关注健康

健康对人的重要性谁都明白，但是很多人只关注疾病，不关注健康，怕得病却不爱惜自己的身体。该吃饭时不吃饭，该睡觉时加班、看电视、泡吧或整天对着电脑目不转睛，身体动也不动……

我们要的是健康，而不是疾病。对于一棵树，人们还要照顾它，适时地修剪、浇灌，而对于自己的身体，却不知道爱惜和保养，这是不对的。我们要做的是在平时多关注身体的健康状况，在未病时注重保健，而不是等到生病了才想方设法消除疾病，等到失去时空留遗憾。

"无病先防"胜于"有病再养"

"治未病"是中医理论的精髓，就是当疾病尚未发生时，能提前预测到疾病的发展趋势，并采取相应的防治方法，以杜绝或减少疾病的发生。比如春季万物萌生，细菌、病毒等致病微生物也相应活跃，感冒之类的疾病就有可能流行开来，所以中医提出"正月葱、二月韭"的饮食，以提高人们的抗病能力。

中医"治未病"还体现在另一个方面，就是在疾病的潜伏期及时发现，并扼杀它的滋长，使人体恢复真正的健康。不过，相对而言，如今的医疗水平却只停留在应

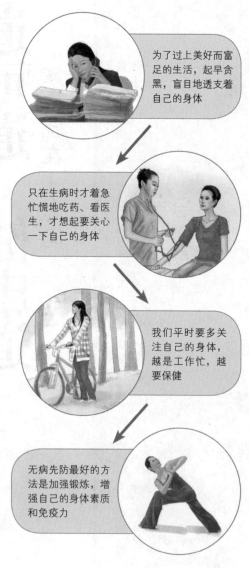

为了过上美好而富足的生活，起早贪黑，盲目地透支着自己的身体

只在生病时才着急忙慌地吃药、看医生，才想起要关心一下自己的身体

我们平时要多关注自己的身体，越是工作忙，越要保健

无病先防最好的方法是加强锻炼，增强自己的身体素质和免疫力

付"已病"的人群上。我们可以用这样的比喻来说明"治未病"和"治已病"的区别，治未病就像是洪水暴发之前驻堤坝、泄洪的各项防护措施，而治已病就像在洪水泛滥以后再去堵窟窿一样，按下葫芦浮起瓢，根本没有更多精力谈预防。

很多人就是由于不注意预防导致疾病缠身，疲于奔命，因此，只有我们提早防微杜渐，防患于未然，把健康掌握在自己手中，人生才会充满自信与快乐。

对待身体要像对待自己的孩子一样

身体就像我们的孩子，生病时我们也不能随便使用"暴力"，打针吃药动手术，不管身体接受不接受，都强加给它，这是不妥的。

其实，身体自身有很强的自我修复能力——自愈力，有些小病小痛，不用医药，利用身体的自愈力就会治愈。

中医不主张过分的依赖药物，因为药物不过是依赖某一方面的偏性来调动人体的元气，来帮助身体恢复健康。但是人体的元气是有限的，如果总是透支，总有一天就没有了。而我们生下来活下去依靠的就是体内的这点元气，元气没有了，再好的药也没用了。

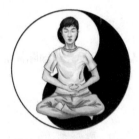

人体的自愈力恰好体现了中医治病的一个指导思想：三分治、七分养

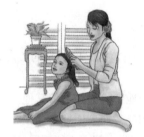

对待身体应该像对待自己的孩子一样，精心地呵护爱惜，倾听它的诉说

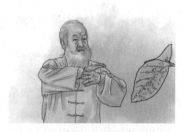

中医就是通过倡导顺时养生、补养气血、食疗等科学的养生方法来增强人体免疫力，在疾病尚未到来之时就筑起一道坚固的屏障，让疾病无孔可入

维护好身体的大环境，谨防"坏人"作乱

在我们的周围有太多的细菌和病毒，甚至在身体内部也有细菌相伴，但是你无法把病菌赶尽杀绝，但如果我们把身体维持在一个阴阳平衡的状态下，致病因子是无法让你生病的。这也应了那句话："正气存内，邪不可干。"

人体内生态环境良好的话，身体不轻易得病。就算受到病毒入侵，也能马上调动人体免疫功能进行剿灭。但如果

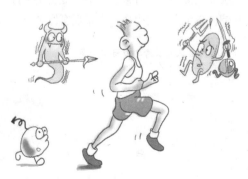

我们要努力增强自己的免疫力，让"坏人"无从侵扰

3

人体内生态环境发生恶化，身体抵抗力减弱，就会百病丛生。

到底怎样做才能保持身体的平衡呢？其实，人体是一个很有灵性的机体，在漫长的进化中，已经形成了一套完善的生理平衡系统，它会自发地调节呼吸、饮食等活动，来适应环境的需要，进而维持人体内部和人体与外界环境的动态平衡。所以，我们要遵循机体平衡系统的运行规律，在生活细节中顺应身体的平衡需求，即该睡觉时睡觉、该起床时起床、春天要保养生机、冬天要注意收藏……

就像我们这个大社会，好人和坏人是并存的，当我们的社会大环境是好的，社会秩序都很正常的时候，有几个坏人是无大碍的。所以，只要我们的身体保持一种和谐、阴阳平衡的状态，任何病菌都不会对我们的身体造成很大的伤害。

好人　坏人

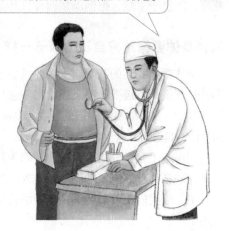

长寿地如皋，奥秘就在养生方

我国有个著名的长寿之乡——江苏如皋。如皋的长寿老人数量远远高于国际标准，是名副其实的长寿之乡。

让人感到奇怪的是，如皋的地理位置并不像其他长寿之乡一样远离城市文明。相反，如皋地处长江三角洲城市圈内，与南京、上海等国际大都市比邻而居，经过研究人员调查，如皋老人健康长寿的原因就是他们有良好的生活习惯。

在饮食方面，如皋老人每餐都吃得很清淡，早晚都喝大米粥或者玉米糁儿粥，外加包子等主食；中午就是米饭加三菜一汤，青菜、萝卜、豆腐是主打，如皋人都相信"鱼生火，肉生痰，青菜豆腐保平安"的谚语；他

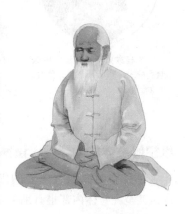

国际公认的长寿之乡标准为每百万人口中有 75 位百岁老人

如皋的 145 万人口中

40000 余人

4000 余人

200 余人

80~89岁　90~99岁　百岁以上

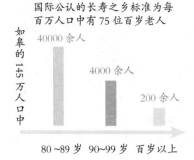

粗粮粥是很好的养生方

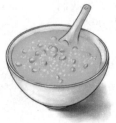

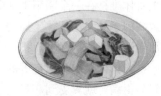

青菜豆腐保平安

们每顿饭只吃八分饱，喜欢吃应季的新鲜蔬菜，不吃反季的大棚菜，而且不挑食。

如皋人的饮食传统可以归纳为"两粥一饭"，这种饮食观念中最有益于身体健康的部分是早晚的这两顿粥。

早晨喝粥还有调节肠胃的作用，经过一夜的运化，早晨胃基本处于排空的状态，需要水分和营养的补充，此时喝点温软滋润的粥正好迎合了胃的需要，可以补益胃气。稍微有点养生常识的人都知道：胃是我们的后天之本，喝粥可以养胃，把胃养好了，离长寿就近了一大步。

第2节

观念决定健康，别让错误养生观害了你

失去的"觉"真的能补回来吗

现在很多人平时生活忙碌，到节假日就会抓紧时间"补觉"，想把失去的睡眠都补回来。但是，从养生的角度来看，这种做法是不科学的。

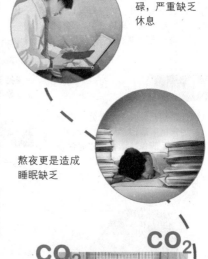

平时忙忙碌碌，严重缺乏休息

这是因为人的生活规律与体内激素分泌是密切相关的，生活及作息有规律的人，下丘脑及脑垂体分泌的许多激素，早晨至傍晚相对较高，而夜晚至黎明相对较低。如果平日生活较有规律，逢节假日贪睡，很可能会扰乱体内生物钟的时序，使激素水平出现异常波动。

熬夜更是造成睡眠缺乏

早上赖床不起时，人还会感到饥饿，这是胃肠道准备接纳、消化食物，分泌消化液。这时如不进食，势必会打乱胃肠功能的规律，容易诱发胃炎、胃溃疡及消化不良等疾病。

CO_2 CO_2 CO_2

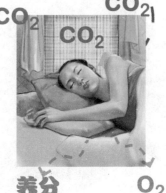

人在睡眠时，血液循环减慢，养分和氧气对脑的供应大为减少。睡眠时间过长，脑细胞就得不到足够的氧气和养分，因而活动能力减弱，容易发生头痛等症。睡眠过多，也会使肌肉、筋络组织的活动减少，肌肉从血液得到的氧气和养分也少，人就会感到疲倦乏力。

养分 O_2

若要小儿安，常带三分饥和寒

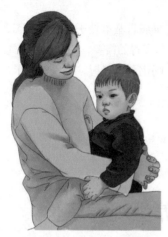

每到冬季，一些年轻的父母就忙着给孩子加衣，里三层外三层的，家里还要紧闭门窗，生怕孩子冻着，一些孩子就因为生长在这种"温室"的环境里，体温不断上升，等父母发现时，孩子往往已经处于高热之中，这样便形成了现在常见的冬季"中暑"

著名儿科专家钱乙早就说过，"若要小儿安，常带三分饥和寒"。人若在空气中受到寒凉，人体自然会调集卫气分布于体表以御寒，防止感冒。家长如果给孩子穿得过暖，就会形成过于温暖的环境，人体在这样的环境中毛孔会张开。没有寒冷环境的刺激，人体也不会在体表形成防寒的卫气。严寒的冬日，穿得再多，也有脱衣服的时候，谁敢保证孩子每一秒都待在暖和的地方？很可能就在脱衣服的瞬间，寒气从孩子开放着的、没有防寒系统的毛孔长驱直入，这样孩子会很容易感冒生病。所以，在秋天凉意初起的时候，父母不要忙不迭地给孩子加衣，要让其保持"三分寒"，以增强抗寒能力。

孩子穿衣讲究"三分寒"，是从宏观上讲的，而不是说让孩子全身都要"寒"，正确的做法是"三暖三凉"。

背暖

保持背部的"适当温暖"可以减少感冒机会。所谓"适当温暖"，就是不可过暖，过暖则背部出汗多，反而因背湿而患病。

肚暖

肚子是脾胃之所，保持肚暖即是保护脾胃。

脚暖

脚部是阴阳经穴交会之处，皮肤神经末梢丰富，对外界最为敏感。孩子的手脚保持温暖，才能保证身体适应外界气候的变化。

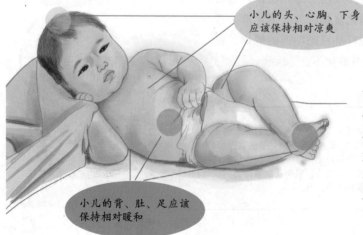

小儿的头、心胸、下身应该保持相对凉爽

小儿的背、肚、足应该保持相对暖和

孩子在十岁之前，血气都很旺盛，但是阴气不足，此时他们下身的衣服宜薄不宜厚，如果下身过于温暖，则有碍于阴气的生长。

头凉

从生理学的角度来讲，孩子经由体表散发的热量，有 1/3 是由头部发散，头热容易导致心烦头晕而神昏。头部最容易"上火"，孩子患病更是头先热。如果孩子保持头凉、足暖，则必定神清气爽，气血顺畅。

心胸凉

穿着过于厚重臃肿，会压迫到胸部，影响正常的呼吸与心脏功能，还容易造成心烦与内热。应该保证孩子的"心胸凉"。

下身凉

孩子在十岁之前，血气都很旺盛，但是阴气不足，此时他们下身的衣服宜薄不宜厚，如果下身过于温暖，则有碍于阴气的生长。

补气血，不要陷入误区

对养生保健来说，补气血很重要，但由于人和人体质的不同，气血水平不同，补气血也不能整齐划一，这里我们就纠正四个常见的误区。

一、只有女人需要养气血

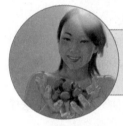

在百分之九十以上的人眼里，补气血是女人的事，甚至更无知一点的说是产后妇女的事。其实，在临床上，男人得虚证的也不少。老年多虚证，久病多虚证，其他如先天不足、烦劳过度、饮食不节、饥饱不调等，皆能导致虚证。所以补气血不只是女人的事，要视个人的身体状况而定。

二、运动能增加气血能量

运动会打通经络，强化心脏功能，提高清除体内垃圾的能力，但是不会增加人体的气血能量。现在很多人都非常喜欢夜生活，这对健康是十分不利的。本来人体经过了一整天的体力消耗，到了晚上已经没有多余的能量，此时再进行活动，只能是透支储存的体能，相当于在透支生命。

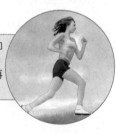

三、寒凉的食物不能吃

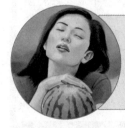

并不是所有的寒凉食物进入肚子都会对身体产生负面影响，只要与人的体质、吃的季节相适宜，能起到中和、平衡的作用，就可以吃。比如夏天，人体大量出汗，应适量吃些西瓜，它能除燥热，而天冷时吃西瓜就容易导致血亏。另外，寒、热食物要搭配着吃，比如吃大寒的螃蟹时，一定要配上温热性质的生姜，用姜去中和蟹的寒凉，这样就不会对身体有任何的伤害，还利于蟹肉的消化、吸收。

四、黑色食物一定能补血

我们经常看到这样的宣传——黑色食物补肾、补血，如黑芝麻、黑豆、黑米、黑木耳、海带、紫菜、乌鸡骨等。其实并不尽然，任何食物补还是不补，一定要看这个食物的属性，而不是根据颜色盲目下定论。

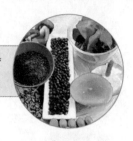

"少吃饭，多吃菜"的观念该淘汰了

和朋友、家人一起吃饭时，我们经常会听到这样的声音："少吃点饭，多吃菜。"而我们也很乐意这样的"关爱"，因为在我们的意识里菜是好东西，比饭好吃也比饭有营养，还能控制体重。

那么，真的是这样吗？菜比饭的营养更高吗，多吃菜、少吃饭就能防止发胖吗？

"少吃饭，多吃菜，饭没有营养，营养都在菜里。"从表面上来看这似乎很有道理，然而，从科学营养的角度来看，如果长期这样下去，对身体健康极其不利。

米饭以及面食的主要成分是碳水化合物，而碳水化合物是我们身体所需的主要"基础原料"。在合理的饮食中，每天人所需要的总热能的50%～60%来自于碳水化合物。如果我们每顿都少吃饭，多吃菜，那么就不能摄取足够的碳水化合物来满足人体的需求，长期下去人就会营养不良，疾病不请自来。

另外，为了减肥，就尽量少吃饭多吃菜，甚至光吃菜不吃饭，这也是不可取的。肥胖的根本原因在于摄取热量过多而消耗过少，造成热量在体内的过度蓄积，而产生热量最多的营养成分是脂肪，所以胖人往往在食量过大、吃肉过多而运动过少的人群中产生。单从饮食上讲，米、面等主食中含有的脂肪成分很少，人们往往是从副食中的油和肉类中获得脂肪。多吃蔬菜不是坏事，但大部分蔬菜要用油烹调才可口，这样容易造成热量蓄积，达不到减肥的目的。

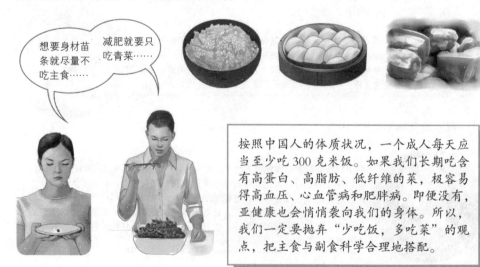

想要身材苗条就尽量不吃主食……

减肥就要只吃青菜……

按照中国人的体质状况，一个成人每天应当至少吃300克米饭。如果我们长期吃含有高蛋白、高脂肪、低纤维的菜，极容易得高血压、心血管病和肥胖病。即便没有，亚健康也会悄悄袭向我们的身体。所以，我们一定要抛弃"少吃饭，多吃菜"的观点，把主食与副食科学合理地搭配。

食物"趁热吃"未必好

有些人喜欢热食，吃什么都是越烫越好。殊不知生物在进化中都有自身最适合的温度，进化程度越高，要求最适宜的温度越严格。所以，食物要在合适的温度内被摄入，才能确保身体健康。

人的食道壁是由黏膜组成的，非常娇嫩，只能耐受 50 ~ 60℃的食物，超过这个温度，食道的黏膜就会被烫伤。过烫的食物温度在 70 ~ 80℃，像刚沏好的茶水，温度可达 80 ~ 90℃，很容易烫伤食道壁。如果经常吃烫的食物，黏膜损伤尚未修复又受到烫伤，可能形成浅表溃疡。反复地烫伤、修复，就会引起黏膜质的变化，进一步发展变成肿瘤。

流行病学调查发现，一些地区的食管癌、贲门癌、口腔癌和热饮热食可能有关，就是说，某些黏膜上皮的肿瘤有可能是"烫"出来的。

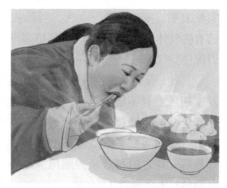

研究发现，人体在 37℃左右的情况下，口腔和食管的温度多在 36.5 ~ 37.2℃，最适宜的进食温度在 10 ~ 40℃，一般耐受的温度最高为 50 ~ 60℃。当感到很热时，温度多在 70℃左右。经常热食的人，在温度很高的情况下也不觉得烫，但是在接触 75℃左右的热食、热饮时，娇嫩的口腔、食管黏膜会有轻度灼伤

关门闭窗，留住了温度溜走了健康

三伏天，热浪一阵高过一阵，为了阻隔室外热气，让空调发挥最好的效用，你可能紧闭了门窗；冬天降临，采暖期到了，为了节能，防止热量散失，你可能又加强了房间的密封性，关门关窗。在关门关窗的时候，你可想到，你同时也把健康关在了门外？

科学研究表明，一个密闭的房间，只要 6 个小时不通气，其氧气含量就会下降到 20%，会造成人体缺氧。现代社会，封闭的环境，除了会缺氧，还有另一个健康隐患。现代室内建筑采用了不少含有放射性物质的材料，如马赛克、大理石、花岗岩、瓷砖等，

空气缺氧，人们会产生疲劳乏力、精神不振、胸闷、气短、头痛等症状，不少人甚至感觉到呼吸有压力，还有人出现了嗜睡、反应迟钝等现象。

同时家具、办公设备等也会排放大量的有害气体，如果长时间紧闭门窗，通风不良就会使得各种污染物难以稀释和扩散。如果长时间吸入这样的有害气体，就会破坏人体的基本功能。

此外，通风不畅、冷气暖气开放、相对封闭的环境，容易使细菌、病毒、霉菌、

螨虫等微生物大量繁殖，引发流行感冒、呼吸道感染等。

开门开窗，让室内空气流通，是健康的基本需要。实验表明，室内每换气一次，可除去室内空气中 60% 的有害气体。因此，不管天气多热多冷，都要经常开窗，以保持空气流通。

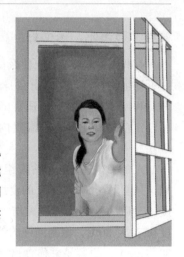

另外，保持室内空气清洁还有几点要注意：其一，开窗通风本身不能杀灭病菌，但是通风可以将有害气体甚至病原体通过空气的流通吹到室外。其二，不能盲目依赖熏香、臭氧空气过滤器等。其三，夏天空调开启后，应定时打开窗户通风。另外，空调开启持续时间最长不应超过 12 小时。

用脑过度会导致神经衰弱吗

在医院中，我们常常会听到有人这样问医生："医生，我是由于用脑过度才引起神经衰弱的吗？"其实，神经衰弱是一种大脑神经功能失调而造成的精神和身体活动能力减弱的疾病。由于它多见于脑力工作者，所以才使得有些人产生了神经衰弱是因为用脑"过度"而造成的印象。

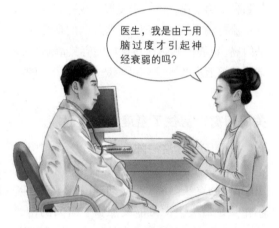

医生，我是由于用脑过度才引起神经衰弱的吗？

如果仔细地察病人的生活经历，就会发现，在所谓用脑"过度"后面，却是病人长期不良情绪、性格弱点和心理方面的因素造成的。如果想治疗神经衰弱，就应以针对病因的心理治疗为主，辅以抗焦虑药物。用药时，要谨防产生药物依赖。

导致神经衰弱的内在因素

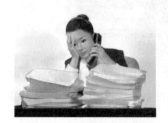
过大的压力和长期的精神紧张

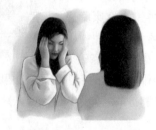
长期的内心冲突和心情不悦

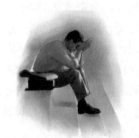
胆怯、自卑、敏感、过分争强好胜等性格弱点

另外，针灸、气功、体育锻炼，以及生活有规律也会对治疗起到良好的作用。

那么，用脑会不会"过度"呢？在一般情况下，大约只有20%的脑细胞在"工作"，其余80%的脑细胞都处于"休息"或"待业状态"。所以，大脑具有极大的潜在能力，根本就不存在什么"用脑过度"的问题。研究发现，大脑训练、使用得越少，衰老退化的速度越快；而大脑开发运用得越早，使用频率越高，脑细胞老化的进程越慢。根据这一规律，我们可以知道，勤于用脑是延缓脑神经细胞衰老的

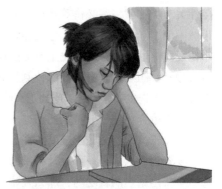

虽然用脑不会过度，但用脑不当则会引起头昏脑涨、注意力不集中、记忆力下降等症状

妙方，也是发掘人脑潜力的有效办法。从这一点看，经常使用大脑是不会导致用脑过度、损伤大脑的。

用脑要科学，要遵循脑神经细胞功能由兴奋到抑制呈周期性变化的规律，学习或工作内容适时更换，让已经疲劳的那部分脑细胞"下班休息"，令原处于"待业"状态的分管另一机能的细胞兴奋活跃起来。这样做不仅可以保护大脑，而且还能提高学习或工作效率，取得事半功倍的效果。

第3节

是药三分毒，有病不可乱吃药

乱吃药会摧毁人体的自愈潜能

很多人认为养生就是吃补药，冬虫夏草，六味地黄丸……总之什么东西宣传得厉害就吃什么。其实，这种盲目进食补药的办法根本不是养生之道，是药三分毒，时间一长，药的毒性积累到一定程度而发作，身体就会遭殃。

现代人家庭里一般都备有常用药，一碰到头疼就吃止疼片，遇到感冒就吃白加黑、感冒通，殊不知乱吃药可能会在短时间内缓解你的病痛，长期下来却可能危害健康，甚至生命。据国家卫生部门统计，中国平均每年因用药失误而致死的人多达19万。

有位姓张的老先生，为了能尽快治好自己的老

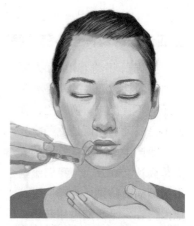

我们应该警醒：药不可乱吃。即使不得不用药也一定要在医生指导下进行，自己不可凭着"经验"随意吃药

年性关节炎，就将芬必得等几种药物与常服的阿司匹林一起服用。不到半个月，关节果然不痛了。可没过几天，他就感到全身疲乏，食欲不振，上腹部胀满，肝区疼痛，小便发黄。惊恐万分的张先生急忙前往医院求诊。经抽血化验，肝功能及病原学检测报告显示：胆红素、血清谷丙转氨酶升高，病原学检测为阴性，医生诊断他得了药源性肝炎。张先生糊涂了："吃药怎么吃出肝炎了呢？"

据专家介绍："肝脏是药物进入人体后最重要的代谢场所。当药物用量过大或用药时间过长，即会对肝脏造成伤害。"

要知道，人体是一部设计精密的机器，它有自己的自愈系统和复原系统，如果你遇到个头疼脑热的就吃药，那么人体这种自愈和复原能力就会被搁置。"业精于勤荒于嬉"，久而久之人体的这些功能就会衰退、丧失。

所以说，药物只是人体战胜疾病的一种武器，真正的灵丹妙药还是自己的主动健康观念。对于健康来说，轻松愉快的精神状态，良好的生活方式，适当的体育锻炼，比任何昂贵的药品都更为重要。

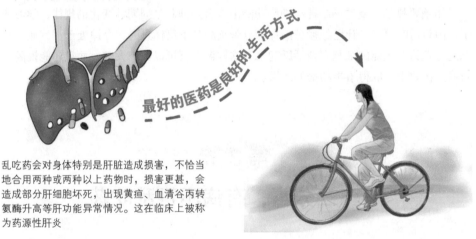

乱吃药会对身体特别是肝脏造成损害，不恰当地合用两种或两种以上药物时，损害更甚，会造成部分肝细胞坏死，出现黄疸、血清谷丙转氨酶升高等肝功能异常情况。这在临床上被称为药源性肝炎

全面认识医药，当心惹"祸"上身

我国每年约有 19 万人属于"药源性致死"，就是死于药品的不良反应。换言之，他们不是病死的，而是吃药吃死的。而产生药品不良反应的人更是高达 250 万人。我们服药本为治病，结果反被药所害，原因何在？是我们滥用药物，还是药物在愚弄我们？要回答这些疑问，我们需要对药有一

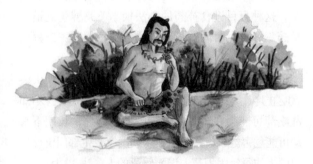

神农氏煞费苦心辨别草药，为的就是将刚与柔、猛与缓区别运用。我国自古就有"药性刚猛，用药如用兵，岂可妄发"的说法

个全面、彻底而清醒的认识。

首先，无论是中药还是西药，之所以称为药，而不叫食物或其他，是因为它们有药性。什么是药性？中医认为无论是食物还是药物，都有其性味，但药性猛烈，如刀似兵，而食性缓和，如水似气；并在此基础上提出了"三分治七分养"的科学治养理念。至于西药，由于是化学药物，属于自然与身体的异类，对身体损伤更大。

是药三分毒，使用不当则药也可以变毒致病

其次，我们要用"一分为二"的观点看待药物与药性。药与毒、药性与毒性的界限是很模糊的，使用得当毒也可以为药治病，使用不当则药也可以变毒致病。

再次，所谓的新药、贵药、进口药与好药之间并不能画等号。使用得当，贱药照样能治病；使用不当，多好多贵的药也能致病。

药物不分新药、老药、贵药、贱药。重在使用得当

最后，还有一个药物纯度与污染的问题，这在中药材中尤为突出。药物纯度上，有的药农为了逃避国家税收，还没到药材采集期就进行采收。比如，麻黄在10月份生物碱的含量最高，应在此时采收，但药农为逃避国家税收，9月就开始采收，导致药材太青，生物碱含量太低，形成劣品。甘

药物纯度与污染的问题在中药上尤为凸显，非季节性采摘、化肥及其他催化剂的使用都严重影响了药材的质量。使得一些药材的药物毒性升高

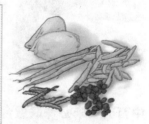

草应在春季采收，如果在夏、秋季收，就会导致质量明显下降。同时，由于大量化肥农药的使用，一方面使药材产生大量淀粉，例如，柴胡根直径粗达 5 ~ 10 厘米，这在以前是不可思议的；另一方面也使得药物毒性增大。这都大大影响了药材质量。病人由于无法分辨真假药材，极易发生药物中毒事件。

"好"药滥用也会变成"坏"药

我们习惯简单地把药分为"好"药和"坏"药，治得好病、对身体有益的就是"好"药，治不好病、对身体无益的就是"坏"药。事实上，药本无好坏之分，用药得当，"坏"药也是"好"药；用得不当，"好"药也会变成致病甚至致命的"坏"药。而

滥用药恰恰是把"好"药变成"坏"药的最主要途径。在日常生活中，我们滥用的药主要体现在以下几个方面：

（1）把激素当成了救命稻草

激素又称"荷尔蒙"，它对肌体的代谢、生长、发育和繁殖起到重要的调节作用，对关节炎等引起的疼痛有较好的止痛功效。但有效不等于特效，更不能滥用。激素是一种免疫抑制剂，主要是抑制了免疫细胞间的信息传递作用，因而使机体免疫反应受到抑制。若应用不当，可降低机体的防御功能，使细菌扩散得更快，使原有的病情加重，有时还掩盖发病实质，使病情得不到明确诊断，错失治疗机会。

（2）抗生素滥用成了抗"生"素

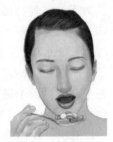

抗生素是由微生物（包括细菌、真菌、放线菌属）产生、能抑制或杀灭其他微生物的物质，滥用抗生素有两个危害，一是长期过量使用抗生素的毒副作用，包括药物过敏反应和各种不同程度的肝肾功能损伤、神经听力损害甚至心脏毒性。二是身体产生耐药性后引起的不良后果。大量使用新一代广谱抗生素不但易造成真菌感染，而且促使细菌、病毒产生更大的耐药性，使得它们更难以消灭。

（3）让维生素成了"危生素"

维生素又名维他命，是维持人体生命活动必需的一类有机物质，现在已经发现的维生素有20多种，它们都是维持人体组织细胞正常功能必不可少的物质。维生素一般不能在人体内直接合成，主要从膳食中获得。然而，许多人偏偏舍弃安全无副作用的膳食摄取方式，而倾向直接补充维生素药品，把维生素当作一种"补药"，认为维生素多多益善。其实不然，维生素是化学药品，不能把它作为补品而长期服用，以免使维生素变成了"危生素"。其实，补充维生素最好的方法是吃蔬菜水果。因此，只要全面均衡饮食，根本不必补充维生素。

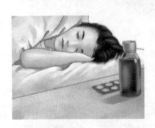

（4）把补钙当成了一种潮流

如今"补钙"可谓是最流行的保健观念，老少明星轮番上阵，各类补钙广告铺天盖地，轰炸着人们的听觉和视觉：儿童要补钙，孕妇要补钙，老人要补钙……人人都要补钙。与广告相对应，各种各样的钙制剂充斥着药品市场，如活性钙、离子钙等多达200多种，令消费者眼花缭乱。为了骨骼健康发育，人体确实需要补钙，关键是在什么时候什么情况下补钙。一个人是否缺钙，有科学的判断标准，每个人需不需要补钙，要根据自己的实际情况，千万不要把补钙当成一种养生方法滥补一通，否则身体就要提出抗议了。

中西药物未必珠联璧合

中西结合是我们经常听到的词汇，而在治疗上许多医生也采取中西医结合治疗的方法，或结合使用医疗技术，或中西药联合使用。许多人都认为既然"西药治标，中药治本"，那么中西结合就能标本兼治。所以经常一块儿使用中西两种药物。殊不知我们冒着多大的危险，因为中西药合用不像做数学题1+1=2那样简单，其中还有诸多因素，稍有不慎就会酿成悲剧。

固然，我们在治病时可以采用中西医结合的方法，但应该是用西医的诊断、急救、手术与中医养治的药物及非药物疗法结合，而不是中西药结合。大量事实证明，中药也具有西药所表现的毒副作用及不良反应，从较轻的过敏反应至较严重的肝肾功能损伤，乃至致死。如果盲目地合用药理成分大相径庭的中西药，忽视了中西药的配伍禁忌，不仅会降低药物的疗效，还可能发生不良反应，加重病情或引发新的疾病。

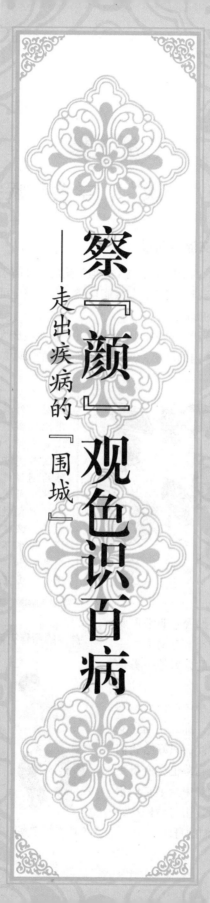

第二章

察「颜」观色识百病

——走出疾病的「围城」

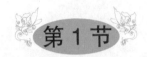

第1节

经常与身体"交谈"，学会与疾病"切磋"

我们必须养成与身体交流的习惯

如今，生活条件好了，物质水平高了，但生病的人却越来越多了。其实，只要做个生活的有心人，学会与身体交谈，与疾病切磋，我们完全可以不生病或者少生病，可以夺回被一点点偷走的健康。

身体比我们想象的要机警得多，因为它拥有一支规模庞大、装备整齐的防卫部队每天都在巡逻，监视着体内的动向，只要有一丝一毫的风吹草动，它就会立刻拉响警报，引起我们的注意。

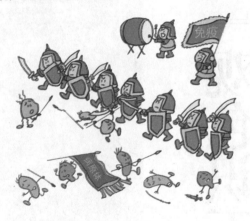

面对"外敌"的入侵，身体会用比较激烈的方式提醒我们，比如发烧、腹泻、呕吐等。我们因此意识到自己"病"了。然后通过吃药、打针，很快把这些信号灭下去，这些症状消失了我们就以为身体已经安然无恙，又恢复了以前的生活习惯，根本不去想是什么引起了这些症状，以前的错误会继续下去，疾病还会卷土重来。

所以，听懂身体的预警是非常重要的。一般而言，身体的预警有两类，一类是针对自身情况发起的，另外一类是针对外界敌人发起的。

如果我们无法听懂身体的语言，不能和身体做真正的交流，那么，当它支撑不住、呼救呐喊的时候，只好给我们来点更厉害的警告。而病菌也会变得更为嚣张，因为我们在无意中给了它们很多帮助，协助它们不断攻击身体医生，把健康一点一点赶出我们的身体。

身体的预警有两类

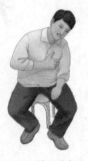

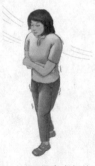

针对自身情况发起的　　　针对外界侵害发起的

针对自身出现的状况发起的警报有多种情况。例如长时间盯着电脑会感到眼睛痛，这是身体在提醒你该眨眨眼睛休息一下了；看电视时间久了，脖子会感到酸痛，这也是身体的保护信号，提醒你该换个姿势活动活动了。身体信号是非常重要的，如果被忽视，就会影响身体的正常工作秩序，最终导致各类疾病。

在任何时候，身体都是最忠诚的，它永远都不会做对你有害的事情，它总是尽力规避风险，调整自身进入最佳的平衡状态。

我们必须养成与身体交流的习惯，而不是在第一时间内吃吃药打打针把信号掐断。聆听身体的语言，积极配合身体的需要，做有利于健康的事情，从而避免在"症状得到控制"的掩盖下，身体的健康在不知不觉间被不良生活习惯掏空。

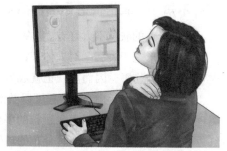

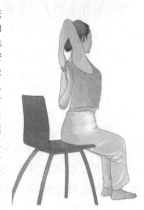

当我们想尽办法关闭身体发出的这些信号时，也会把破坏身体安全的不良因素关在里面。许多人在电脑前工作时间长了会感到肩颈疼痛，这时候我们应该停下工作，休息放松一下，做做拉伸运动，而不是马上吃两片止疼片

白带异常表明了什么

白带是女性生殖系统如子宫、阴道及卵巢分泌的黏液性液体，津津常润，白色透明，适量而无臭味，在排卵期或妊娠期白带量增多，这为生理性白带。而异常白带量多而浑浊，色、味、形异常，且伴有瘙痒或疼痛，中医称为带下病。

（一）白色乳酪状白带
白带呈白色、黏稠的乳酪状，并伴有外阴奇痒，见于真菌性阴道炎患者，多为白色念珠菌感染，糖尿病患者及长期应用广谱抗生素者易患此症。

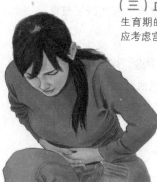

（二）黄色泡沫状白带
白带色黄、呈泡沫状，伴有外阴瘙痒、疼痛、有恶臭等症状，见于滴虫性阴道炎。

（三）血性白带
生育期的妇女血性白带伴性交痛，应考虑宫颈炎。

（四）绝经后血水样脓性白带
俗称"倒开花"，白带恶臭，呈脓血样，并伴有不规则阴道流血，应警惕子宫内膜癌的发生。

（五）黄色水样白带
白带色黄，有恶臭，水样，伴有月经过多，应高度怀疑黏膜下子宫肌瘤。

总之，不论发生什么样的异常白带，均是女性生殖系统出现严重疾病的表现，女性应该高度警惕，及时到医院检查以明确病因，切莫耽搁了治疗时间。

不可不知——肤色告诉你的疾病隐患

"最近你的肤色不太好看。"在办公室里经常听到这样的关心语。中医有句行话："病在里必形之于表。"对人体来说，皮肤是人体的护卫屏障。皮肤代替心脏承受了太多的危险与伤害，因而皮肤也就成为人们健康自查自测的一面镜子。

皮肤的颜色因年龄、日晒程度以及部位的不同而有所区别，主要由三种色调构成：黑色有深浅，由皮肤中黑色素颗粒的多少而定；黄色有浓淡，取决于角质层的厚薄；红色的隐现与皮肤中毛细血管分布的疏密及其血流量的大小有关。

一般正常的人，皮肤是红润的，观察皮肤颜色的变化，对判断疾病有很大帮助。如果一个人皮肤的颜色与其平时的肤色有较大的改变，并排除了正常的外来影响，就要考虑疾病发生的可能性。

下面就让我们一起从皮肤的颜色开始，看看我们身体中存在哪些危机：

一、皮肤苍白

贫血者往往有不同程度的皮肤黏膜苍白。寒冷、惊恐、休克或主动脉瓣关闭不全等，会导致末梢毛细血管痉挛或充盈不足，引起皮肤苍白。雷诺氏病、血栓闭塞性脉管炎等疾病因肢体动脉痉挛或阻塞，也会表现为肢端苍白。

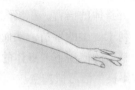

皮肤苍白

二、皮肤发红

皮肤发红是由于毛细血管扩张充血、血流加速以及红细胞数量增多所致。在生理情况下见于运动、饮酒时。疾病情况下见于发热性疾病，如大叶性肺炎、肺结核、猩红热等，以及某些中毒，如阿托品等药物中毒；红细胞数量增多，如真性红细胞增多症等也可引起皮肤发红。

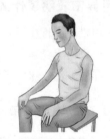

皮肤发红

三、皮肤呈樱桃红色

十有八九是煤气或氰化物中毒。煤气中毒的病人，其血红蛋白与一氧化碳结合成碳氧血红蛋白，失去携氧能力，造成机体缺氧。当碳氧血红蛋白达到30%～40%时，病人的皮肤就会呈樱桃红色。

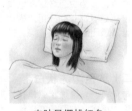

皮肤呈樱桃红色

四、皮肤暗紫

由于缺氧，血液氧合血红蛋白含量升高。当还原血红蛋白升高到每100毫升血液5克以上时，血液就会变成暗紫色。此时病人的皮肤、黏膜出现紫绀。皮肤出现暗紫的情况常见于重度肺气肿、肺源性心脏病、发绀型先天性心脏病等。

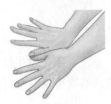

皮肤暗紫

五、皮肤呈棕色或紫黑色

多半为亚硝酸盐中毒，大量食用后，肠道细菌能将硝酸盐还原为亚硝酸盐，亚硝酸盐是氧化剂，能夺取血液中的氧气，使血红蛋白失去携氧能力，从而造成组织缺氧，使低铁血红蛋白变成高铁血红蛋白，血液就变为棕色或紫黑色，患者的皮肤黏膜表现为紫绀。

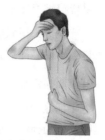

皮肤呈棕色或紫黑色

六、皮肤发黄

当血液中胆红素浓度超过 34.2 微毫克／升，皮肤、巩膜、黏膜就会发黄。过多食用胡萝卜、南瓜、橘子汁等食品饮料，可使血中胡萝卜素含量增多，当其超过 2500 毫克／升时，可导致皮肤黄染。长期服用带有黄色素的药物如阿的平、呋喃类药物时，亦可导致皮肤黄染。

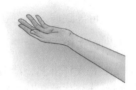

皮肤发黄

七、皮肤发黑变粗

这是胃癌的信号，不少胃癌患者在未发现任何症状时，其腋下、肚脐周围和大腿内侧的皮肤会变黑变粗。有的患者面容和掌心皮肤也略呈黑色。

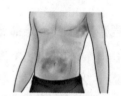

皮肤发黑变粗

八、色素沉着

肝硬变、肝癌晚期、黑热病、疟疾以及服用某些药物如砷剂、抗癌药等亦可引起程度不同的皮肤色素沉着。仅在口唇、口腔黏膜和指、趾端的掌面出现小斑点状的色素沉着，往往见于胃肠息肉病。

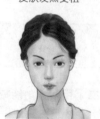

色素沉着

多汗不是好事，你要谨防五种病

炎炎夏日，身体出汗是正常的现象。但有的人，无论夏季还是冬季，吃顿饭、做点事或稍一紧张便汗如雨下，这可能就是某些疾病在作怪了。

一、糖尿病

糖尿病的特征就是"三多一少"，其中出汗多就是病症之一。糖尿病患者由于糖代谢障碍，导致植物神经功能紊乱，交感神经兴奋使汗腺分泌增加而出现皮肤潮湿多汗，血糖高导致代谢率增高也是多汗的原因之一。

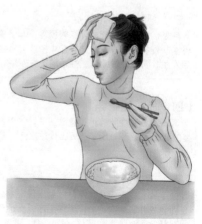

多汗是糖尿病的症状之一

二、甲状腺机能亢进

一般来说，甲状腺机能亢进患者的代谢增高，周围血流量增加，必然会促进机体的散热，出现多汗症状。

三、更年期综合征

更年期综合征也有多汗现象，进入更年期的妇女，卵巢功能逐渐减退，可出现不同程度的植物神经功能紊乱，血管舒缩功能出现障碍，导致多汗。

四、低血糖症

可导致病人面色苍白、出冷汗、手足震颤等。

五、危重病

若大汗淋漓，汗出如珠，冷汗不止，这种现象可能是气散虚极的表现，中医学上称为"绝汗"，是病情危重甚至是病危的表现。出现这种情况时就要严加注意。

腰带宽一点，寿命短一点——肥胖带来的隐患

对于从事脑力工作的上班族，因为久坐很容易导致肥胖。肥胖有许多危害，俗话说："腰带宽一点，寿命短一点。"

肥胖有很多危害，那么肥胖者就要警惕下列疾病的发生：

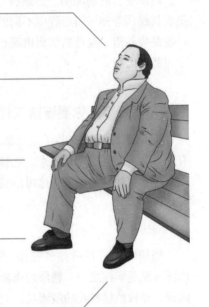

（一）糖尿病
中年以上明显肥胖者应注意是否患有糖尿病。

（二）甲状腺功能减退症
又称黏液水肿。表现为身体肥胖，脂肪沉着以颈部脂肪沉着最明显，伴有惧寒、易疲倦、皮肤干燥、声音低哑等。

（三）肥胖生殖无能症
本病是因感染、肿瘤或外伤等损害，而使食欲、脂肪代谢及性腺功能异常，表现为肥胖，生殖器官不发育，此病如成年后发生，可出现性欲差、性功能丧失、停经和不育。

（四）间脑性肥胖
其表现为普遍性肥胖，有食欲波动，体温、脉搏易变，性功能减退，睡眠节律反常，可出现尿崩症，脑电图出现异常。

（五）柯兴氏综合征
是由于肾上腺皮质功能亢进以致出现一系列症候群。其症状是面色发红、血压升高，男性阳痿，女性闭经或月经紊乱。腹部和背部明显肥胖，四肢相对较瘦，称为"向心性肥胖症"。

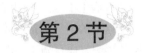

第2节

人活得好不好，全由气说了算

人体自有气场影响着我们的生命

中医养生经常谈到气血，这里的气是指在人体内部巡行的气，是形成人体的最基本的物质基础。真气、元气、精气、正气、邪气都是对气的分别称谓。人们常说的豪气万丈、一息尚存、气息微弱，本质上其实都是在说人体内气的盛衰。

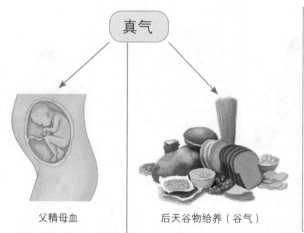

真气

父精母血　　　　　　　后天谷物给养（谷气）

人体之气　←　　后天之气

真气是先天的父母精气和天地之气以及谷气合并而成的。《黄帝内经》说："真气者，所受于天，与谷气并而充身者也。"先天之气对人的成长十分重要。父母虚弱多病的，孩子就会先天真气不足，体虚多病。人活着就是不断消耗人体真气的过程，真气耗尽人的生命也就结束了。不过先天真气的充足与否并不能决定人的寿命长短，后天的养护也非常重要。有的人先天真气是很充足的，但后天不注意保养，透支身体，也可能早早去世；有的人虽然先天不足但是后天很注意养生，也可能活出大寿命

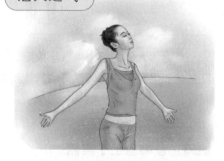

后天之气就是指天地之气，也就是我们时刻离不开的氧气，是从我们周围的气场获得的。谷气则是人体吸收营养物质所化生的精气，即水谷精微，也就是我们平常所吃的食物。人体的气就是由这三种气组成，《黄帝内经·素问脏象论》中说："人禀气而生，由气而化形。"庄子讲："人之生，气之聚也，聚则为生，散则为死，"都说明人是靠气来维持生命活动的

讲了人体的气，我们再来讲讲气场。气场其实就是人所生活的环境，人体后天所需要的气都是由周围的气场获得的，风水养生强调的就是"气"，好的气场可以使我们达到天时地利人和的境界，有利于我们身体的健康。所以，人要生存，一个好的环境非常重要。

21

百病生于气，调气亦可防百病

《黄帝内经·素问》中说："百病生于气。怒则气上，喜则气缓，悲则气消，恐则气下，惊则气乱，思则气结。"这里的"气"指人体内部的气场，意思是说，不同的情绪会对身体的气场带来不同的影响，而百病正是由于气场改变带来的。

（一）怒则气上

人在发怒时，气都跑到了上边，到了头上，那么脑血管就很容易破裂；与此同时，人体下边的气也就虚了，表现出来的症状为大便不成形、吃什么拉什么。

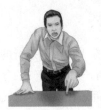

（二）喜则气缓

人如果过度欢喜，就会出现心神涣散的症状，气就会散掉。如老人突然见到久别的儿女就容易"喜则气缓"，气往外散，再加上过节吃点好东西脾胃之气不足，心脏病就很容易发作。

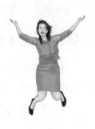

（三）悲则气消

中医认为，心肺之气因悲而消减，忧愁过度易于伤肺，人一哭就神魂散乱，气就会短，哭的时候，越哭气越短。

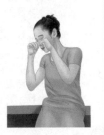

（四）恐则气下

在日常生活中，我们常说有人吓得尿裤子了，就是"恐则气下"的一种典型表现。人受到惊吓或过于恐惧时，气就会往下走，人体一下子固摄不住就会出现大小便失禁的现象。

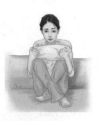

（五）惊则气乱

人突然受到惊吓时会心无所依，神无所附，虑无所定，惊慌失措，气机紊乱。在中医看来，人容易受惊吓是胃病的一个表象。

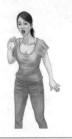

（六）思则气结

忧愁思虑的时候，人吃不下饭，睡不着觉，不言不语，沉默叹息思虑过度的话，人体之气就会凝滞不通，影响消化，久而久之，脾胃就会出现问题。

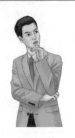

总之，人体的健康由气来决定，不良的情绪会使气在身上乱窜，给人带来疾病；反之，如果我们注意调气舒血，让身体处于平和状态，那么就可以防治百病，与健康同行。

胸闷！是哪里出了问题

胸闷是一种主观感觉，即呼吸费力或气不足，轻者若无其事，重者则觉得难受，似乎被石头压住胸腔，甚至发生呼吸困难，它可能是身体器官的功能性表现，也可能是人体发生疾病的最早症状之一。不同年龄的人胸闷，其病因不一样，治疗不一样，后果也不一样。常见的胸闷有功能性胸闷和病理性胸闷两种。

功能性胸闷是指无器质性病变而产生的胸闷，常见的原因有：

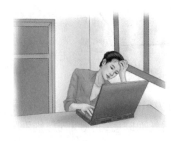
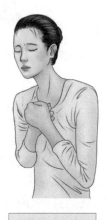
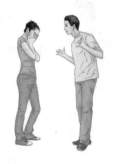

功能性胸闷

（一）环境因素

例如，在门窗密闭、空气不流通的房间内逗留较长时间，会产生胸闷的感觉；或处于气压偏低的气候中也往往会产生胸闷、疲劳的感觉。

（二）精神因素

如遇到某些不愉快的事情，甚至与别人发生口角、争执等心情烦闷时就会产生胸闷。

　　功能性胸闷经过短时间的休息、开窗通风或到室外呼吸新鲜空气、思想放松、调节情绪，很快就能恢复正常。像这一类的胸闷，不必紧张、也不必治疗。
　　病理性胸闷是由于身体内某些器官发生疾病而引起的，其原因如下：

（一）呼吸道受阻

如气管支气管内长肿瘤、气管狭窄；气管受外压，如临近器官的肿瘤甲状腺肿大、纵隔内长肿瘤等压迫所致。

（三）肺部疾病

如肺气肿、支气管炎、哮喘、肺不张、肺梗塞、气胸等疾病均可出现胸闷症状。

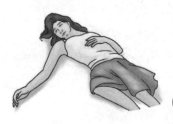

病理性胸闷

（二）膈肌疾病

膈肌疾病可导致胸闷，膈肌疾病主要包括膈肌膨升症、膈肌麻痹症、膈疝、膈肌肿瘤及其他原因造成的膈肌损害。

（四）心脏疾病

如某些先天性心脏病、风湿性心脏瓣膜病、冠心病等也可导致胸闷发生。

　　一般情况下，如发现有胸闷的症状时，在排除功能性因素的情况下，通过休息、放松仍没有改善症状的，就必须引起重视，应该到医院去进行胸部透视、心电图、超声心动图、血液生化等检查以及肺功能测定，以便临床医师进一步确诊，以免延误必要的治疗。

正气一足，有病祛病，无病强身

　　正，即正气，是指人体的机能活动及抗病、康复能力。邪，又称邪气，泛指各种致病因素，包括六淫、饮食失宜、七情内伤、劳逸损伤、外伤、寄生虫、虫兽所伤等，也包括机体内部继发产生的病理代谢产物，如瘀血、痰饮、宿食、水湿、结石等。
　　一般来说，邪气侵犯人体后，正气与邪气就会相互发生作用，一方面是邪气对机体的正气起着破坏和损害作用，另一方面正气对邪气的损害起着抵御和驱除作用。

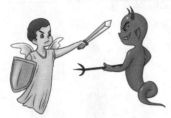

邪气增长而
亢盛,邪胜
正虚,则正
气必然虚损
而衰退

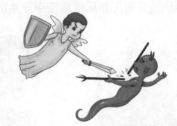

正气增长而
旺盛,正胜
邪退,则邪
气必然消退
而衰减

在疾病的发展变化过程中,正气与邪气客观上存在着力量对比的消长盛衰变化,邪气增长而亢盛,邪胜正虚,则正气必然虚损而衰退;正气增长而旺盛,正胜邪退,则邪气必然消退而衰减。疾病的发生与发展过程,也就是正邪斗争及其盛衰变化的过程。正气与邪气相斗争的过程,也像国家之间打仗一样。一个国家要想抵御住外敌的入侵,最根本的办法就是强大自己的国防军,提高自身的防御能力。正气充足,病邪是不可能侵犯你的。这就是中医理论所说的"正气存内,邪不可干;邪之所凑,其气必虚。"

调摄胃气,才能驱邪扶正

想要强身健体,让自己正气充沛,从而不畏惧一切外来的"邪气",我们就不能不重视调摄胃气。明朝著名医药学家李时珍认为,人体内的元气因脾胃而滋生,脾胃的功能正常运转,人体内的元气才能生长并充实。而人吃五谷杂粮、果蔬蛋禽都要进入胃中,人体内的各个器官摄取营养,都要从胃而得来。

李时珍说:"脾者黄官,所以交媾水火,会合木金者也。"意思是在强调脾胃是五脏升降的枢纽。脾胃如果正常运转,则心肾相交,肺肝调和,阴阳平衡;而如果脾胃一旦受损,功能失常,就会内伤元气,严重的还会导致患病。中医讲求"食助药力,药不妨食。"患病吃药时,必须要有合适的食物来滋养脾胃,才能使药物发挥更好的疗效。

要保养脾胃,调摄胃气,应该多吃五谷杂粮,尤其是豆类。现代医学认为,五谷杂粮里面含有大量的膳食纤维,可帮助肠道蠕动,排除毒素,预防便秘。

在食物多样化的前提下,提倡清淡少盐的饮食,对脂肪和食盐的摄入量加以控制,这样能养胃保胃,促进健康。

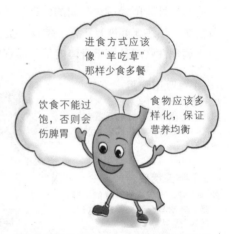

进食方式应该像"羊吃草"那样少食多餐

饮食不能过饱,否则会伤脾胃

食物应该多样化,保证营养均衡

我国著名营养学家李瑞芬教授总结的秘诀是:"一日多餐,餐餐不饱,饿了就吃,吃得很少。"只有这样,才能延缓衰老,延年益寿

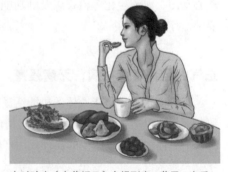

李时珍在《本草纲目》中提到枣、莲子、南瓜、茼蒿、红薯等都有养脾胃的功效

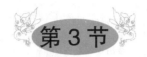

手是我们身体的"气象站"

指甲是人体疾病的报警器

我们身体有没有病总是凭借身体感觉来判定，其实，如果我们留心一下，身体上某些部位的细微变化就有可能是某些疾病的征兆，如果能够掌握这些常识，对于预防某些疾病，有着很重要的意义，比如小小的指甲上就能如实反映出人体的健康状况。

一般来说，健康的指甲应满足以下几个条件：

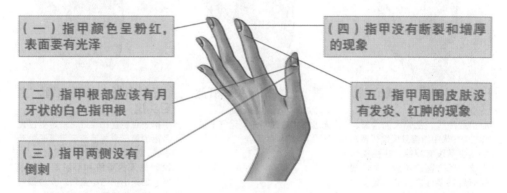

（一）指甲颜色呈粉红，表面要有光泽

（二）指甲根部应该有月牙状的白色指甲根

（三）指甲两侧没有倒刺

（四）指甲没有断裂和增厚的现象

（五）指甲周围皮肤没有发炎、红肿的现象

如果你的指甲颜色发白，还有些小斑点，那说明你身体里缺乏铁、锌等微量元素。

手指甲上的半月形应该是除了小指都有，大拇指上的半月形应占指甲面积的 1/4 ～ 1/5，其他食指、中指、无名指应不超过 1/5。如果手指上没有半月形或只有大拇指上有半月形的，说明人体内寒气重、循环功能差、气血不足，以致血液到不了手指的末梢。如果半月形过多、过大，则易患甲亢、高血压等病，应及时就医诊断。如果半月形呈蓝色，说明血液循环受到损害，可能有心脏病，有时也与风湿性关节炎或自身免疫性疾病红斑狼疮有关。

"十指连心"——从双手看健康

从中医的阴阳论来讲的，人的一只手就是一个阴阳俱全的小宇宙，手掌为阴，手背为阳，五个手指刚好是阴阳交错。手指一般代表头，手掌一般代表内脏，手背一般代表我们的背部。人内脏经脉的气出来首先到手指，所以手指非常敏感，一个人内脏的问题很快就可以在手上看出来。

一、看手指

（一）拇指：关联肺脾，主全头痛

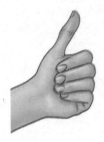

指节过分粗壮，易动肝火；扁平薄弱，体质较差，神经衰弱；拇指指关节缝出现青筋，容易发生冠心病或冠状动脉硬化；拇指指掌关节缝的纹乱，容易早期发生心脏疾病；拇指掌节上粗下细者吸收功能差，上粗下粗者则吸收功能好；拇指中间有横纹的，吸收功能较差，横纹越多对人的干扰越大。

（二）食指：关联肠胃，主前头痛

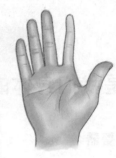

正常的指尖应该是越来越细，如果相反则是吸收转换功能比较差；如果食指很苍白、弯曲、没有力，一般是脾胃的功能弱，容易疲劳、精神不振；如果在食指根部与拇指之间有青筋，则要注意会有肩周炎。

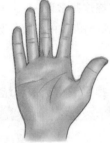
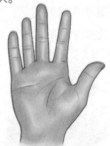

（三）中指：关联心脏，主头顶

心包经所过，主管人的情志、神志。如果中指细且横纹较多，说明生活没有规律，往往提示心脑血管方面的疾病；中指根部有青筋要注意脑动脉硬化，青筋很多有中风倾向。

（四）无名指：关联肝胆、内分泌，主偏头痛

无名指太短说明先天元气不足。

（五）小指：关联心肾，主后头痛

小指长且粗直比较好，一定要过无名指的第三个关节或者与第三关节平齐，如果小于第三关节或者弯曲，说明先天的肾脏和心脏都不是很好；如果小指细小且短，女性很容易出现妇科问题，如月经不调等。

二、观指形

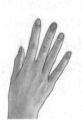
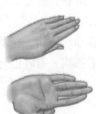
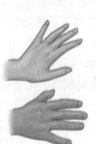
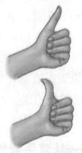

（一）指的强弱

哪个手指比较差就说明与其相关连的脏腑有问题。

（二）指的曲直

手指直而有力，说明这个人脾气比较直。而我们经常说的"漏财手"，则是消化和吸收系统不好。

（三）指的长度

手指细长的人多从事脑力劳动，手指粗短的人多从事体力劳动。

（四）指的软硬

拇指直的人比较自信，但容易火气盛；拇指弯的人容易失眠多梦。

（五）指的血色

手指颜色较白说明气血不足，身体瘦弱，手脚比较怕冷；较红的人说明血气充足，但太红反而血气不畅，人容易疲劳。

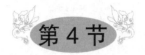

第 4 节

识别头部健康警报，做好全身一级防护

如何利用脸色辨别身体健康状况

中医有"望面色，审苗窍"的说法，即从脸色可辨疾病。在人体当中，脸色好比一面镜子，随时都可反映人体是否健康。一般而言，中国正常人的脸色应是微黄，略带红润，稍有光泽，中医学称之为"常色"。而身体存在某种问题的时候，脸色就不是这个颜色了。

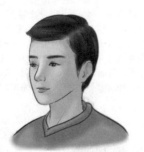

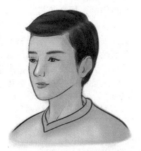

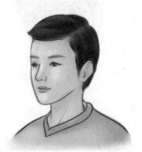

（一）脸色发青

肝在五行当中属木，为青色。面色发青的人，多见于肝胆及经络病症，多是阴寒内盛或是血行不畅。天气寒冷的时候，人的脸色会发青，这是生理反应，只要注意保暖就可以了。如果不是处在寒冷的环境中，脸色还发青，就是肝肾的病了。另外，经常喝酒的人也常会脸色发青。

（二）脸色土黄

脸色土黄的人一般有懒动、偏食、大便不调等症状，这时应注意健脾胃，而捏脊可以督一身之气、调理脏腑、疏通经络，对于改善脾胃有很好的效果。

（三）脸色苍白

"心主血脉，其华在面。"脸色苍白是血气不足的表现。另外，体内有寒、手脚冰凉的人也会脸色苍白，这是阳虚在作怪，这样的人需要多运动，因为运动生阳，对改善阳虚很有效果。热水泡脚和按摩脚底的涌泉穴效果也不错，饮食上可多食用红枣、红糖等补血类食物。

总之，从脸色可以看出身体的健康状况，我们平时一定要注意观察，关注自己的健康。

看头发，辨疾病

现在的年轻人喜欢把头发弄得奇形怪状、五颜六色，认为这样很时尚。如果你朋友是中医，那么他肯定会劝你不要这么做，原因就是从头发我们可以知道身体的健康状况，一旦破坏了头发原有的颜色、形状，那就相当于关闭了观察疾病的窗口。

（一）头发变白

人老了以后，身体的各项机能都不如以前了，体内也没有多少元气可以消耗了，气血不足，头发也逐渐变白，这属于正常的生理现象。但现在很多人，不到四十头发已经白了不少，这预示着健康出现了问题，应引起重视。头发变白与心情和生活状态也有一定的关系。一个人如果把每根头发都梳得一丝不苟，那心情一定是愉快、悠闲的；倘使头发如乱草，像鸟窝一样，则很可能是生活窘迫、困顿，或心思迷茫、愁郁的。所以，希望自己拥有乌黑秀发的年轻人，一定要调控好情绪。

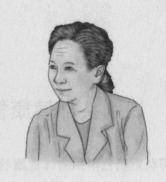

（二）脱发

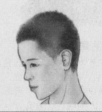

很多人都有掉头发的经历，尤其是早上起来梳头时，常发现头发脱落，这是每天都会发生的生理性落发。但是，有一些掉发是由病态性因素所导致。以年轻人来说，比较常见的是秃顶，也就是俗称的"鬼剃头"。中医认为，这主要有三种原因：一是血热伤阴，阴血不能上至巅顶濡养毛根，就会出现发虚脱落；二是脾胃湿热，脾虚运化无力，致使湿热上蒸巅顶，侵蚀发根，发根渐被腐蚀，头发便会脱落；三是食用了过多的甜食，甘的东西是涣散的，经常吃甜食会影响肾的收敛功能，收敛气机减弱，就会造成头发脱落。此外，秃顶与压力、情绪也密切相关，一个人如果思虑过多、心中苦闷，就会出现大把大把掉头发的现象。

（三）头发的生长速度

肝主生发，肝主藏血，头发的生长速度与肝气相关。如果你的头发长得比较快，说明你的肝气充足，这类人一般显得很聪明，反应很敏捷，而且还是能够运筹帷幄的人。反之，头发长得非常慢，则说明肝气不足，常见的症状还有手脚冰凉、脸色苍白等。

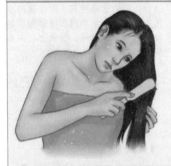

（四）头皮屑

中医认为，头皮屑是阴盛阳虚导致的，当肾精敛不住虚火，虚火上升，总在上面飘着，时间一长，头皮上的精血就会慢慢变少，头皮得不到滋润，头皮屑也就产生了。我们知道用食醋洗头可以有效去除头皮屑，这其实是利用了醋的收敛作用。酸是主收敛的，可以使虚火下降，敛阴护阳。所以，被头皮屑困扰的人群不妨试试用醋洗头。另外，还要注意的是，在洗头发时，要把洗发水倒在手中搓起泡再搓在头发上，而不要将洗发水直接倒在头上，因为未起泡沫的洗发水会对头皮造成刺激，形成头皮屑或加剧头皮屑。

（五）头发的浓密、颜色

发为肾之华，是肾的外在表现，而肾又主黑色，所以头发黑不黑与肾的好坏密切相关。另外，头发的滋润和浓密也与肾有关。肾主收敛，一个人肾气的收敛能力比较好的话，头发就又黑又浓；反之，肾虚的话，气机不能很好地收敛，就容易掉发。

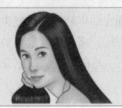

少年白发、牙齿松动是怎么回事

按照中医的理论，肾开窍于耳及二阴，其华在发，在志为恐。头发变白是肾气不足的表现。一般人一过40岁就开始有白头发了，这说明肾气开始走下坡路了。如果是少年白发，则说明是先天不足，应该多从后天之本的脾胃上补偿一些。肾的精气充足则会耳聪，听觉灵敏，如果精气不足，则会耳鸣。肾主骨，齿为骨之余，所以牙齿也依赖于肾精的充养，肾亏牙齿就会松动，甚至会脱落。补肾首先是固摄元气，具体可以从以下四个方面着手：

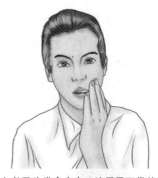

人老了头发会变白，这属于正常的生理现象。但现在很多青少年头发也会变白，俗称"少白头"，十分影响美观，治疗又往往比较困难，成为困扰年轻朋友的一个顽固性问题

（一）节制性生活

在中医的抗衰老、保健康的理论中，常把保护肾精作为一项基本措施。对此，前人早有定论："二十者，四日一泄；三十者，八日一泄；四十者，十六日一泄；五十者，二十日一泄；六十者，当闭固而勿泄。"总的意思是对房事要有节制，既要节而少，又要宜而和。只要做到节欲保精，就会阴精盈满，肾气不伤，精力充沛，从而有利健康，达到延年益寿的效果。

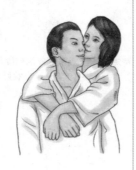

（二）调畅情志

"恐则伤肾"。只要精神愉快，心情舒畅，则肾气不伤。肾气健旺，五脏六腑得以温煦，功能活动正常，身体才能健康。

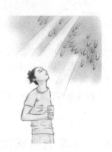

（三）爱护脾胃

养肾一定要重视对脾胃的调养，平时应当对食物合理调配，烹调有方，饮食有节，食宜清淡，荤素搭配，忌食秽物，食后调养。只要脾胃不衰，化源有继，肾精得充，精化肾气，自然健康长寿。

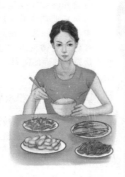

（四）起居有常

古人曾提出"春夏养阳，秋冬养阴"的护肾法则。阳者肾气也，阴者肾精也。所以在春季，应该是"夜卧早起，广庭于步"，

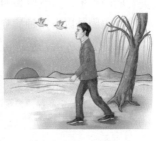

以畅养阳气；在夏季应该是"夜卧早起，无厌于日"，以温养阳气；在秋季，应该是"早卧早起，与鸡俱兴"，以收敛阴气；在冬季，应该是"早卧晚起，必待正光"，以护养阴气。若能做到起居有常，自然精气盛，肾气旺，这样就能够达到抗衰老、保健康的目的。

眉毛能反映五脏六腑的盛衰

很多人只知道眉毛对外貌的影响非常大，不同的眉形会让一个人的气质发生很大变化，却很少有人知道眉毛对于健康的意义。

中医认为，眉毛能反映五脏六腑的盛衰。《黄帝内经》中就有这样的记载："美眉者，足太阳之脉，气血多；恶眉者，血气少；其肥而泽者，血气有余；肥而不泽者，气有余，血不足；瘦而无泽者，气血俱不足。"这就是说，眉毛属于足太阳膀胱经，其盛衰依靠足太阳经的血气。

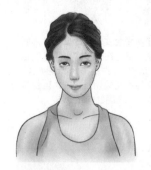 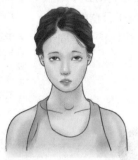 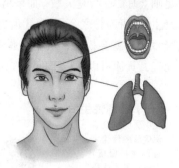

眉毛长粗、浓密、润泽，反映了足太阳经血气旺盛；眉毛稀短、细淡、脱落，则是足太阳经血气不足的征象。眉又与肾对应，为"肾之外候"，眉毛浓密，则说明肾气充沛，身强力壮；眉毛稀淡恶少，则说明肾气虚亏，体弱多病

两眉之间的部位叫印堂，又称"阙中"，印堂可以反映肺部和咽喉疾病。肺气不足的病人，印堂部位呈现白色；而气血郁滞的人，则会变为青紫色

令人难堪的黑眼圈说明了什么

也许是因为天气热影响睡眠，也许是最近工作比较累，也许是昨晚开夜车的缘故，总之今天镜子里的你模样可憎，眼睛下面青乌一片，活脱脱一只大熊猫。黑眼圈成了美女们的克星，虽然黑眼圈让人很烦，但是它是在警告我们身体健康出现了问题。

黑眼圈是以下四种病症的明显征兆：

肾病

各种肾病如肾炎、肾结石等都能够清晰地反映在病人的黑眼圈上。另外，如高血压、糖尿病和酗酒等看似不相关的病症，都会引起肾功能衰竭。

心脏病

如果病人出现黑眼圈，并不时感到呼吸困难，心脏部位有刺痛感，那么就必须及时去医院找心血管医生就诊。并进行全面的心电图检查和化验。

肝脏或者胆囊出现问题

肝脏和胆囊功能是否有问题是可以通过检查它们功能的反应情况和在毛细血管中的渗透程度来确定。这些检查都必须经过在显微镜下的血管显影诊断仪器才能得到准确的结果。

身体"水肿"

由排泄系统障碍引起的排泄困难，将会导致机体的"水肿"。

眼皮跳也是疾病的先兆

在生活中，不少人都有过眼皮跳的经历。民间常有"左眼跳财，右眼跳灾"的说法，其实不然，眼皮跳实际上是神经兴奋度增高的表现。

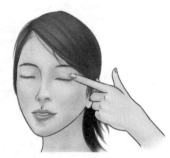

对绝大多数单纯眼皮跳的人来说，最多见的原因是用眼过度或劳累、精神过度紧张。比如，用电脑时间过长、在强光或弱光下用眼太久、考试前精神压力过大等。此外，眼睛屈光不正、近视、远视或散光，眼内异物、倒睫、结膜炎、角膜炎等也可导致眼皮跳。这些病因主要作用于神经的末梢部分，因此导致的症

眼皮跳虽然没有生命危险，但是让工作和生活质量大打折扣

状往往局限于一侧的上眼皮或下眼皮跳动。然而，当眼皮跳逐渐发展为完全的眼睑痉挛或面肌痉挛后，则表明面神经的主要分支或主干受到刺激，作为病因的病变部位是在颅内或面神经出颅后的起始部位。最多见的病因为颅内行走异常的血管对面神经根部的压迫刺激。

绝大多数因眼肌疲劳、精神紧张等导致的眼皮跳动，只要通过放松压力、适当休息就能得到恢复。如果因屈光不正出现眼皮跳动，通常进行视力矫正就可以得到缓解。如果有眼部疾病，通过眼科医生治疗也能治好。如果眼皮跳动逐渐加重，导致眼睑痉挛或面肌痉挛，主要病因在颅内，则需要找神经外科医生进行治疗。

舌为心之苗，脏腑状况它知道

俗话说："观舌诊病，中医一绝。"从舌头就能察知病症，真可谓舌头是疾病的窗口。那么从舌头上究竟能看出哪些疾病呢？

（一）淡白舌

淡白舌是虚证和寒证的重要标志。如果看到舌色淡白，舌体并不肥大，与正常人大小相似，或舌体略见瘦小，舌面虽然润滑，但并不多津，兼有气短乏力，声音低微，自汗心悸，头晕耳鸣，口唇淡而无华，面色

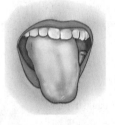

苍白或萎黄等症状，可以诊断为气血两虚证。如果舌色淡白，舌体胖嫩，湿润多津，舌边有齿印，并有畏寒肢冷、浮肿嗜睡，大便溏薄，脉象沉迟等症状，可以诊断为阳虚内寒证。

（二）红绛舌

正常人舌质的色泽淡红而润。如果舌质鲜红，以红色为主，称为红舌；如果舌红而颜色深暗，则较红色更进一层，称为绛舌。由于绛舌在出现之前，多经过红舌阶段，二

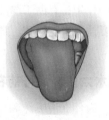

者的临床意义和形成机理有类似之处，所以医生常常称红绛舌是火热上炎的征象，二者仅有热性程度的差别而已。如红绛舌，多由高热伤阴而引起，常发生在感染、中毒、维生素缺乏、脱水、贫血、昏迷等病理过程中。

（三）杨梅舌

舌质有刺，类似杨梅，称为"杨梅舌"。杨梅舌是由于某些充血性疾病引起的舌乳头充血水肿、突起、增粗，形似杨梅的一种舌的病理特征。

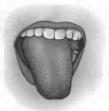

舌尖发红，常因工作时间过长，经常失眠，心火过亢，致使消耗过多，体内缺乏维生素或其他营养物质所致。根据症状和发病时期不同，又分为白色杨梅舌和红色杨梅舌。

（四）青紫舌

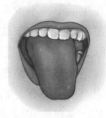

青紫舌有全舌青紫和部分青紫的区别。所谓全舌青紫，就是指全舌分布着均匀的青色或紫色，或者是红绛之中泛现青紫色（紫中带青），或是淡红之中混有青蓝色（青多于紫）。所谓部分青紫，则出现在舌的左侧或右侧，或者是左右两侧，沿着舌边与舌中央沟之间，有一条或两条纵行的青紫带；也有的仅是青紫瘀点或斑块，而舌质的其他部分则不见青紫。

鼻涕眼泪多也是病态的征象

平时我们经常会听说这样的话："哭得一把鼻涕一把泪"，为什么我们哭的时候有眼泪，同时鼻涕也会流出来呢？《黄帝内经》里说，心是君主，是五脏六腑之主，眼睛是宗脉聚集的地方，是上液的流通渠道，嘴和鼻子是气息的门户，所以人一动感情，五脏六腑就会受到震动，宗脉也感受到了震动，泪道就会打开，眼泪鼻涕就一齐出来了。

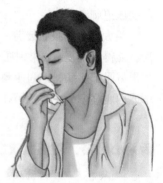

先说眼泪多，如果你一出门一迎风就流眼泪，说明是肝肾阴虚的征兆，因为只有当肝肾阴虚，肾气不纳津，受到冷风的直接刺激后才会流眼泪。这样应该多吃一些核桃、莲子和枸杞，这些食物能益精养血，滋补肝阴肾阴的作用，有助于津液的正常疏布。如果没有感冒，也没有哭，而鼻涕就很多，那你就要注意可能是肺、肾、脾的虚损。平时在饮食中要注意补养自己的肺、肾、脾。

眼泪和鼻涕虽说一个出于肝，一个出于肺，但它们都是心之液，都能为心所动

口水太多，病可能在脾肾

为什么说唾沫和口水过多，可能是脾肾出现了问题呢？《黄帝内经》中说得很清楚："五脏化液，心为汗，肺为涕，肝为泪，脾为涎，肾为唾。"意思就是说，出汗异常可以从心脏上找毛病，鼻涕多了要看肺是不是出现了问题。眼泪不正常要从肝上找根源，相应的，口水和唾沫多了就要从脾肾上找原因。

口水多了不行，但少了也不行，如果嘴里总是干干

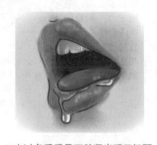

口水过多看看是否脾肾出现了问题

的，这就说明你的津液不足，是内燥的表现。这个时候就要注意多喝水，多吃酸味的食物，以及多吃水果，苹果、梨子、葡萄等都是不错的选择，只要含水分很多就可以了。

很多小孩子就特别爱流口水，如果大一点不流了还是没有什么问题的，但是如果都七八岁了还在流口水，这就说明孩子脾虚，因为脾是主肉的，因为脾虚，所以嘴角不紧，不能抑制口水外流，家长一定要引起重视，该给孩子补脾了。

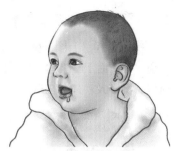

小孩子长到七八岁还不住地流口水，家长要注意给孩子补脾

疾病的"信号灯"——嘴唇

嘴唇不仅能为一个人的外貌增色添彩，还能反映出一个人的身体是健康的，还是有疾病的。正常人的嘴唇红润，干湿适度，润滑有光，而如果健康被破坏，嘴唇的色泽就会发生变化，及时给你信号。

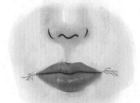

（1）口角裂纹常常是在有神经性皮炎和缺乏维生素C的情况下出现

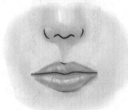

（2）嘴唇苍白意味着贫血

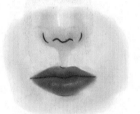

（3）嘴唇发黑常常在消化系统异常的情况下发生

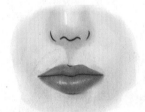

（4）嘴唇青紫是血液循环不佳所致

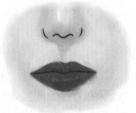

（5）心脏衰竭缺氧或罹患肺病时，嘴唇会呈深红色

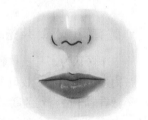

（6）双唇厚薄有别，上唇较薄的人先天心脏较弱

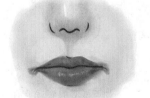

（7）口角部位疼痛、溃烂，显示患了口角炎

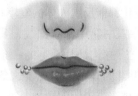

（8）嘴唇附近起水疱可能患有慢性胃病或肺炎

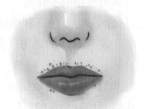

（9）嘴唇四周长颗粒，表示饮食摄取过多糖分

鼻为"面王"，可报身体疾病

中医里有"上诊于鼻，下验于腹"的说法，可见在中医面诊中，鼻子具有很大的价值，有"面王"之称。鼻子位于面部正中，根部主心肺，周围候六腑，下部应生殖。所以，鼻子及四周的皮肤色泽最能反映五脏六腑的疾病。

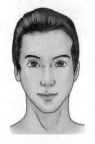
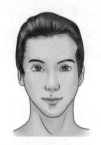
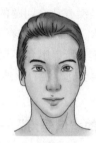

鼻梁高处外侧长有痣或者痦子的话，说明胆先天不足

恶心、呕吐或者腹泻之前，鼻子上会冒汗或者鼻尖颜色有所改变

鼻子的色泽十分鲜明，说明脾胃阳虚、失于运化、津液凝滞

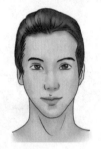
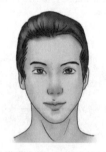
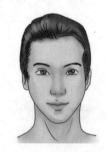

鼻头发青且通常伴有腹痛，可能是肝气疏泄太过，横逆冲犯脾胃

鼻尖微微发黑，说明身体里有水汽，是肾水反侮脾土的表现

鼻子发黄，说明胸内有寒气，脾的脏色出现在脸上了

心脏有问题，耳朵先露出马脚

中医认为，"耳主贯聪而通心窍，为心之司，为肾之候也。"《黄帝内经》中也有"视耳好恶，以知其性"的记载，并认为耳与经脉有着十分密切的联系，十二经脉都直接或间接地经过耳朵，所以有"耳者，宗脉之所聚也"的说法。现代生物全息理论也发现了耳朵与人体器官的对应关系，并确认了八十多种内外科疾病与耳朵的变化有关系，所以人体有病时，耳朵就会有反应。耳朵的形态、色泽和纹路的变化都能反映人体的健康状况。

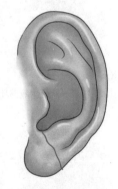

关于具体的耳诊，很多中医书籍中都有记载，我们在这里只说一点，就是"冠脉沟"。冠脉沟是耳垂上的一条纹路，是判断冠心病的有效指标。如果谁的耳垂上出现了这条纹路，就说明有患冠心病的可能，纹路越清晰说明问题越严重。

冠脉沟：耳垂里有很多毛细血管，这些血管如不能吸收到适量的养分就会凝固成沟纹

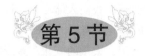

第5节

开放视野，观察宇宙万物对人体健康的影响

地磁线：睡眠方位的最佳指向

地球是一个大磁场，我们人类和一切生命都在这个大磁场中生存，人们睡眠的方向应该与地球磁场的磁力线保持平衡，这样才会感觉舒服。我们处于北半球，地球磁力线的方向是从南到北，所以我们最好的睡眠方向也应该是头朝北，脚朝南。

关于睡眠时间，我们通常说每天应该保持8小时睡眠，但也是因人而异的，总之身体是自己的，不管是饮食、睡眠还是别的方面，身体感觉舒服就表明适合自己，这种个体感受才是最重要的。

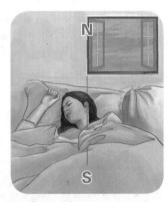

N：北；S：南

月亮的盈亏变化与养生保健有着奇妙的关系

中医认为：月亮的盈亏变化会直接影响到人的气血、经络之气的盛衰，这种变化会对防病治病和养生保健产生奇妙的影响。现代医学研究证实，月球引潮力与地磁场力对人体的干扰较大，会影响人体内的激素、电解质平衡，导致生理、心理上的各种变化，使疾病的发病率明显高于往常。

朔
每月阴历三十、初一、初二出现的月相叫新月或朔，此时月缺无光，白天阳气渐弱，夜晚阴气渐虚，机体抵抗力下降，是肺心病、冠心病、心绞痛、心肌梗死、脑梗塞的易发和加重期。患有上述疾病的人在这几天内要注意及时添加衣服，避免感受风寒邪气，还要保持情绪稳定。

望
阴历十四、十五、十六出现的月相叫望，这段时间明月高悬，人体内的血液压力就会变低，血管内外的压力差、压强差特别大，容易引起心脑血管的意外，有这方面疾病的人要引起注意。

弦日
每月的阴历初六、初七、初八、二十二、二十三、二十四出现的月相统称弦日，月初的三天为上弦日，月末的三天为下弦日。上弦日白天阳气渐长，夜晚阴气渐生；下弦日白天阳气渐衰，夜晚阴气减弱。这段时间是支气管炎、肺炎、传染性肝炎、慢性胆囊炎等感染性疾病的易发和加重期，尤其是上弦日的下半夜和清晨，下弦日的下午和傍晚是犯病的危险期。

人只有跟着太阳走，才能找到内在的力量

世间万物都离不开阳光的照耀，我们人体也是一样。在人体这个设计精密的小宇宙里，同样需要阳气的温煦才能够充满鲜活的生命力。

天地之间最大的阳气就是太阳，太阳的变化直接影响着人体阳气的变化。如果能每天抽时间晒晒太阳，就会觉得整个人都精神很多，这是太阳给我们的力量。所以我们说：人只有跟着太阳走，才能找到内在的力量。

为了养好阳气，建议大家经常抽出时间晒晒太阳。阳光不仅养形，而且养神。对于养神来说，常处于黑暗中的人看事情容易倾向于负面消极，处于光亮中的人看事情正面积极，晒太阳有助于修炼宽广的心胸。

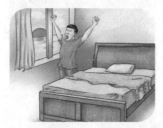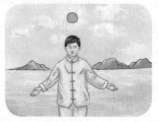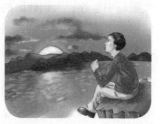

古人"日出而作，日落而息"是跟着太阳走的，但是现代人很难做到。太阳是最好的养阳药，我们却利用不起来，这真是一种极大的损失与浪费

另外，晒太阳的时间不要太长，半小时左右就行，什么时候的太阳感觉最舒服就什么时候去晒。晒太阳时一定不要戴帽子，让阳光直射头顶的百会穴，阳气才能更好地进入体内。

细说"温度""湿度"与人体健康

关于温度、湿度与人体健康的关系，我们应该并不陌生，最明显就是人们在"三伏"天容易中暑，在"三九"天容易感冒，这都是温度、湿度对人体产生的影响。

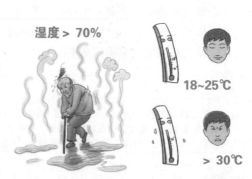

湿度 > 70%

18~25℃

> 30℃

那么温度、湿度的变化究竟会导致哪些疾病呢？传统中医学把"风、寒、暑、湿、燥、火"称为六气。实际上，这六气就是空气流动，气温高低、湿度大小的反映．当六气发生骤变或人体抵抗力和适应能力下降时，六气就成为致病的因素。春天多风病，盛夏多暑病，夏末秋初多湿病，深秋多燥病，冬天多寒病。

一般说来，人体适宜的健康温度为 18~25℃，健康湿度为 40% RH~70% RH，在此环境下人体感觉最舒适。而在温度介于 24~30℃，湿度小于 60% 时，人体感觉热而不闷；在温度高于 30℃，湿度大于 70% 时，人体感觉闷热；在温度高于 36℃，湿度大于 80% 时，人体感觉严重闷热，且发汗机制受阻，容易因体内蓄积大量的余热而中暑；心情也会感觉很烦躁，在工作中容易出错，各类工伤事故的发生率也会上升

许多疾病都与温、湿度有密切的关系，尤其与过低的湿度有关。现代医学发现：在 45% ~55% 的相对湿度下，病菌平均寿命最短，过高或过低的湿度都会导致病菌寿命延长。当空气湿度为 35% RH 时，鼻部和肺部呼吸道黏膜上的纤毛运动减缓，灰尘、细菌等容易附着在黏膜上，刺激喉部引发咳嗽和其他呼吸道疾病。空气湿度低的时候，流感病毒和能引发感染的革兰氏阳性菌的繁殖速度也会加快，而且容易扩散，引发疾病。此外，过敏性皮炎、哮喘、皮肤瘙痒等疾病也都和空气干燥有关。

寒冷也是人类健康的一大"杀手"，每一次寒潮降临，医院门诊及住院人数都会骤增，死亡率也会上升。调查表明，每年的 12 月份死亡人数居全年各月之首，占死亡总数的 10.4%

气象的变化到底是怎么影响人体健康的

对《红楼梦》比较有研究的朋友可能会注意到一个问题：《红楼梦》中大多数重要人物的病与死都在深秋和冬季。如秦可卿病死时是在年底，紧接着秦氏父子又相继死去，元妃、林黛玉都是在农历十二月去世的，第二年的深秋史太君"寿终归地府"，冬天时，王熙凤也"咽气归册"，这些人都是死在了秋冬季节。

其实，关于气象病，我们在生活中是深有体会的，比如风湿病、关节病人对阴雨天气特别敏感，甚至可以起到"天气预报"的效果。这就是典型的气象病。每年的秋冬季节，温差变化最大，当日最低气温从零度以上降到零度以下，一两天后，因为感冒而就诊的病人就会大量增加。同时，患支气管哮喘的病人也会出现病情加重的症状，往往发生呼吸急促，甚至窒息。当北方强冷空气带来寒潮时，高血压、冠心病、克山病等心血管疾病的发病概率就会增加。有资料显示，最冷的元月，脑溢血的死亡人数要比六月多两倍以上。而偏头疼则大多发生在出现大风、温度偏高、气压下降和温度变化较大的天气里。这些都是气象病的表现。

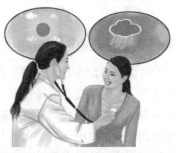

气象病，是指与气象变化有关的疾病。这类疾病的发作或症状加重受天气突变的影响

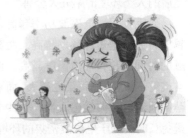

气象变化与疾病之间确实关系密切，我国传统医学就有"时疫"之说，现代医学上也有"气象病"之称，而深秋和冬季正是气象病的高发季节

都有哪些疾病容易受到气象变化的影响呢？下面我们就具体介绍一下。

感冒。感冒一年四季可发，但冬季为多发季节，特别是冷空气南下时，气温剧降，如果不及时增衣御寒，就容易感冒。另外，冬季冷空气过后，如果出现冷高压天气，由于天气晴朗，一天内温差较大，也容易着凉感冒。

心肌梗死与锋的活动有关（锋是一种天气系统，简单地说是冷暖空气交汇的界面）。

锋的到来往往会引起天气变化，从而影响人体植物神经系统和血液的理化性质，增加毛细血管及周围小动脉的阻力，提高血液黏性，缩短血凝时间，造成心肌梗塞。

青光眼与锋的活动有关。锋经过时，天气变化影响体温调节中枢，通过植物神经影响血压而使眼压波动，从而诱发青光眼。

溃疡病。多发于秋冬季节，特别是12月至次年2月。此外，紫外线对溃疡病患者不利。

偏头痛。当天气突变时（如久阴突晴、暴风雨等），由于痛感受器灵敏度提高，颅外血管扩张和颅内毛细血管收缩，可诱发偏头痛。

脑出血。大部分发生于锋经过前后及当天，发生于阴雨天气的概率也很大。

气象病的罪魁祸首多是北方的强冷空气和寒潮活动，在此类疾病的防治上，除了饮食进补外，更主要的是时刻注意防寒保暖，保养好身体，提高抵御疾病的能力，从而更好地适应天气变化，这才是最根本的。

警惕"无影无形"的电磁波

电磁辐射到底对人体是否有害？医学专家认为，一定强度的电磁辐射对人体健康有不良影响，人如果长期暴露在超过安全剂量辐射的环境中，人体细胞会被大面积杀伤或杀死。因此，这种看不见、摸不着、闻不到的电磁波也成为继废气、废水、废渣和噪声之后的人类环境的第五大公害。

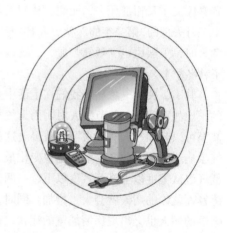

研究发现，电磁波功率越高，辐射强度越大，波长越短，频率越高，距离越近，接触的时间越长，环境温度越高，湿度越大，空气越不流通，则污染也越大。而老人、儿童、孕妇属对电磁波敏感人群，这些人应当尽量避免长时间处于电磁波密集的环境里。

如今，家用电器、电脑、移动电话等已成为人们日常生活的必需品，各种电器装置只要处于操作使用状态，周围就会存在强弱不等的电磁辐射

我们在日常生活中应该注意防范电磁波污染，不要把家用电器摆放得过于集中，或经常一起使用。特别是电视、电脑、冰箱等更不宜集中放在卧室内。对各种电器的使用应保持一定的安全距离。

办公一族们使用各种办公设备、移动电话等都应尽量避免长时间操作，如需要长期面对电脑的人，应注意至少每一小时离开一次，采用眺望远方或闭上眼睛的方式，减少眼睛疲劳程度。手机在接通的瞬间电磁辐射最大，所以这个时候最好不要把手机贴在耳朵上，手机天线的顶端也应该偏离头部。

日常饮食上要多食用富含维生素A、维生素C和蛋白质的食物，以利于调节人体电磁场紊乱状态，加强身体抵抗电磁辐射的能力。

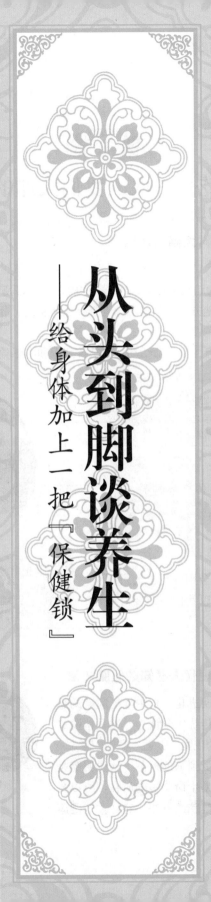

第三章

从头到脚谈养生

——给身体加上一把『保健锁』

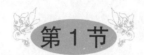

第1节

脑为乾——保卫我们人体的蓝天

脑为髓之海——中医对大脑的认识

《灵枢·海论》说："脑为髓之海。"在中医看来，人的脊髓是先天的，而大脑是后天形成的。道教认为脑是阴性的，而《黄帝内经》却认为脑为阳，为"诸阳之会"，脑部是所有阳经汇聚的地方，入脑的经脉有督脉、膀胱经、肝经、胃经、奇经八脉中的阳经和阴经六条。

脑的主要生理功能有主宰生命活动、主精神意识和主感觉运动。

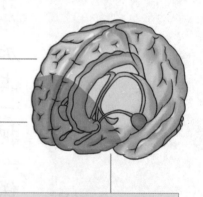

（一）主宰生命活动
《本草纲目》中说"脑为元神之府"。大脑是生命的枢机，主宰人体的生命活动。元神存则生命在，元神败则生命逝。得神则生，失神则死。

（二）主宰精神意识
人的精神活动，包括思维意识和情志活动等，都是客观外界事物反映于脑的结果。脑主精神意识的功能正常，则精神饱满、意识清楚、思维灵敏、记忆力强、语言清晰、情志正常；否则，便出现精神思维及情志方面的异常。

脑髓充则神全，神全则气行，气行则有生机、感觉和运动，所以我们一定要好好地保养自己的大脑。

（三）主宰感觉运动
眼、耳、口、鼻、舌等五脏外窍，皆位于头面，与脑相通。人的视、听、言、动等，皆与脑有密切关系。

养生需要先健脑——现代人必知的健脑之法

人类的大脑是在长期进化过程中发展起来的思维和意识的器官。我国传统医学认为，脑是精髓和神经高度汇聚之处，人的视觉、听觉、嗅觉、感觉、思维和记忆力等，都是受到脑的控制，这说明脑是人体极其重要的器官，是生命要害的所在，所以我们在生活中一定要学会健脑的方法，这样才能健康长寿。

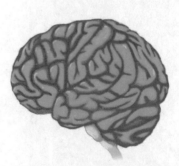

大脑是中枢神经系统的最高级部分

（一）颐神养脑

脑藏神，精神愉快则脑不伤；如果精神紧张，心境不宁，神乱神散，那么脑就会受到损害。颐神养脑，须重道德修养。如豁达大度，恬淡寡欲，不患得患失，不追名逐利，悠然自得，助人为乐，就利于养脑；如胸襟狭窄，凡事斤斤计较，七情易动，引起脏腑气血功能失调则易致病。

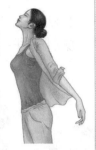

（二）节欲健脑

中医认为，肾主骨生髓，通于脑。肾与脑有密切关系，节欲可养精，养精才能健脑全神，推延大脑的衰老。反之，纵欲过度，则会伤精耗神，未老先衰，百病丛生。

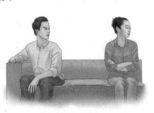

（三）"浴脑"锻炼

每日清晨起床后，宜到公园、水滨、郊外、庭院等地，进行太极拳、跳舞、散步等活动。清晨空气清新，能唤醒尚处于抑制状态的各种神经、肌肉的活动，使大脑得到充分的氧气，提高脑功能。

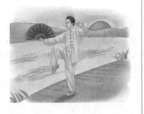

（四）手脑结合

医学研究显示，人的大脑左半球负责完成语言、阅读、书写、计算等工作，被称为"语言脑"。手脑关系最为密切，手托两个铁球或核桃，在手中不停地转动，可以使手脑协调，从而起到健脑的作用。

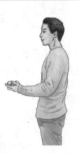

（五）饮食补脑

分析古今健脑药方，一般是以补肝肾、益精血（如山萸肉、地黄、首乌、枸杞、菟丝子、五味子、川杜仲、牛膝、当归等）、益元气、活血脉（如黄芪、人参、丹参等）为主，化浊痰、开清窍（如石菖蒲、远志、茯苓、泽泻等）为辅，临床应用时应当以辨证论治为原则，有针对性地配制较好。此外，如芝麻、动物脑等食补亦可取。

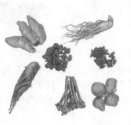

（六）音乐健脑

大脑的右半球负责完成音乐、情感等工作，被称为"音乐脑"。由于人类生活离不开语言，因而"语言脑"的利用率则相对比较高，"音乐脑"的利用率则相对比较低，从而造成左右脑的功能失调。听音乐可以对脑的电波活动产生有益的作用，在刺激右脑功能的同时，也促进了大脑两个半球联络的功能，从而提高大脑整体的智力活动水平。

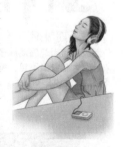

（七）气功强脑

练气功得法，可充分发挥意念的主观能动性，大大激发健脑强脑的自调功能。气功功法很多，有不少以补脑强脑为目的的功法，具体练习以有气功师指点为好。

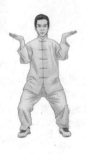

（八）静心清脑

静心息虑，什么也不想，让大脑彻底放松下来，这样能让大脑得到休息，身心得到彻底放松。每天拿出十分钟静心清脑，能够增强记忆力、分析能力和创造能力。

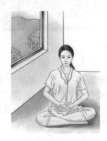

大脑很不喜欢你这些坏习惯——损伤大脑的十大"杀手"

　　脑为人体"元神之府"，精神意识、记忆思维、视觉器官，皆发于脑。脑对于人的重要性可见一斑，科学用脑显得尤为重要。为了保持年轻而充满创造力的头脑，你就必须摒弃不良的生活习惯。

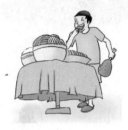

（一）长期饱食

研究发现，长期饱食会导致脑动脉硬化，出现大脑早衰和智力减退现象。

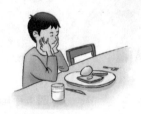

（二）轻视早餐

不吃早餐会使机体和大脑得不到正常的血糖供给。营养供应不足，久而久之对大脑有害。

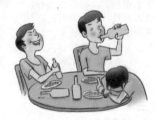

（三）嗜酒、嗜甜食

酒精使大脑皮层的抑制减弱，酗酒对大脑的损害尤其严重。甜食会损害胃口，降低食欲，导致机体营养不良，影响大脑发育。

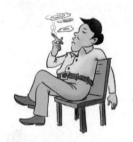

（四）长期吸烟

长期吸烟可引起脑动脉硬化，日久导致大脑供血不足，神经细胞变性，继而发生脑萎缩。

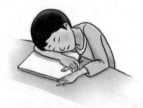

（五）不愿动脑

思考是锻炼大脑的最佳方法。只有多动脑，勤于思考，人才会变聪明。反之，越不愿动脑，大脑退化越快。

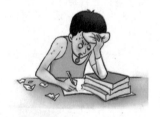

（六）带病用脑

在身体不适或患疾病时，勉强坚持学习或工作，不仅效率低下，而且容易造成大脑损害。

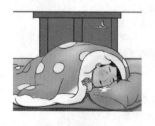

（七）蒙头睡觉

随着被子内的二氧化碳浓度升高，氧气浓度会不断下降。长时间吸进潮湿的含二氧化碳浓度高的空气，对大脑危害极大。

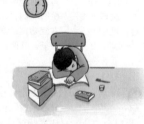

（八）睡眠不足

大脑消除疲劳的主要方式是睡眠。长期睡眠不足或睡眠质量太差会加速脑细胞的衰退，聪明的人也会变得糊涂起来。

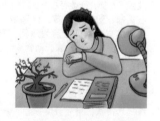

（九）少言寡语

经常说话尤其是多说一些内容丰富、有较强哲理性或逻辑性的话，可促进大脑专司语言的功能区发育。整日沉默寡言、不苟言笑的人，这些功能区会退化。

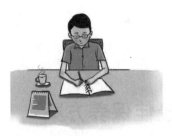

需要特别注意的是，大脑是非常复杂的，它的某些损伤也许无法修复，所以我们应该加倍养护它。

别让你的大脑提前进了养老院

不少步入中年的人们会抱怨自己的记忆力大不如前了。的确，人到中年后身体各器官的代谢能力逐渐呈下降趋势，大脑也不例外。

研究发现，智力的发展更多地取决于脑细胞之间建立的复杂联系，而不只是取决于细胞数量。而这种脑细胞间网络联系的发展，其平均速度在成年时期要超过脑细胞减少的平均速度，即使按这样的速度递减，到80岁时丧失的脑细胞数量也还不到脑细胞总数的3%。可见，脑细胞随年龄而减少，并不是智力下降的主要原因。

为了保持旺盛的精力，延缓大脑早衰，你可以尝试以下10种方法：

（十）不注意用脑环境
大脑是全身耗氧量最大的器官，只有保证充足的氧气供应才能提高大脑的工作效率。因此用脑时，要特别讲究工作环境的空气卫生。

（一）情
善于控制自己的情绪，任何不良情绪都会破坏大脑皮层兴奋和抑制的平衡，遇事冷静、豁达大度、宽以待人，是预防脑衰的首要原则。

（二）食
注意营养平衡，不要过量食入动物脂肪及含胆固醇的食物，而应多食蛋、鱼、豆、水果及蔬菜，防止大脑动脉硬化。

（三）氧
大脑是人体耗氧量最多的器官，脑细胞缺氧易导致思维能力及智力下降。因此要多呼吸新鲜空气，切忌用脑时门窗紧闭。

（四）动
注意锻炼身体，如散步、慢跑、体操、逛街、打太极拳等，做到劳逸结合，有利于消除大脑疲劳。

（五）睡
保持睡眠的时间和质量，以消除大脑疲劳，保证充沛的精力。失眠者要及时治疗，同时要防止对安眠药的依赖。

（六）思
保持好奇心，留心观察、分析周围的事物，强化自己的记忆力、理解力、创造力，是锻炼大脑、防止脑衰的有效方法。

（七）学
读书学习是智慧的源泉，知识面越广，思路越开阔，大脑的工作效率越高。然而读书学习，一次性用脑时间不宜过长。

（八）手
经常活动手腕，做精细的手工活，可以保持大脑的灵活性、敏锐性，延缓脑细胞的衰老。

（九）乐
充分享受生活的乐趣，看电视、看电影、听音乐、听戏或周末郊游等可以提高大脑的生理功能。

（十）医
有身心疾病要及时就医治疗，尤其要警惕冠心病、神经衰弱、脑动脉硬化、头痛、视力和听力障碍，以减少对大脑的影响。

第 2 节

供养人体的君王——心系统最佳保养方案

心为"君主之官"，君安才能体健

《黄帝内经》把人体的五脏六腑命名为十二官，其中，心为君主之官。它这样描述心："心者，君主之官。神明出焉。故主明则下安，主不明，则一十二官危。"君主，是古代国家元首的称谓，有统帅、高于一切的意思，是一个国家的最高统治者，是全体国民的主宰者。把心称为君主，就是肯定了心在五脏六腑中的重要性，心是脏腑中最重要的器官。

在生活中，人们常用"心腹之患"形容问题的严重性，却不明白为什么古人要将心与腹部联系起来。所谓"心"，即指心脏，对应手少阴心经，属里；"腹"就是指小肠，为腑，对应手太阳小肠经，属表。"心腹之患"就是说，互为表里的小肠经与心经，它们是一个整体，谁出现了问题都是很严重的。

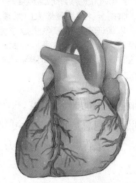

心是人生命活动的主宰，统帅各个脏器，使之相互协调，共同完成各种复杂的生理活动，以维持人的生命活动。如果心发生病变，则其他脏腑的生理活动也会出现紊乱而产生各种疾病。因此，以君主之官比喻心的重要作用与地位是一点儿也不为过的

夏季养阳气，养心正当时

夏季气温逐渐升高，并且达到一年中的最高峰，而且夏季雨量丰沛，大多数植物都在此季"疯狂生长"，人体的阳气在这个时候也较为旺盛，因此夏季养生要注意顺应阳气的生长。

但我们都有这样的经验，每到夏天就觉得心烦气躁。这是因为夏季属火，又因火气通于心，心性为阳，所以夏季的炎热最容易干扰心神，使心神烦乱。那么夏季如何养心呢？

第一，要保证睡眠。增加午休的时间，以消除疲劳，保持精力充沛。

第二，要保证营养。夏季天热气压低，增加营养，多吃绿叶蔬菜和瓜果。

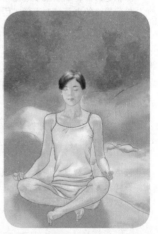

人们在夏季常常会觉得心神不安，心脏负担加重，所以夏季养生重在养心。俗话说"心静自然凉"，所以想要养心先要静心

夏季养心要点

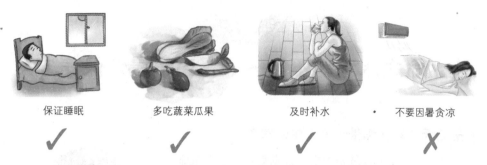

保证睡眠	多吃蔬菜瓜果	及时补水	· 不要因暑贪凉
✓	✓	✓	✗

第三，要及时补水。要多喝凉白开水，不能用饮料代替饮水，因为饮料中含有糖分，含糖越多，渗透压也越高，越不容易为细胞吸收，容易引起体内缺水，这也是饮料不如水解渴的原因。

第四，不能因暑贪凉。《黄帝内经》里说"防因暑取凉"，这是告诫人们在炎热的夏天，在解暑的同时一定要注意保护体内的阳气，因为天气炎热，出汗较多，毛孔处于开放的状态，这时机体最易受外邪侵袭。所以不能只顾眼前的舒服，过于避热趋凉，如吃冷饮、穿露脐装、露天乘凉过夜、用凉水洗脚，这些都能导致中气内虚，暑热和风寒等外邪乘虚而入。

小心！暴饮暴食易引发心脏病

不良饮食习惯会对健康造成损害是众所周知的事情，但当与朋友聚会时，大量的美食放在你的面前，你能把住自己的嘴吗？这时你也许会想，偶尔暴食一顿应该不会给身体带来什么不好的影响吧，于是，就开始大快朵颐。

有资料表明，大部分的冠心病都和吃有关系。不当的饮食是导致心脏疾病的主要原因，因此，保护心脏最重要的场所就是餐桌。日常在餐桌上，应注意三少、两多：

少饮酒

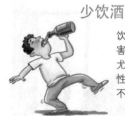

饮酒会伤害心脏，尤其是烈性酒，应不喝

少盐

盐摄入量多可引起血压增高和加重心脏负担，应少吃

少脂肪

脂肪和胆固醇摄入过多，可引起高血脂和动脉硬化，应少吃

多杂粮

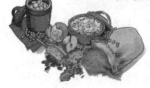

杂粮、粗粮营养齐全，维生素B族丰富，纤维素有益于心脏，这类食物应多吃

多纤维

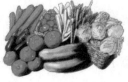

由于维生素C、纤维素、优质蛋白、维生素E等对心血管均有很好的保护作用，这类食物应多吃

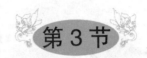

第3节

让生命之水源源不绝——肾系统最佳保养方案

肾是先天之本，也是一个人生命的本钱

中医学认为，肾是先天之本，也就是一个人生命的本钱，人体肾中精气是构成人体的基本物质，与人体生命过程有着密切的关系。

有研究表明，人从30岁起，肾中精气开始出现生理性不足。40岁以后，开始出现明显的亏虚，如果不及时给予补养和治疗，就会越来越虚。

肾虚不但导致机体精、血及微量元素的全面流失，促使体质变得更加虚弱，还加速了机体细胞的衰老。这表现为机体的各个系统、各种功能，包括免疫功能的紊乱失调。如果不及时治疗，长此以往，身体就会出现真正的疾病：感冒、高血压、高血脂、糖尿病、贫血、前列腺增生等。

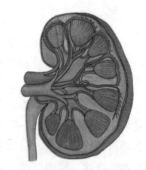

近年来，中老年人慢性病发病率成倍上升，心肌梗死、冠心病、高血压、高血脂、糖尿病等疾病的发病也趋于年轻化。这与中老年人肾中精、气、神、血的过度消耗与透支，导致机体抗病力下降密切相关

中医学有"上工治未病"之说，把疾病扼杀在萌芽状态，医者和患者在这一点上是相通的。因此，人在中年即应开始呵护肾气，这不仅体现了预防医学的思想，也是提高机体正气，引发内在驱邪潜力的一种中医学治疗手段。

房事过度损精血，节欲保精可养肾

现代人都比较开放，尤其是年轻人，很早就开始同居，过性生活。中医有句话叫"欲不可早"，就是说欲望是不可以提前的。欲多就会损精，人如果精血受到损害，就会出现两眼昏花、眼睛无神、肌肉消瘦、牙齿脱落等症状。

另外，一个人要想保养人体元气，避免阴精过分流失，除了不能过早进行性生活外，在行房时还应注意季节、时令、环境等多种

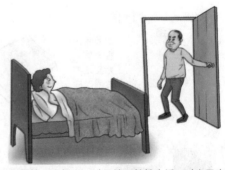

男耗精，女耗血。过早地开始性生活，对女子来说就会伤血，对男子来说就会伤精。因此古代的养生家一直强调人一定要有理性，能控制自己的身体，同时也要控制住自己的性欲，否则的话，就会因为欲念而耗散精气，丧失掉真阳元气

因素对身体健康的影响。

另外，喝醉了不能行房事，因为这样特别伤肾，同时也会导致男子的精子减少；阳痿之后不可通过服壮阳药行房事，因为这是提前调元气上来，元气一空，人就会暴死；人在情感不稳定的时候，尤其是悲、思、惊、恐等情绪过重的时候不能行房事，否则容易伤及内脏，损耗阴精，还可能因此而患病；行房事时间不可选择在早上，以晚上十点为最佳。在戌时，心已经很愉悦了，那么下一步就是要让肉体也能够喜悦，这就是身心不二。我们中国人讲究身心不二，一个人的心喜悦了，他的身体也

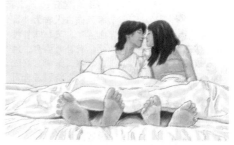

春天，人的生殖机能、内分泌机能相对旺盛，性欲相对高涨，这时适当的性生活有助于人体的气血调畅，是健康的。夏季，身体处于高消耗的状态，房事应当适当减少。秋季，万物肃杀，房事也应该开始收敛，以保精固神，蓄养精气。"冬不潜藏，来年必虚"，所以冬季更应该节制房事，以保养肾阳之气，避免耗伤精血

要喜悦，所以这个时候，人体就要进入到一个男女阴阳结合的时期。

人的精气是有定量的，在长年累月折腾之下必然大量损耗，也许在三年五载内难以感觉到身体有什么大的变化，而一旦发病，想要恢复就困难了。因此，在性生活方面要保持节制的态度。

黑色食物保你肾旺人也旺

吃的食物越黑越健康，对于补肾尤其重要。中医理论也认为黑色食物滋养肾脏。黑色食物一般含有丰富的微量元素和维生素，如我们平时说的黑色食物，包括黑米、黑豆、黑芝麻、黑枣、黑荞麦，就是最典型的代表。

黑色食物个个都是养肾的"好手"。这五种食物一起熬粥，更是难得的养肾佳品。

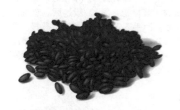

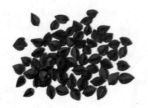

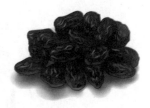

（一）黑米

也被称为"黑珍珠"，含有丰富的蛋白质、氨基酸以及铁、钙、锰、锌等微量元素，有开胃益中、滑涩补精、健脾暖肝、舒筋活血等功效，其维生素 B_1 和铁的含量是普通大米的 7 倍。冬季食用对补充人体微量元素大有帮助。
注意：用它煮八宝粥时不要放糖。

（二）黑荞麦

可药用，具有消食、化积滞、止汗之功效。除富含油酸、亚油酸外，还含叶绿素、卢丁以及烟酸，有降低体内胆固醇、降血脂和血压、保护血管等功效。它在人体内形成血糖的峰值比较延后，适宜糖尿病人、代谢综合征病人食用。

（三）黑枣

有"营养仓库"之称的黑枣性温味甘，有补中益气、补肾养胃补血的功效；含有蛋白质、糖类、有机酸、维生素和磷、钙、铁等营养成分。

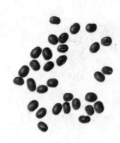

（四）黑豆

黑豆被古人誉为"肾之谷"，黑豆味甘性平，有补肾强身、活血利水、解毒、润肤的功效，特别适合肾虚患者。黑豆还含有核黄素、黑色素，对防老抗衰、增强活力、美容养颜有帮助。

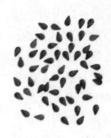

（五）黑芝麻

黑芝麻性平味甘，有补肝肾、润五脏的作用，对因肝肾精血不足引起的眩晕、白发、脱发、腰膝酸软等有较好的食疗保健作用。它富含对人体有益的不饱和脂肪酸，其维生素E含量为植物食品之冠，可清除体内自由基，抗氧化效果显著。

学几招简单且实用的护肾"秘籍"

中医认为，适宜的运动能改善体质，强壮筋骨，活跃思维，有利于营养物质的消化和吸收，从而使肾气得到巩固。因此，保护肾气就要适当地运动。以下专为肾虚患者介绍几种运动：

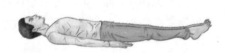

（一）缩肛功

平卧或直立，全身放松，自然呼吸。呼气时，做排便时的缩肛动作，吸气时放松，反复进行30次左右。早晚均可进行。本功可提高盆腔周围的血液循环，促进器官的康复，对防治肾气不足引起的阳痿早泄、女性性欲低下有较好的功效。

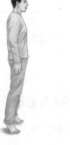

（二）强肾操

两足平行，足距同肩宽，目视前端。两臂自然下垂，两掌贴于裤缝，手指自然张开。脚跟提起，连续呼吸9次不落地。再吸气，慢慢曲膝下蹲，两手背逐渐转前，虎口对脚踝。手接近地面时，稍用力抓成拳（有抓物之意），吸足气。憋气，身体逐渐起立，两手下垂，逐渐握紧。呼气，身体立正，两臂外拧，拳心向前，两肘从两侧挤压软肋，同时身体和脚跟部用力上提，并提肛，呼吸。以上程序可连续做多次。

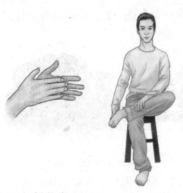

（三）刺激脚心

中医认为，脚心的涌泉穴是浊气下降的地方。经常按摩涌泉穴，可益精补肾。按摩脚心对大脑皮层能够产生良性刺激，调节中枢神经的兴奋与抑制过程，对治疗神经衰弱有良好的作用。方法是：两手掌对搓热后，以左手擦右脚心，以右手擦左脚心。每日早晚各1次，每次搓300下。

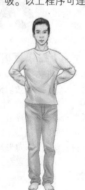

（四）自我按摩腰部

两手掌对搓至手心热后，分别放至腰部，手掌分别上下按摩腰部，至有热感为止。早晚各一次，每次约200下。此项运动可以健运命门，补肾纳气。

第4节

迎接我们体内的暖阳——胆系统最佳保养方案

胆的好坏与我们生活息息相关

《黄帝内经·素问》指出："胆者，中正之官，决断出焉。凡十一脏，取决于胆也。"为什么五脏六腑取决于胆呢？

人要生存首先必须有足够养分。养分的来源主要是人们每天的进食，人们吃了足够的食物，虽然有牙齿的帮助、胃肠的蠕动，但如果没有胆囊疏泄的胆汁参与或胆汁分泌疏泄不足，人体是吸收不到足够的养分的。

胆的好坏影响到胆汁的分泌疏泄，而胆汁的分泌疏泄又会影响到食物的分解，食物分解的好坏直接影响到食物营养成分的吸收与转化，而营养成分的吸收转化又直接影响到人体能量的补充供给，能量补充供给又影响到其他脏腑的能量需求。

胆有两大功能，一个是主决断，调情志；一是藏精汁，主疏泄。

一、胆藏精汁，主疏泄

胆汁在肝的疏泄作用下进入胆囊、浓缩；同时，又在肝胆二气的疏泄作用下流入小肠，对食物作进一步的消化吸收。因此，胆汁疏泄正常，对脾胃、小肠的功能活动都十分有益。相反，如果胆失疏泄，胆汁藏泄功能发生障碍，就会影响到脾胃，使小肠的消化吸收功能失常。如胆汁上逆，会出现口苦，呕吐黄绿苦水等；如果胆汁外溢，会导致巩膜和肌肤发黄而产生黄疸等症。

人在子时前入睡最宜养胆。而且子时一阳生，此时入睡，有利于协调平衡人体的阴阳。

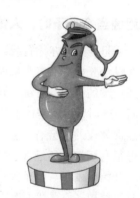

一阳生，又称"一阳来复"，指自然界和人体的阳气初动之时

二、胆主决断，调情志

中医认为，胆的生理功能，与人体情志活动密切相关，主要表现为对事物的决断及勇怯方面。胆气豪壮者，剧烈的精神刺激对其所造成的影响不大，且恢复也较快。所以说，气以胆壮，邪不可干。如果胆的功能失常，就会出现情志方面的变化。胆气虚弱的人，在受到精神刺激的不良影响时，易生疾病，表现为胆怯易惊、善恐、失眠、多梦等精神情志病变。

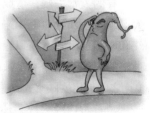

胆具有决断的功能，胆气充实，则行事果断，脏腑气血功能就能发挥正常

胆病大多是不良生活习惯导致的

　　胆病主要是指胆囊炎和胆结石，致病的原因大多是不良的生活习惯。经常不吃早餐，会使胆汁中胆酸含量减少，胆汁浓缩，胆囊中形成结石。另外，晚饭后常躺着看电视、报刊，饭后立即睡觉，晚餐摄入高脂肪等，也会使胃内食物消化和排空缓慢，食物的不断刺激又引起胆汁大量分泌，这时由于体位处于仰卧或半仰卧，便会发生胆汁引流不畅，在胆管内淤积，导致形成结石。如果经常吃甜食，过量的糖分会刺激胰岛素的分泌，使糖原和脂肪合成增加，同时胆固醇合成与积累也增加，造成胆汁内胆固醇增加，易导致胆结石。

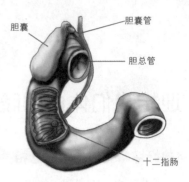

胆囊示意图

　　因此，日常饮食应限制高胆固醇食物，多吃植物纤维类、富含维生素类食物；饮食以温热为宜，以利胆管平滑肌松弛，胆汁排泄；少量多次喝水可加快血液循环，预防胆汁瘀滞，利于消炎排石。

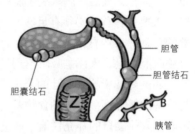

胆结石示意图

胆经当令在子时，人体阳气始生发

　　胆经是人体循行线路最长的一条经脉，它从人的外眼角开始，沿着头部两侧，顺着人体的侧面向下，到达脚的第四、五趾，几乎贯穿全身。胆经的当令时间在子时，也就是夜里的 11 点到凌晨 1 点这段时间。经常熬夜的人会有体会，到夜里十一点钟的时候，觉得很有精神，还经常会觉得饿，这就是胆经当令，阳气开始生发了。但是大家一定要注意，不要觉得这个时候精神好就继续工作或者娱乐，最好在 11 点前就入睡，这样才能把阳气养起来。

　　有的人常失眠，造成失眠的原因有的是晚饭吃得太多，元气和气血都用来消化食物了，没有充足的阳气和丰盈的气血。所以，晚上一定要少吃，不要消耗过多的阳气，这样才能保证睡眠。总之，夜里 11 点到 1 点之间一定要睡觉，这样才能养住阳气。

　　《黄帝内经》说"凡十一藏皆取决于胆"，也就是说 11 个脏气都取决于胆气的生发，胆气生发起来，人体状态才会好。

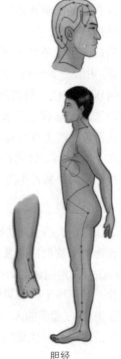

胆经

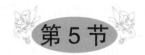

第 5 节

养护人体的坤土——脾系统最佳保健方案

脾是我们身体的"后勤部长"

中医认为脾为"仓廪之官"，用现代的话说脾就是我们身体内部的后勤部长。

脾最大的功能就是主运化，可以运化水液、水谷，把吃进去的粮食、水谷精微等营养物质以及水液输送到其他的脏器，起到了一个传输官的作用，相当于现在的后勤部长。这种作用对生命来说是非常重要的，中医把它称作后天之本，先天的根本在于肾，后天的根本全在于脾。

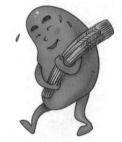

脾是我们身体的后勤部长

脾的第二大功能，是主升清。脾把食入的粮食进行消化，其中的精华通过脾的"升清"送到心肺而转输到全身，糟粕则排出。脾和胃是互为表里的，"脾胃和"，脾可以把清气往上升，而跟脾相对应的是胃，胃是主降的，脾是主升的。两者共同起着运化升清、降浊的作用。

脾还有统血的作用，就是统摄、约束血液行于脉内而不外溢。

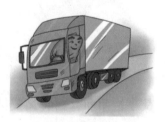

脾主运化，输送营养

最后，脾还主肌肉，肌肉是归脾来管的，肌肉的营养是从脾的运化吸收而来的，一般而言，脾气健运，营养充足，则肌肉丰盈。所以，要想使肌肉结实，就要养好我们的脾。

中医认为"脾开窍于口，其华在唇，在液为涎"，因此，要观察脾的运化功能是否正常，很简单，看嘴唇就行了。脾的运化功能好，嘴唇就会滋润、丰满，否则会比较干瘪。"在液为涎"也好理解，我们经常见到一些小孩爱流口水，衣服前面总是湿的，还有一些大人，中风后也会流口水，这都是由脾虚导致的。另外，"诸湿肿满，皆属于脾"，也就是说，身体出现莫名的消瘦、流口水、湿肿等症状，都是属于脾病，从脾上治肯定是没错的。

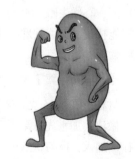

脾主肌肉，养好肌肉先健脾

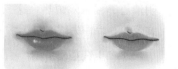

脾健康，嘴唇就滋润丰满，否则就会干瘪

夏季养脾不能不知这些事儿

中医认为"脾主长夏",夏季炎热又多雨,湿为阴邪,好伤人阳气,尤其是脾阳,由于脾脏喜燥而恶湿,一旦受损,则导致脾气不能正常运化,而使气机不畅。

长夏最容易产生胃肠道疾病。中医上说,因为湿困脾,使其升清降浊功能削弱,吃油腻或过甜的东西就容易产生呕吐。所以饮食尤其要控制,饮酒也要控制,因为酒亦主湿。在长夏季节里,饮食应以清热祛湿、健脾和中为主,所以也有"夏天(清)补心,长夏(淡)补脾"之说。

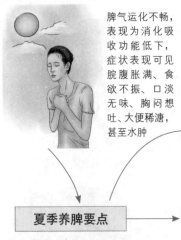

脾气运化不畅,表现为消化吸收功能低下,症状表现可见脘腹胀满、食欲不振、口淡无味、胸闷想吐、大便稀溏,甚至水肿

人们在夏天的时候往往喜欢吃冷饮,生冷食物容易伤脾,造成脾湿健运,导致不思饮食和乏力等。所以夏天不要吃太多的冷饮

夏季养脾要点

日常生活中,除食用冬瓜、绿豆芽、小白菜、苦瓜之类清热食物外,还要吃些薏苡仁、芡实、赤小豆,常喝稀饭、淡茶、菜汤、豆浆、果汁等

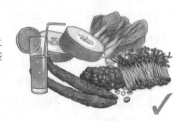

茯苓性平和,益脾又安神

茯苓性平、味甘淡,功能是益脾安神、利水渗湿,主治脾虚泄泻、心悸失眠、水肿等症。茯苓药性平和,不伤正气,所以既能扶正,又能祛邪。用茯苓做成的食物都很美味,以下介绍两款:

(一)茯苓栗子粥

材料:茯苓15克,栗子25克,大枣10个,粳米100克。

做法:加水先煮栗子、大枣、粳米;茯苓研末,待米半熟时徐徐加入,搅匀,煮至栗子熟透。可加糖调味食。

另外,茯苓可以宁心安神,《本草纲目》还记载,麦冬养阴清心,粟米除烦热。这三者同煮可以用于治疗心阴不足,心胸烦热,惊悸失眠,口干舌燥等症。

(二)茯苓麦冬粥

材料:茯苓、麦冬各15克,粟米100克。

做法:粟米加水煮粥;二药水煎取浓汁,待米半熟时加入。

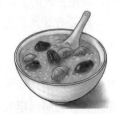

《本草纲目》说茯苓能补脾利湿,栗子补脾止泻,大枣益脾胃。这三者同煮,可以用于脾胃虚弱,饮食减少,便溏腹泻等症

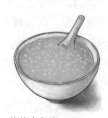

茯苓麦冬粥

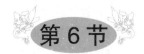

第6节

呵护我们的后天之本——胃系统最佳保养方案

胃为后天之本，为仓廪之官

人体的生长发育、维持身体正常运行所需要的一切营养物质都靠脾胃供给。胃为后天之本，也是气血生化之源，是制造精血的源头。我们身上的精血全是通过胃消化食物而来的。

胃是六腑之海，胃在六腑之中就像大海一样，六腑的运化全在于胃能否消化吸收。胃的好坏以及运化正常与否对人体有着巨大的影响。那么胃的好坏跟什么有关呢，实际上跟吃、睡和情绪等都有关。

胃以降为顺，就是胃在人体中具有肃降的功能。胃气应该是往下行、往下降的，如果胃气不往下降，就会影响睡眠，导致失眠，这就叫作"胃不和则卧不安"。

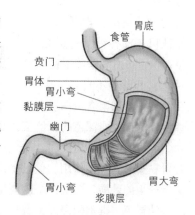

胃结构的示意图

胃有一个重要的功能——生血。"血变于胃"，胃将人体吸纳的精华变成血，母亲的乳汁其实就是血的变现，血是由食物的精华变成的，在抚养孩子的时候，母亲的血又变成了乳汁。

胃是人体加油站，全力打好保"胃"战

胃是一个特殊的器官，酸甜苦辣、荤素五谷，都要在胃里消化，而胃又是一个颇为娇嫩的器官，不注意保养便可能出现问题。例如饮食不规律，饥一顿、饱一顿，加之酒泡、烟熏、毒侵、细菌炎症的侵袭或者服用伤胃的药物，就会打乱胃的消化规律，产生消化障碍，出现胃胀、胃痛、反酸、消化不良等初期浅表性胃炎症状。

初期的浅表性胃炎如果得不到有效治疗，再加上病菌的反复感染，而饮食规律又不能恢复，就可能会发生萎缩性胃炎。慢性萎缩性胃炎再不

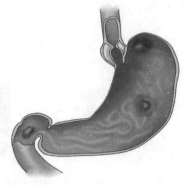

慢性浅表性胃炎是慢性胃炎中的一种，属于消化系统的常见病、多发病

注意保养和治疗，就可能演变为癌症。由此可见，胃病患者特别是为"老胃病"长期困扰的患者尤须注意调养保健，才不会让病情变得更加严重。

俗语说胃病"三分治，七分养"，胃病是一种慢性病，不可能在短期内治好，治病良方就是靠"养"，急不来。从诱发胃病的以上这些病因来分析，如果可以改变不健康的生活方式，调整饮食习惯，改善情绪等，就能起到缓解胃病的作用。

尽管胃病的种类较多，其致病因素也较复杂，但胃病往往与饮食关系最为密切。因此胃病的日常调养应以饮食调养为主。

平时应当注意食用有营养的食物。多吃些高蛋白食物及高维生素食物，保证机体的各种营养素充足，防止贫血和营养不良。对贫血和营养不良者，应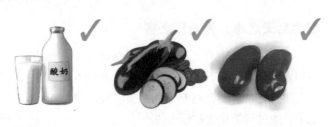
在饮食中增加富含蛋白质和血红素铁的食物，如瘦肉、鸡、鱼，肝、腰子等内脏。高维生素的食物有深色的新鲜蔬菜及水果，如绿叶蔬菜、西红柿、茄子、红枣等。

当患有萎缩性胃炎时，宜饮酸奶，因酸奶中的磷脂类物质会紧紧地吸附在胃壁上，对胃黏膜起到保护作用，使已受伤的胃黏膜得到修复。酸奶中特有的成分乳糖分解代谢所产生的乳酸、葡萄糖醛酸能增加胃内的酸度，抑制有害菌分解蛋白质产生毒素，同时使胃免遭毒素的侵蚀，有利于胃炎的治疗和恢复。

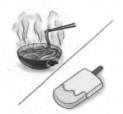

少吃冰冻和过烫食物。为避免对胃过度刺激，饮食要温度适中，喝汤或饮水均不宜过热

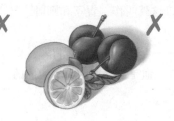

少吃含酸量多的水果。有胃酸分泌过多的病人，注意不要吃杨梅、青梅、李子、柠檬等含酸量较多的水果。否则，可使病情加重，并严重妨碍溃疡的正常愈合

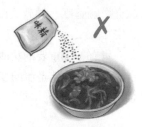

少吃味精、酸辣及过咸食物。当以清淡食物为主，过量味重、酸辣之品会刺激胃酸分泌，加重病情。但少量的生姜和胡椒可暖胃并增强黏膜的保护作用

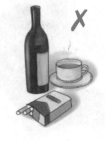

有胃病的人还应该戒烟、酒、咖啡、浓茶、碳酸性饮品（汽水）、酸辣等刺激性食物，这些都是最伤胃的

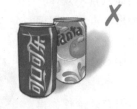

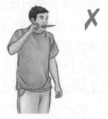

少吃太油腻或煎炸食品。饮食当尽量选择易消化的食物为主，可适量进食肉类，但炒煮一定要熟

注意饮食酸碱平衡。当胃酸分泌过多时，可喝牛奶、豆浆、吃馒头或面包以中和胃酸；当胃酸分泌减少时，可用浓缩的肉汤、鸡汤、带酸味的水果或果汁，以刺激胃液的分泌，帮助消化。要避免引起腹部胀气和含纤维较多的食物，如豆类、豆制品、蔗糖、芹菜、韭菜等。

饮食六原则保你养好你的胃

为了养好自己的胃你应该在饮食上下功夫，以下几种原则，生活中你要注意：

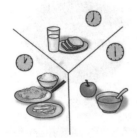

（一）定时定量

即每日三餐定时，到了规定时间，不管肚子饿还是不饿，都应主动进食，避免过饥或过饱，使胃保持有规律的活动。每餐还应保持食量适度。

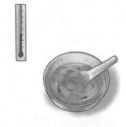

（二）温度适宜

饮食的温度应以"不烫不凉"为度，否则，过烫过冷的食物进入胃部之后，都会刺激胃黏膜，久而久之，易引发胃病。

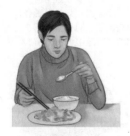

（三）细嚼慢咽

对食物充分咀嚼，使食物尽可能变"细"，以减轻胃的工作负担。咀嚼的次数愈多，随之分泌的唾液也愈多，对胃黏膜有保护作用。

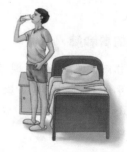

（四）饮水择时

最佳的饮水时间是早晨起床空腹时及每次进餐前一小时。餐后立即饮水会稀释胃液，汤泡饭也会影响食物的消化。

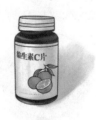

（五）适当补充维生素C

维生素C对胃有保护作用，胃液中保持正常的维生素C，可有效发挥胃的功能，保护胃部并增强胃的抗癌力。

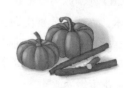

（六）多甘多暖

甘味食物能滋补脾胃。比如山药、小米、南瓜等食物，都具有很好的补益脾胃的作用，且可以提高免疫力。

另外还要注意的是让胃适度休息：美食当前适可而止，多吃蔬果、减少油腻；早晚多喝粥；尽量减少吃糯米类制品、甜食类，以及含咖啡因的饮料、烈酒，这些都是为胃"减负"的好方法。恢复有规律的进餐时间：即使过节，也尽可能按时进餐，这样才会尽量减少暴饮暴食的概率。患有胃肠疾病的患者更应小心：如消化性溃疡患者、胆结石患者，切勿暴饮暴食，或摄取大量高脂肪食物；糖尿病患者则要小心淀粉类的摄取；肾脏病病患，应注意不食用卤味、腊肉等腌制食物。

小米最补我们的后天之本——胃

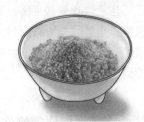

小米是中国老百姓的传统食品，中医认为，小米有和胃温中的作用。小米味甘咸，有清热解渴、健胃除湿、和胃安眠等功效，内热者及脾胃虚弱者更适合食用它。

在所有健胃食品中，小米是最绿色也最没有副作用的，它营养价值高，对于老弱病人和产妇来说，也是最理想的滋补品。我国北方许多妇女在生育后，用小米加红糖来调养身体。其含铁量高，等重量的小米中含铁量比大米高一倍，所以对于产妇产后滋阴养血大有功效，可以使产妇虚寒的体质得到调养。另外，小米因富含维生素 B_1、维生素 B_2 等，还具有防止消化不良及口角生疮的功能。

美中不足的是，小米的蛋白质营养价值没有大米高，因此不论是产妇，还是老弱人群，都不能完全以小米为主食，应合理搭配，避免缺乏其他营养。

小米开胃又能养胃，具有健胃消食、防止反胃、呕吐的功效

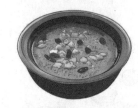

小米粥可单独煮熬，亦可添加大枣、红豆、红薯、莲子、百合等，熬成风味各异的营养粥。对脾胃虚弱，或者在夏季经常腹泻的人来说，小米有很好的补益作用。与山药熬粥，可强健脾胃；加莲子同熬，可温中止泻

花生，可以补你的胃和肺

花生具有健脾和胃、利肾去水、理气通乳、治诸血症之功效。主治营养不良，食少体弱，燥咳少痰，咯血，齿衄鼻衄，皮肤紫斑，脚气，产妇乳少等病症。

花生小豆鲫鱼汤

材料：花生米 200 克，赤小豆 120 克，鲫鱼 1 条。

做法：将花生米、赤小豆分别洗净，沥去水分；鲫鱼 1 条剖腹去鳞及肚肠；将花生米、赤小豆及洗净的鲫鱼同放碗中；加入料酒、精盐少许，用大火隔水炖，待沸后，改用小火炖至花生烂熟。

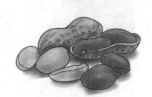

花生可以滋补胃和肺

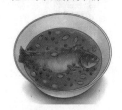

花生小豆鲫鱼汤

多吃香菜可以让你胃口大开

香菜是一种人们经常食用的香料类蔬菜，具有增加食欲、促进消化等功能。香菜能祛除肉类的腥膻味，其提取液具有显著的发汗、清热、透疹的功能。香菜还具有和胃调中的功效，因为香菜辛香升散，能促进胃肠蠕动，具有开胃醒脾的作用。

除了香菜以外，茯苓、白术、黄芪、人参、淮山、薏米、黄精、沙参、大枣、甘草等也都是养胃佳品。

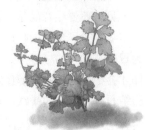

《本草纲目》："（香菜）性味辛温香窜，内通心脾，外达四肢。"

胃经当令在辰时，不吃早餐最伤胃

　　胃经在辰时当令，就是早晨的 7 点到 9 点之间，一般这段时间大家都非常忙碌，赶着去上学、上班，但是不管多忙，早饭都一定要吃好，而且最好是在这段时间吃。

　　很多人以为不吃早饭就可以减肥，其实这是非常错误的观念。早饭即使吃得再多也不会胖，因为上午是阳气最足的时候，也是人体阳气最旺盛的时候，食物很容易被消化。胃经以后是脾经当令，脾可以通过运化将食物变成精血，输送给人体五脏。如果不吃早饭，9 点以后，脾就是在空运化，它也没有东西可以输送给五脏，这时人体会有不适现象产生，比较明显的表现就是头晕。所以，早饭一定要吃，而且要吃好。中医说脾胃是"后天之本"，也是这个道理。因为人维持生命靠的就是食物，而脾胃负责食物的消化吸收，脾胃不好，人体运转就会出问题。

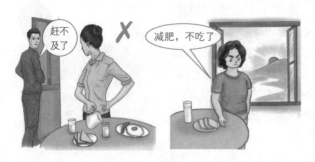
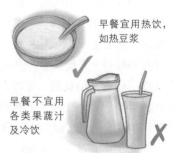

早餐宜用热饮，如热豆浆

早餐不宜用各类果蔬汁及冷饮

饭前先喝汤，胜过补胃良药方

　　有人说"饭前先喝汤，胜过良药方"，这话是有科学道理的。这是因为，从口腔、咽喉、食道到胃，犹如一条通道，是食物必经之路。吃饭前，先喝几口汤，等于给这段消化道加点"润滑剂"，使食物能顺利下咽，防止干硬食物刺激消化道黏膜。

　　我们要想健康，就一定要先喝汤后吃饭。但需要注意的一点是，饭前喝汤并不是说喝得多就好，要因人而异，一般中晚餐前以半碗汤为宜，而早餐前可适当多些，因经过一夜睡眠后，人体水分损失较多。进汤时间以饭前 20 分钟左右为好，吃饭时也可缓慢少量进汤。总之，进汤以胃部舒适为度，饭前饭后切忌"狂饮"。

　　最后，我们还要知道怎么熬肉汤最科学合理。

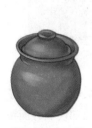
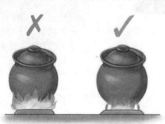
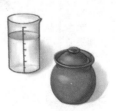
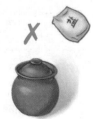

熬汤用陈年瓦罐效果最佳

火候要适当，熬汤的要诀是旺火烧沸，小火慢煨。熬制时间不宜过长

配水要合理，熬汤不宜用热水，水量一般是料重量的 3 倍

熬汤时不宜先放盐

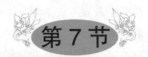

第7节

要好好爱护我们身体上最娇嫩的肺脏
——肺系统最佳保养方案

肺是人体大宰相，脏腑情况它全知

肺在五脏六腑的地位很高，《黄帝内经》中说："肺者，相傅之官，治节出焉。"也就是说肺相当于一个王朝的宰相，一人之下，万人之上。所以，各脏腑的盛衰情况，必然在肺经上有所反应，中医通过观察肺经上的"寸口"就能了解全身的状况。寸口在两手桡骨内侧，手太阴肺经的经渠、太渊二穴就处在这个位置，是桡动脉的搏动处，中医号脉其实就是在观察肺经。

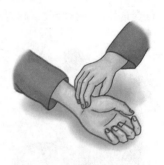

中医通过寸口来进行诊断

肺主要有以下三大功能，即主气，主肃降，主皮毛。

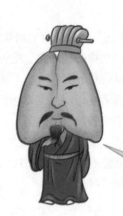

（一）主气

肺的第一大功能是主气，主全身之气。肺不仅是呼吸器官，还可以把呼吸之气转化为全身的一种正气、清气而输送到全身。《黄帝内经》提到"肺朝百脉，主治节"。百脉都朝向于肺，因为肺是皇帝之下，万人之上，它是通过气来调节治理全身的。

（二）主肃降

肺的第二大功能是主肃降。肺居西边，就像秋天。秋风扫落叶，落叶簌簌而下。因此肺在人身当中，起到肃降的作用，即可以肃降人的气机。肺是肺循环的重要场所，它可以把人的气机肃降到全身，也可以把人体内的体液肃降和宣发到全身各处，肺气的肃降是跟它的宣发功能结合在一起的，所以它又能通调水道，起到肺循环的作用。

（三）主皮毛

肺的第三大功能是主皮毛。人全身表皮都有毛孔，毛孔又叫气门，是气出入的地方，都由肺直接来主管。呼吸主要是通过鼻子，所以肺又开窍于鼻。

肺是人体内的宰相，它必须了解五脏六腑的情况，所以《黄帝内经》中有"肺朝百脉"，就是说全身各部的血脉都直接或间接地会聚于肺，然后敷布全身。

因此，肺的三大功能决定了它在身体中的地位是宰相。那么，如果我们的肺出了问题，我们应该如何调理它呢？事实上，中医在调理"肺气"，治疗肺部疾病方面很具特色，提出了宣肺、肃肺、清肺、泻肺、温肺、润肺、补肺、敛肺八法。

除了药物治疗外，中医学者还建议人们平日应该加强锻炼，改善卫生环境，防止空气污染，顺应季节，注意饮食养生，多吃清肺、润肺、补肺的食物，如百合、无花果、甘蔗、苹果、马蹄、桂圆等，以达到保护肺功能、预防和抵御呼吸系统疾病的目的。

"命悬于天"，就是命悬于肺

古时候有"悬命于天"之说，很多人认为这是封建迷信，不科学。其实古人所说的"悬命于天"不是说命运由上天决定，而是由肺决定的。人不吃地上的食物，可以活上十天半月，但是人不呼吸空气就连十分钟也活不下去，而人体与空气相连的是肺，所以命悬于天，就是命悬于肺。

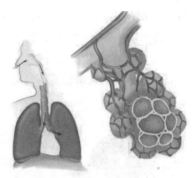

肺部与肺泡

肺是人体内的宰相，负责将气血输送到全身，寅时（凌晨3点到5点）肺开始工作，这个时候恰恰是人体气血由静转动的过程，它是通过深度睡眠来完成的，所以这时候人睡得最死。如果你这时候偏偏不睡，就是在硬往上调体内的阳气，对身体的伤害非常大。也有的人是一到这个时候就睡不着了，自己就醒了，这其实是身体精气虚弱的表现，没有可供"分配"的气血了，一般出现这种问题的都是年老体衰的老人。

那么该如何养护我们的肺呢？

中医提出"笑能清肺"，笑能使胸廓扩张，肺活量增大，胸肌伸展，笑能宣发肺气、调节人体气机的升降、消除疲劳、驱除抑郁、解除胸闷、恢复体力，使肺气下降、与肾气相通，并增加食欲。

注重饮食，饮食养肺还应多吃玉米、黄豆、冬瓜、番茄、藕、甘薯、猪皮、贝、梨等，但要按照个人体质、肠胃功能酌量选用。此外，养肺要少抽烟，注意作息、保持洁净的居室环境等。

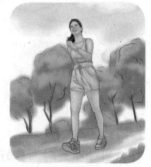

清晨锻炼，若能开怀大笑，可使肺吸入足量的大自然中的"清气"，呼出废气，加快血液循环，从而达到心肺气血的调和，保持人的情绪稳定

中医常说，肺为"娇脏"，正是因为它更容易感受外邪。好多传染性疾病，首先会侵犯肺。某些病还会使肺的结构发生变化，比如长时间抽烟的人生了病不容易抵挡，如果得了慢性肺气肿、哮喘的话，可能会转成肺炎。

还有一点就是保持周围空气的清新，因为肺的主要生理功能是进行体内外气体交换，吸清呼浊，即吸入氧气，呼出二氧化碳，保证机体对氧的需求，所以日常生活中肺的养生保健最重要的是周围空气的清新，所以不管是家里还是单位，要多开窗通风，保持室内清洁。

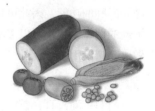

玉米、黄豆、冬瓜、番茄、藕都是养肺的佳品

哮喘大多由"外邪犯肺"所致

中医理论认为，哮喘最初多是由感冒引起，外邪犯肺，必先于表，如不用宣肺的辛温、辛凉解表医治，往往不能彻底治疗，使外邪不断传里未能透达，损伤肺气（破坏了气管内壁纤毛上皮），气机失调，以致肺气不能下行归肾，肾不能摄纳来自上部的肺气，所以有最初感冒症状的恶寒、流鼻涕、头痛、咳嗽发烧等"肺卫表证"的正常反应。

因此，哮喘患者自身要注意减少诱发哮喘的因素，一旦确认相关的致敏物质，就应减少接触这些物质。

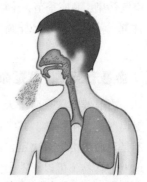

哮喘的发病原因是由于体质过敏，吸入过敏性抗原微粒，如花粉、灰尘、霉菌及其他致敏性物质等，造成细支气管平滑肌发生痉挛，黏膜充血、水肿和分泌增加。病人发病时出现胸闷、气急、哮鸣、气喘、咳嗽和咳痰。哮喘发作时，可用药物治疗缓解。哮喘发作后恢复正常，可以完全没有症状

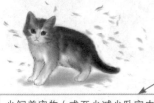

哮喘患者要注意减少诱发哮喘的因素

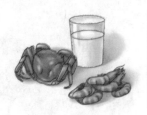

少饲养宠物（或至少减少卧室内的皮屑，用致敏物质不能通过的覆盖物覆盖于床单和枕头，使之不接触粉尘）或者减少室内潮湿度，预防霉菌的生长

忌食可诱发哮喘的食物，比如螃蟹、虾、生奶。平时饮食宜清淡，少吃油腻、煎炸、生冷的食物或雪糕、冷饮寒食等

尽量避免吸烟以及在有烟雾的环境内逗留。其他的室外和室内的致敏物质如机动车的废气、工作场所的致敏物也应该避免

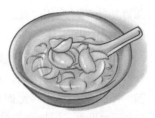

肺经当令在寅时，养好肺气可安眠

一、以食养肺

《本草纲目》中记载：甘蔗、秋梨、百合、蜂蜜、萝卜、黑芝麻、豆浆、豆腐、核桃、松子等食物，都有滋养润肺的功能，因此可以通过食疗来养肺。口鼻皮肤干燥的朋友，秋季可以多吃上述食物，也可以根据喜好做成药膳使用。

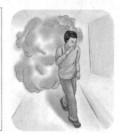

百合蜂蜜汤

材料：新鲜百合50克，蜂蜜30克

做法：将百合泡洗干净，与蜂蜜一起煎汤，每日一

《本草纲目》中提出了这样的方子："烦闷咳嗽，用新百合四两，加蜜蒸软，时时含一片吞津。"此方润肺止咳，润肠通便。另外，《本草纲目》记载：百合也可以消"肺脏热"，温润补肺。用百合与蜂蜜或者小米合煮，都可以养肺

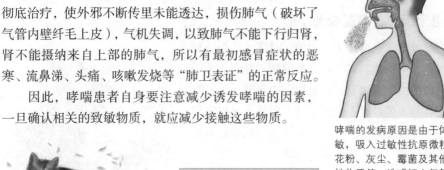

次服用。

二、以药养肺

《本草纲目》记载南沙参、北沙参、麦冬、五味子、冬虫夏草、燕窝等，都有养肺的功能，可以在医生指导下选用。肺阴虚的朋友，在秋冬季节用中药膏方进补，也是不错的选择。

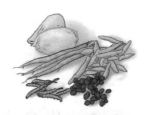

南沙参、北沙参、麦冬、五味子、冬虫夏草等都有养肺的功能

三、以气养肺

肺主气，司呼吸。清气和浊气在肺内进行交换，吸入气体的质量对肺的功能有很大影响。要想使你的肺保持清灵，首先要戒烟，并避免二手烟的危害，不要在空气污浊的地方长期逗留。闻到有异常气味时，要迅速用手绢或纸巾把鼻子保护起来。有条件的朋友，可以经常到草木茂盛、空气新鲜的地方，做做运动，做做深呼吸，并通过着意的深长呼气，将体内的浊气排出。

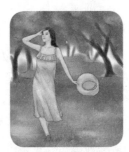

定期到森林、草原、海边散散步、吹吹风，更有利于肺的调养

四、以水养肺

肺是一个开放的系统，从鼻腔到气管再到肺，构成了气的通路。肺部的水分可以随着气的排出而散失，特别是秋冬干燥的空气，更容易带走水分，造成肺黏膜和呼吸道的损伤。这就是中医所说的，燥邪容易伤肺。因此，及时补充水分，是肺保养的重要措施。

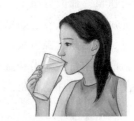

以水养肺，肺润泽了，皮肤也会光鲜润滑

养肺一定要懂得呼吸的学问

人的呼吸形式分为胸式呼吸和腹式呼吸两种。平时我们所做的呼吸就是胸式呼吸，但是胸式呼吸不利于肺部的健康，这是因为在胸式呼吸时只有肺的上半部肺泡在工作，占全肺 4/5 的中下肺叶的肺泡却在"休息"。这样长年累月地下去，中下肺叶得不到锻炼，长期废用，易使肺叶老化，进而引发疾病。

腹式深呼吸可以弥补胸式呼吸的缺陷，是健肺的好方法。需要注意的是，在锻炼腹式深呼吸的初期，切忌急于求成地去追求呼吸的深长细缓，不要过于注意自己呼吸，以防止出现胸闷气短、呼吸不畅、憋气等不良反应。

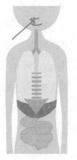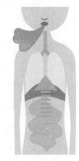

腹式呼吸法是指吸气时让腹部凸起，吐气时压缩腹部使之凹入的呼吸法。常做腹式深呼吸运动，可使机体获得充足的氧气，也能满足大脑对氧的需求，使人精力充沛

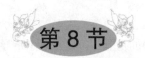

第8节

愿你的生命之树长青——肝系统最佳保养方案

肝为"将军之官"，藏血疏泄都靠它

肝为将军之官，对人体健康具有总领全局的重要意义，我们要呵护好自己的肝脏，切勿因一些不良生活习惯，使肝脏成为最大的受害者。在保养肝脏之前，我们不妨先来认识一下人体内的这位"将军之官"。

中医理论认为，肝主要有两大功能，即主藏血和主疏泄。

一、主藏血

肝藏血，一部分是滋养肝脏自身，一部分是调节全身血量。血液分布全身，肝脏自身功能的发挥，也要有充足的血液滋养。如果滋养肝脏的血液不足，人就会感觉头晕目眩、视力减退。另外，肝脉与冲脉相连，冲为血海，主月经，当肝血不足时，冲脉就会受损，于是女子容易出现月经不准、经血量少色淡，甚至闭经的情况。

二、主疏泄

疏泄，即传输、疏通、发泄。肝脏属木，主生发。它把人体内部的气机生发、疏泄出来，使气息畅通无阻。气机如果得不到疏泄，就是"气闭"，气闭就会引起很多的病理变化，譬如出现水肿、瘀血、女子闭经等。肝就是起到疏泄气机的功能。如果肝气郁结，全身各组织器官必然长期供血不足，影响其生长和营运功能，这样，体内毒素和产生的废物不能排除，长期堆积在体内，就会发展成恶性肿瘤，也就是我们闻之色变的"癌"。

此外，肝还有疏泄情志的功能。人都有七情六欲、七情五志，也就是喜、怒、哀、乐这些情绪。这些情志的抒发也靠肝脏。假如一个人怒气冲天，实际上就是肝的功能失调。谋略、理智全没了，全靠情绪去做事，这就会造成很多严重的后果。所以在这里要强调的是：要想发挥聪明才智最重要的是保证肝的功能正常。

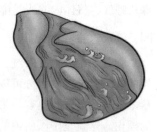

肝调节血量的功能主要体现在：肝根据人体的不同状态，分配全身血液。当人从安静状态转为活动状态时，肝就会将更多的血液运送到全身各组织器官，以供所需。当肝的藏血功能出现问题时，可能导致血液逆流外溢，并出现呕血、衄血、月经过多、崩漏等病症

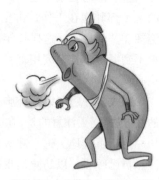

肝的第二大功能是主疏通、发泄

要想身体牛劲足，丑时养肝不可少

我们知道，肝主生发，如何能够使肝气畅通，让人体气机生发起来呢？首先要做的就是要配合肝经的工作。肝经当令在丑时，也就是在凌晨 1 点到 3 点的时候值班，这时是肝经气血最旺的时候，这个时候人体的阴气下降，阳气上升，所以应该安静地休息，以顺应自然。同样的道理，人在丑时也一定要休息好，最好处于熟睡状态，这样才能好好养肝血。

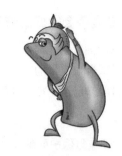

凌晨 1~3 点肝经值班，此时肝经有主藏血的功能，能起到收敛的作用

养肝最忌发怒，要保持情绪稳定

肝为"将军之官"，而将军动怒肯定不是什么好事，养肝最忌发怒。因此，在平时，应尽量保持稳定的情绪。

肝在中医五行当中属木，它的功能就像树木生长时的情形，春天草木萌发，焕发生机，正是肝气最足、肝火最旺的时候，这时候人最容易生气发火。

如果肝气过旺的话，中医称作肝火上炎，容易诱发高血压病。所以高血压病患者一定要注意保养肝气。

因此，保持情绪的稳定是养肝的重中之重。

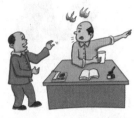

肝疏泄气机、疏泄情志。当肝气郁结时，人就容易感觉郁闷。因此应该注意保持情绪稳定，遇事不要太激动，尤其不能动怒，否则对肝脏损伤会很大

酒精会加重肝脏的排毒负担

中医认为，吸烟喝酒会损害肝脏健康。肝脏是我们人体内最大的化工厂，摄入到体内的酒精有 90% 以上要通过肝脏代谢。酒精中的乙醇对肝脏的伤害是最直接、也是最大的，它能使肝细胞发生变性和坏死。

因为过量饮酒而引起的肝病，是一个逐步发展的过程，在多数情况下，人们并不知道自己患上了酒精性肝病，等到出现如肝区疼痛、全身无力、消化不良、食欲不振、恶心呕吐、腹胀等症状时，这已是酒精性肝炎。如果不及时治疗则很容易发展成为酒精性肝纤维化和酒精性肝硬化，甚至危及生命。

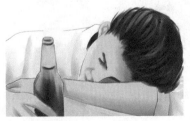

一次大量饮酒，会杀伤大量的肝细胞，引起转氨酶急剧升高

每天饮酒大于 80 克，就超过了肝脏的解毒能力，会引发酒精性肝病

如果长期过量饮酒，就会导致酒精性脂肪肝、酒精性肝炎，严重的甚至酒精性肝硬化

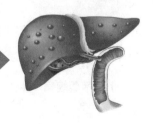

过度疲劳会给肝脏带来损伤

前面我们已经提到，丑时是肝脏进行修复的时间段，这个时间段如果不休息，就会导致肝血流量的减少，直接影响肝脏的营养以及氧气的供给，导致人体免疫力下降，而且原来已经受损的肝细胞也会难于修复并加剧恶化，威胁我们的生命。

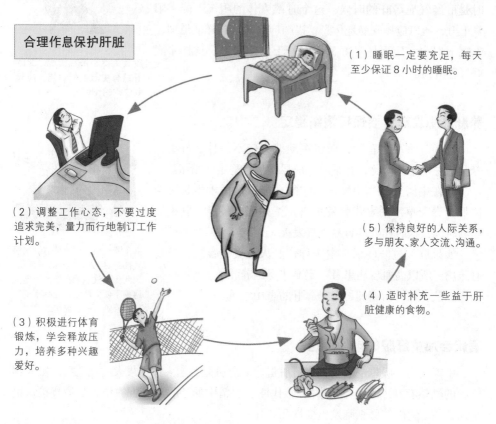

合理作息保护肝脏

（1）睡眠一定要充足，每天至少保证8小时的睡眠。

（2）调整工作心态，不要过度追求完美，量力而行地制订工作计划。

（5）保持良好的人际关系，多与朋友、家人交流、沟通。

（4）适时补充一些益于肝脏健康的食物。

（3）积极进行体育锻炼，学会释放压力，培养多种兴趣爱好。

养生重在平时，养肝贵在坚持

养护肝脏其实重在平时，贵在坚持，那么在日常生活中我们应该注意什么呢？

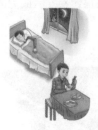 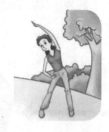 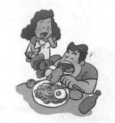 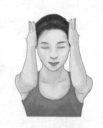

（一）生活要规律
生活要有规律，不饮酒、不过劳、不乱服药，能降低肝脏病变风险。

（二）舒缓焦虑情绪
情绪紧张对肝脏和心脏都非常不利，可以选择好的环境放松身心。

（三）不要大饮大食
不吃或少吃高热量、高脂肪食品，避免吃酸、辣等刺激性食品。

（四）学会舒缓眼肿
肝脏运作缓慢易致眼肿，宜用双掌由鼻子上端经双眼一直按向太阳穴。

第9节

骨正筋柔，气血自流——筋、骨最佳保养方案

骨气即正气，养好骨气享天年

骨骼对一个人健康长寿的重要意义，绝不亚于身体上的任何一个器官。在我们的身体里，全部的骨和它们的相关结构组成了一个庞大的骨骼系统，包括200多块骨头和300多个连接骨头的关节。这个强大的骨骼系统，像身着盔甲的战士一样，保护着我们的脑、内脏及体内器官，不仅使我们的身体可以储存矿物质，还帮助我们的身体进行造血。一旦骨头出了问题，不仅会将其他器官暴露出来，很容易造成损害，还会影响人体的造血功能，导致人体气血不足，阴阳失衡，直接危及人的生命。

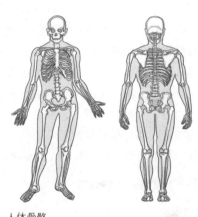

人体骨骼

养骨对于一个人的健康是至关重要的，而养骨就应该从生活细节做起。俗话说"久立伤骨"，一个姿势站立久了，要寻找机会活动活动，或者找个地方坐下来休息一会儿，尤其是长期从事站立工作的人，如纺织女工、售货员、理发师等，更要注意身体调节，否则每天都要站立数小时，下班后筋疲力尽、腰酸腿痛，容易发生驼背、腰肌劳损、下肢静脉曲张等。

补肾即壮骨，补出健康的"身子骨"

"肾主骨生髓"，这一理念中医很早就提出来了。《黄帝内经》就明确指出，骨骼起着支持人体的作用，是人身的支架，骨之所以有这样的作用，主要依赖于骨髓的营养，而骨髓则由肾精所化生。也就是说，肾藏精，精生髓，髓藏于骨腔之中，髓养骨，促其生长发育。因此，肾、精、髓、骨组成一个系统，有其内在联系。肾精充足，髓化生有源，骨质得养，则发育旺盛，骨质致密，坚固有力。反之，如肾精亏虚，骨髓化生无源，骨骼失其滋养，在小儿会骨骼发育不良或生长迟缓，骨软无力，囟门迟闭等；在成人，

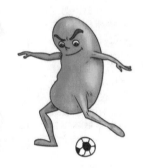

壮骨的根源在于养肾，肾精充足则骨骼健康

则可见腰膝酸软，步履蹒跚，甚则不能行动；在老年，则骨质脆弱，易骨折等。

肾主骨这一理论，现代医学通过实验研究，也进一步得到证实。例如研究发现，某些补肾药物，能增加骨的坚韧度，对于某些骨折的病人，采用补肾的药治疗，多能加速骨质愈合。近年来，根据肾主骨的理论，从治肾入手，治疗多种骨的病变，都取得满意疗效。

与地心引力"作战"，维持骨骼平衡不是难题

对于骨骼来说，地心引力的确是一个重要的杀手，它虽然不像车祸那样将骨骼瞬间摧毁，但是无时无刻不在影响着骨骼的平衡，骨骼作为整个身体的支架，一旦失去平衡，那么整个身体的健康也就失去了平衡。尤其是脊椎骨，由于全身神经都从脊椎骨中央穿行而过，脊椎如果弯了，就会压迫到大动脉与神经，如果动脉与神经不通畅，各种疾病就会找上门来，从而缩短人的寿命。

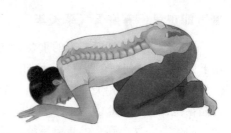

我们平时应多做一些有益脊椎伸展和放松的运动，以保证脊椎的健康

（一）维持一个好体态

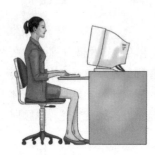

现在越来越多的人从事脑力劳动，长时间坐着办公，坐姿不良成为许多人骨骼不平衡的根本原因。如果我们必须长时间坐着，最好选择一张带有靠背的椅子坐，并且注意椅背向后的角度不可大于115°，臀部和椅背必须紧靠。如果是椅子比较深的"老板椅"，则务必在腰部和椅背之间放置一个腰垫，不能斜躺或者使后背悬空。

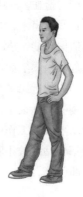

另外，站立时须两脚平行。为了避免骨盆倾斜，造成长短腿，最好不要养成"稍息"的站立习惯；但是长时间站立引起腿脚酸痛时，可以暂时稍息缓解疲劳，只是务必注意轮换双腿支撑。

（二）睡觉时也要养骨

在睡眠时，为了保持颈椎的正常曲度，最好能够将枕头换成符合人体颈椎曲度的健康枕头，避免睡过高、过低、过软、过硬的枕头。趴着睡觉是最不可取的姿势，因为它很可能导致严重的颈椎神经压迫。

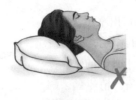

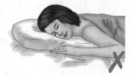

睡眠姿势可以仰睡，侧睡的话则要注意避免长时间单侧睡，要常常变换侧躺的方向。

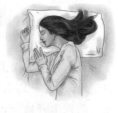

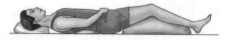

睡觉的时候，为了维护正常的生理曲度，可以在膝盖和腰椎下面垫上高度合适的垫子，这是缓解骨骼压力，让全身得到彻底放松的小秘诀。

"老筋长，寿命长"——练筋才能更长寿

在中国传统养生文化中，筋占据了重要的地位，古人修炼的很多武功都与筋有关，比如我们经常在影视剧里看到的分筋错骨手、分筋擒拿法、收筋缩骨法等，甚至还有一本专门的书是用来练筋的，那就是我们非常熟悉的《易筋经》。

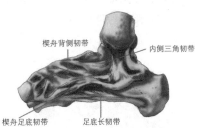

筋实际上是指韧带，上图是足的韧带结构

为什么筋这样重要？我们还是先来了解一下什么是筋。《易经》云："筋乃人之经络，骨节之外，肌肉之内，四肢百骸，无处非筋，无处非络，联络周身，通行血脉而为精神之辅。"可见，最初的"筋"是指分布于身体各部分的经络。后来，经过时代的演变，筋的定义也发生了改变，逐渐统指韧带和肌腱，也就是我们现在所说的筋。

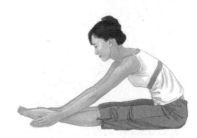

可以说，如果人体没了筋，就会成为一堆毫无活力的骨头和肉。经常抻筋能让我们保持机体的活力

筋附着在骨头上，起到收缩肌肉，活动关节和固定的作用，人体的活动全靠它来支配。筋的最基本功能是伸缩，牵引关节做出各种动作，筋只有经常活动，也就是抻拉，才能保持伸缩力和弹性，这就是我们通常所说的练筋，也就是《易筋经》里面的"易筋"。

有事儿没事儿拉拉筋，增寿延年的好方法

随着生活节奏的变快，都市流行病似乎也正在年轻化。颈椎痛、腰腿痛、高血压这些老年病症居然在年轻人中流行，而且疼痛的部位更多。这些病症跟高科技的副产品，电脑、电视、游戏机和汽车等现代的生活工具有关。再者，就是空调，在炎热的夏季不管是商场、办公室、还是家里随处可吹到凉爽的空调风，但是空调会吞噬健康，将寒湿不断灌入人体，堵塞气血的运行，形成痛症。

现代病引发的疼痛

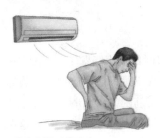

常吹空调引发疼痛

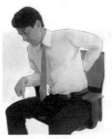

缺乏运动引发疼痛

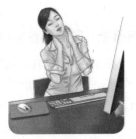

办公一族常见职业病

对待病痛最有效的是拉筋法。十二筋经的走向与十二经络相同，故筋缩处经络也不通，不通则痛。拉筋过程中，胯部、大腿内侧、腘窝等处会有疼痛感，说明这些部位筋缩，则相应的经络不畅。拉筋使筋变柔，令脊椎上的错位得以复位，于是"骨正筋柔，气血自流"，腰膝、四肢及全身各处的痛、麻、胀等病症因此消除、减缓。

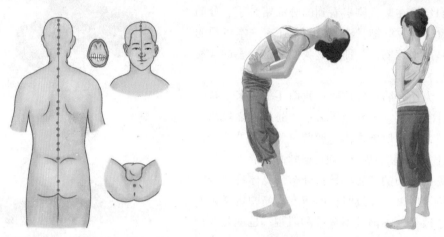

督脉就在脊椎上，而脊髓直通脑髓，故脊椎与脑部　　人老筋先老，简单的拉筋对于预防疾病、延缓衰
疾病有千丝万缕的联系　　　　　　　　　　　　　　老有着非凡的功效

此外，通过拉筋还可以达到排毒的效果。拉筋可打通背部的督脉和膀胱经，中医认为督脉是诸阳之会，元气的通道，此脉通则肾功加强，而肾乃先天之本，精气源泉，人的精力、性能力旺盛都仰赖于肾功能的强大。膀胱经是人体最大的排毒系统，也是抵御风寒的重要屏障，膀胱经通畅，则风寒难以入侵，内毒随时排出，肥胖、便秘、粉刺、色斑等症状自然消除、减缓。膀胱经又是脏腑的俞穴所在，即脊椎两旁膀胱经上每一个与脏腑同名的穴位，疏通膀胱经自然有利于所有的脏腑。按西医理论解释，连接大脑和脏腑的主要神经、血管都依附在脊椎及其两边的骨头上。疏通脊椎上下，自然就扫清了很多看得见的堡垒、障碍和看不见的地雷、陷阱。

另外，拉筋对增强性功能也有帮助。拉筋拉软并改善了大腿内侧的肝、脾、肾三条经。这三条经的不畅是生殖、泌尿系统病的原因，比如男人的阳痿、早泄、前列腺炎，女人的痛经、月经不调、色斑、子宫肌瘤、乳腺增生等，皆因此而生。所以男人要想增强性能力，女人要想治愈各种妇科病，最简便有效的办法之一就是拉筋。

肩周炎、腰椎间盘突出，病根在筋上

俗话说："筋骨相连""筋为骨用，筋能束骨"，很多时候筋出问题了，不能"束骨"了，骨头才会出问题。对于肩周炎来说，正是由于正气不足，肝肾虚损，最终导致筋脉失养所引起的。另外，腰椎间盘突出也是一样，由于筋的弹力减弱，不能把腰椎间盘里的骨头束统起来了，才使它们相互错位。中医一贯讲究辨证诊治，所以这两种病找到根儿，还是要从"筋"论治。

对于肩周炎，可以用以下几种传统疗法。

一、拔罐疗法

常用的拔罐穴位有肩井、肩前、肩贞、天宗等穴位。每次选两个穴位，交替使用。

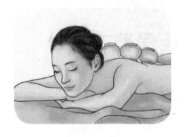

二、刮痧疗法

刮痧疗法采用的工具——刮痧板，有许多种，传统的方法是使用牛角板，因其消毒时，易断裂，多不使用。主要使用玉制板，易于消毒，可反复使用。

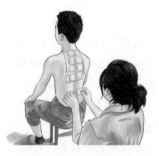

刮痧时，应在施术部位涂抹刮痧油，减少刮痧时对皮肤的损伤，并加强活血化瘀、疏通经络的作用。常选用的经络有手臂外侧的肺经、大肠经。每周可刮 1～2 次。

三、中药热熨、热敷

可以选用活血化瘀、舒筋活络、消肿散结的中药热熨、热敷，同时也可服用养血荣筋丸、活血止痛散等中成药。

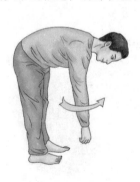

四、自我功能锻炼

功能锻炼对肩周炎患者来说十分重要，特别是适当做大幅度肩关节的运动，对预防肩关节的粘连，肩部软组织的拘紧、挛缩，大有好处。

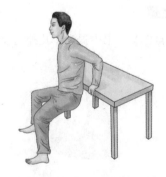

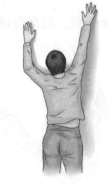

（1）弯腰转肩：患者弯腰垂臂，甩动患臂，以肩为中心，做由里向外、或由外向里的画圈运动，用臂的甩动带动肩关节活动。

（2）后伸下蹲：患者背向站于桌前，双手后扶于桌边，反复做下蹲动作，以加强肩关节的后伸活动。

（3）爬墙：患者面向站于墙前，双手上抬，扶于墙上，努力向上爬，要每天比前一天爬得高。

一位肩周炎患者每天坚持使用拉筋法来锻炼，他自己还创立了一套有效的方法：站在室外，双手像游泳一样运动，手向前压水向后推水，结果过了三四天要命的肩周疼就康复了。

第 10 节

身体外部同样需要十二分呵护
——肌肉、皮肤和毛发最佳保养方案

"肌"与"肉"的区别——认识"肌肉"从这里开始

日常生活中，我们经常会说到"肌肉"这个词，那么从根本上来讲"肌"和"肉"是一个意思吗？简单地说，肌就是绷紧、刚硬、发力的肉，肉就是松弛、放松、柔软的肌。

现代人都认为肌肉是力量和美的象征，所以很多人都会去参加一些健美运动，特别是在国外，还有人会通过特殊饮食甚至服用药物，为的就是练出一身"疙瘩肉"。其实这些做法都是在伤害身体。过度地使肌肉处于紧张状态，久而僵硬，进而出现纤维化、条索状，严重的还会压迫神经、牵引关节。人总是处于这种紧张状态，容易出现紧张、焦虑、失眠，加速衰老。所以，千万不要为了好看、有型，盲目地去进行一些锻炼。

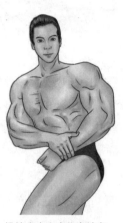

锻炼疙瘩肉会伤害健康

一张一弛，肌肉保健之道

徐文兵先生在《字里藏医》一书中提到了几种比较常见的肌肉问题：

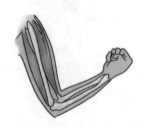

那些过于安逸、缺乏锻炼的人会出现肌肉松弛、无力甚至萎缩，古人称之为肉痿，也就是有肉无肌，弛而不张

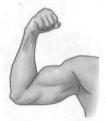

长时间使肌肉处于紧张状态，会使本来柔软、温暖、生动活泼的肌肉，变成生冷坚硬的皮囊。这就是有肌无肉，古人称之为肌痹或死肌

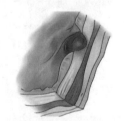

长期暴饮暴食、饮食不节的人，会使胃平滑肌抽搐、痉挛，出现难以愈合的黏膜溃疡、萎缩

治疗肌肉萎废的主要手段是服用补益气血、升举阳气的中药，以加强消化和吸收功能。配合现代医学的康复锻炼也是有效的方法。中医的导气引气的方法，比如五禽戏、太极拳、八段锦、形意拳等，也都有助于恢复元气，通调气血。

皮肤如何护理应该由皮肤的类型决定

皮肤分为5种类型：中性皮肤、油性皮肤、干性皮肤、混合性皮肤以及敏感性皮肤。接下来我们就针对这几种类型讲一下皮肤的护理。

一、中性皮肤

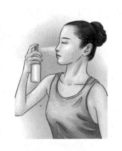

中性皮肤的养护以保湿为主，如果处理不得当很容易因缺水缺养分而转为干性肤质，应该使用锁水保湿效果好的护肤品。

二、油性皮肤

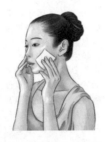

油性皮肤的日常养护以清洁、控油、补水为主。油性皮肤要定期做深层清洁，去掉附着在毛孔中的污物。特别是在炎热的夏天，油性肌肤的人每天应该多洗几次脸，洗脸后以收敛水收敛粗大的毛孔。不偏食油腻、辛辣的食物，多吃蔬菜、水果和含维生素B的食物。另外少用手触摸脸部，如果有痘痘就更不能经常用手触碰，以免感染。

三、干性皮肤

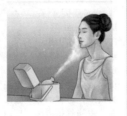

干性肤质的保养以补水、营养为主，防止肌肤干燥缺水、脱皮或皲裂，延迟衰老。洗脸时动作要轻柔，选用高保湿的乳液。

四、混合性皮肤

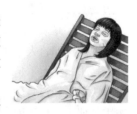

混合性皮肤的日常护理以控制T型区分泌过多的油脂为主，而干燥部位则要滋润，所以护理上要分开。选用性质较温和的洁面用品，定期深层清洁T型部位，洁面后以收敛水帮助收敛毛孔，干燥部分则以一般化妆水滋润。要特别注意干燥部位的保养，如眼角等部位要加强护养，防止出现细纹。混合性肌肤的保养之道是"分别对待，各个击破"。

五、敏感性皮肤

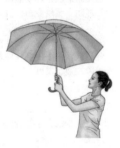

这类肌肤最需要小心呵护，在保养品的选择上避免使用含有香料、酒精的产品，尽量选用配方清爽柔和、不含香精的护肤品，注意避免日晒、风沙、骤冷骤热等外界刺激。发现过敏症状立即停用所有护肤品，情况严重者要到医院寻求专业帮助。

> 注意：无论何种类型的皮肤都要注意防晒，这是护理皮肤的一个重点。紫外线是无时无刻不存在的，不要认为只是夏天需要防晒，即使是冬天、阴天，紫外线也会对皮肤造成伤害。

养好头发，解决你的"头"等大事

头发伴随着人的生长而生长，也是人体中唯一不腐烂的东西，不易被降解，比人的寿命还长。头发在中医里是一味药，叫血余。血余就是血剩余的东西，血足了以后长出来的东西叫头发。民间有个止血的妙方，用的就是头发。当头被碰破时，把伤口周边的头发剪下来，用火点着，烧成炭糊涂在伤口上，就可以达到止血的目的。

头发还是观察人体健康状况的一扇窗户，从头发我们可以知道身体可能出现了哪些状况。例如，人老了以后，身体的各项机能都不如以前了，体内也没有多少元气可以消耗了，气血不足，头发也逐渐变白，这属于正常的生理现象。

头发是观察身体健康状况的重要途径，我们要好好保养它，以便让它发挥应有的作用。那么，具体该怎么保养呢？

（一）经常按摩头皮

按摩头皮是保养头发最简便也是最有效的方法。头皮上有很多经络、穴位和神经末梢。按摩头皮能刺激头皮，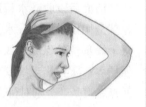使头皮上的毛细血管扩张、血液循环加快，使毛囊所需的营养物质增加，有利于头发的生长，并能防止头发变白、脱落。

可以在每日早晚用双手手指按摩头皮，从额骨攒竹穴开始按摩，经神庭穴、前顶穴到后脑的脑户穴，用手指各按摩数十次，直至皮肤感到微微发热、发麻为止。

（二）洗发方式要正确

用温水从头发往下冲洗头发，然后用十指指肚轻柔地按摩头皮几分钟，再用手指轻轻捋发丝，不要将头发盘起来或搓成一团，保持发丝垂顺。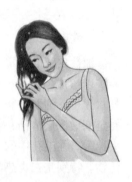

中医认为，洗头发的时候做按摩很容易使寒气入侵。由此可见，洗头发还是水洗的好，同时在洗头时不要做按摩。

洗头发时最好用水洗。干洗直接将洗发产品挤在头发上揉搓的洗头方式会破坏头发角蛋白，使头发失去光泽。

（三）睡觉时要把头发散开

人工作了一天，晚上要睡觉休息，头发也一样，扎了一整天，晚上一定要散开来。尤其在春天，由于是生发的季节，不管是晚上还是白天，都不要把头发扎成马尾辫，而要散开，这样才能让它生发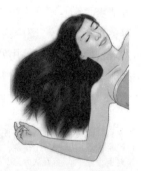起来。睡觉时把头发散开可以让头皮更放松呼吸更顺畅，头发绑在一起睡在枕头上肯定会让头皮感到不舒服，散开才能保证头发充分生长。

（四）等头发干了再去睡觉

洗完头发没等头发干就去睡觉，大量的水分滞留于头皮表面，遇冷空气极易凝固，残留水凝固于头部，会导致气滞血瘀，经络阻闭，郁疾成患。特别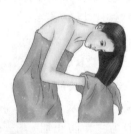是冬天寒湿交加，更易成病。另外，湿发睡觉轻者容易引起轻微的头痛，厉害的会导致感冒，更有甚者还会引发头皮静脉炎症等。所以，洗完头后一定不要马上睡觉，要等到头发干了再睡。最好是晚上不要洗头，第二天早上洗就不会有此忧虑了。

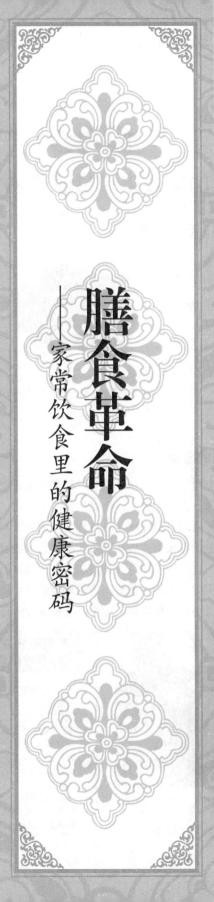

第四章

膳食革命

——家常饮食里的健康密码

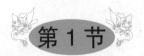

第1节

最大的功效来自最家常的食物

无花果、蜂蜜治便秘，手到擒来

无花果、蕨菜、红薯、蜂蜜等都可以促进排便。便秘确实给人们的生活带来很大的痛苦，但是只要我们注意生活习惯一样可以避免，例如不要久坐，不要吃过咸的食物，经常运动，多喝水，多吃蔬菜和水果等。

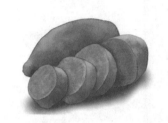

红薯有"长寿食品"之誉。具有抗癌、保护心脏、预防糖尿病等功效

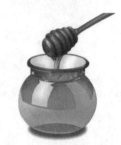

蜂蜜清热、补中、解毒、润燥、止痛

葡萄，破解神经衰弱的密码

生活节奏的加快、竞争压力的激增，常常导致很多人患上神经衰弱症。易疲乏，睡眠不好，经常心动过速、出汗、厌食、便秘、腹泻……

这里推荐一种对神经衰弱有很好疗效的食物——葡萄。

葡萄对于神经衰弱的治疗效果来源于其果实所富含的成分。葡萄富含葡萄糖、有机酸、氨基酸、维生素，这些物质都可以补益和兴奋大脑神经，所以常吃葡萄对治疗神经衰弱和消除过度疲劳效果不错。葡萄还能很好地阻止血栓形成，并且能降低人体血清胆固醇水平，降低血小板的凝聚力，对预防心脑血管病有一定作用。

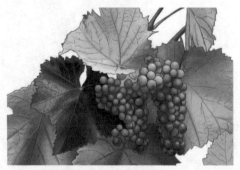

中医认为，葡萄性平味甘，能滋肝肾、生津液、强筋骨，有补益气血、通利小便的作用，可用于脾虚气弱、气短乏力、水肿、小便不利等病症的辅助治疗

葡萄是既味美又保健的佳品，但吃葡萄也要有"规矩"

（1）吃葡萄后不能立刻喝水，否则很容易发生腹泻。

（2）葡萄不宜与水产品同时食用，因为葡萄中的鞣酸与水产品中的钙质形成难以吸收的物质，影响消化。所以食用这两种物质应当间隔至少两小时。

（3）吃葡萄应尽量连皮一起吃，因为葡萄的很多营养成分都存在于皮中，葡萄汁的功能和葡萄皮比起来，就差得远了。

痔疮作祟，柿子帮你解"难言之隐"

柿子是人们爱吃的一种水果，发源于中国。因其甜腻可口、营养丰富而深得人们的喜爱。在日本，柿子被看作是仅次于柑橘和葡萄的第三种最重要的水果。把它跟苹果做个比较，除了锌和铜的含量比苹果低外，其他成分均是柿子占优势。

柿饼味甘，性平，具有润肺化痰、补脾润肠、止血等功效，用于燥痰咳嗽、脾虚食减、腹泻、便血、痔疮出血等症。

内、外痔疮患者，经常食用柿子，可以减轻痔疮疼痛、出血等症。小小柿子，在你疼痛难忍，又羞于启口时能发挥大作用，帮你解决这"难言之隐"。

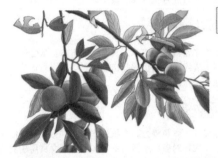

中医上认为柿子性寒，味甘、涩，具有补虚健胃、润肺化痰、生津止渴、清热解酒之功效

食用柿子有禁忌

（1）不可空腹食用柿子。因为柿子含有单宁，单宁主收敛，遇酸则凝集结成块，并与蛋白质结合而产生沉淀。空腹食用鲜柿子，胃酸与柿子内的单宁相结合最易形成"柿石"，就会产生腹胀、腹痛。

（2）柿子不可与螃蟹同食。因为蟹肉富含蛋白质，遇柿子中的单宁则凝结成块而不易消化，多食易引起胃肠疾病。

"菇中之王"香菇可防佝偻

香菇味美，是老少皆爱的食品。正是由于它的味道鲜美，营养丰富，所以香菇不但位列草菇、平菇之上，更有"菇中之王"的美誉。

食用香菇可防治脑溢血、动脉硬化、心脏病、肥胖症、糖尿病等病症。香菇性平，味甘，有益气补虚、利肝益胃、健体益智、降脂防癌之功效。更含有丰富的蛋白质、碳水化合物、脂肪、钙、铁、磷、多种维生素，以及30多种酶和十几种氨基酸，对人体健康非常有益。

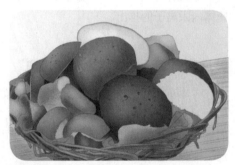

香菇不仅味美，功效也不一般。《本草纲目》中说香菇："益气、不饥、治风破血。"需要提醒的是，香菇的干制品通常比新鲜的疗效更好，所以做食疗时应该选择干燥香菇。

香菇还有一大功效不可不提：那就是防治小儿佝偻。因为香菇中的麦角甾醇，在日光照射下，可以很快转变为维生素D，维生素D可以防治佝偻。所以成长发育期的孩子，多让他吃香菇可以保持好的体型。另外，贫血、免疫力低下及年老体弱者食用香菇也很适宜。

"小人参"胡萝卜的神奇功效

胡萝卜所含营养成分丰富，在蔬菜中享有盛名，民间称它为"小人参"。《本草纲目》里说胡萝卜"性平，味甘，健脾，化滞"，具有健脾消食、补血助发育、养肝明目、下气止咳的功效。

现代医学研究证明，胡萝卜的功效涉及方方面面，是蔬菜中的"全才"。

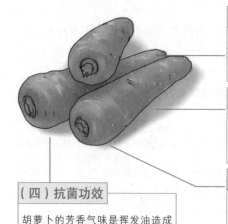

（一）美容功效

胡萝卜所含的 B 族维生素和维生素 C 等营养成分有润皮肤、抗衰老的作用。著名演员蒋雯丽就将胡萝卜视为美容良品，把胡萝卜当成日常水果，甚至切成条随身带着。

（二）护眼功效

胡萝卜能提供丰富的维生素 A，具有促进机体正常生长与繁殖、维持上皮组织、防止呼吸道感染及保持视力正常、治疗夜盲症和干眼症等功能。

（四）抗菌功效

胡萝卜的芳香气味是挥发油造成的，能促进消化，并有杀菌作用。

（三）抗癌功效

胡萝卜素能增强人体免疫力，有抗癌作用，并可减轻癌症病人的化疗反应，对多种脏器有保护作用。妇女食用胡萝卜可以降低卵巢癌的发病率。

我们提到胡萝卜，总是会先想到它是一种对眼睛有好处的食物，其实胡萝卜还有一大功效——解毒。胡萝卜是有效的解毒食物，能够清除体内毒素，尤其是在排出汞离子上具有特效。胡萝卜能与体内的汞离子结合，有效降低血液中汞离子的浓度，加速体内汞离子的排出。

黄瓜为当之无愧的体内"清道夫"

《本草纲目》中说黄瓜有清热、解渴、利水、消肿的功效，能使人的身体各器官保持通畅，避免堆积过多的体内垃圾，生吃能起到排毒清肠的作用，还能化解口渴、烦躁等症。

现代医学则认为，黄瓜富含蛋白质、糖类、维生素B_2、维生素 C、维生素 E、胡萝卜素、尼克酸、钙、磷、铁等营养成分，同时黄瓜还含有丙醇二酸、葫芦素、柔软的细纤维等成分，是难得的排毒养颜食品。

黄瓜的美容功效历来为人们所称道。因为黄瓜富含维生素 C，比西瓜还高出 5 倍，能美白肌肤，保持肌肤弹性，抑制黑色素的形成。经常食用它或贴在皮肤上可有效地对抗皮肤老化，减少皱纹的产生。而黄瓜所含有

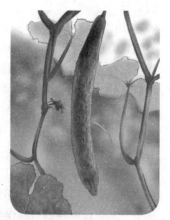

黄瓜就像是人身体内的"清道夫"，认认真真地打扫着人的内环境，保持着它的清洁和健康

的黄瓜酸能促进人体的新陈代谢，排出体内毒素。

不过，需要提醒的是，黄瓜性凉，患有慢性支气管炎、结肠炎、胃溃疡的人宜少食为妥。如果要食用，应先炒熟，要避免生食。

夏天吃茄子，可以"活血、止血、消痈"

茄子是夏秋季节最大众化的蔬菜之一。茄子营养丰富，富含蛋白质、脂肪、碳水化合物、维生素及钙、磷、铁等多种营养成分。特别是维生素 P 的含量很高，每 100 克中含 750 毫克。所以经常吃些茄子，有助于防治高血压、冠心病、动脉硬化和出血性紫癜。

《随息居饮食谱》说茄子有"活血、止血、消痈"的功效。夏天常食茄子，尤为适宜。它有助于清热解毒，容易生痱子、疮疖的人，夏季多吃茄子可以起到预防作用。

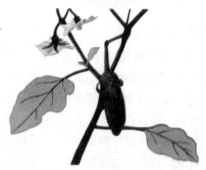

《本草纲目》："茄子性寒利，多食必腹痛下利。"这种寒性的蔬菜最适宜的季节应该是夏季，进入秋冬季节后还是少吃为宜

不同的食物可以呵护身体的不同部位

你知道吗？不同的食物可以呵护身体的不同部位，或许你对这种说法还是感觉有点陌生，但其实这里面的道理都是我们已经熟知的，还是先来看一看吧。

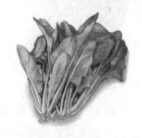

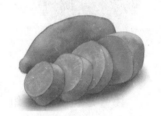

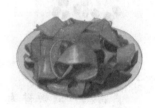

一、菠菜护脑

拥有胡萝卜素以及超氧化物歧化酶等成分的"还原食物"，可以阻止脑血管的病变而保护大脑。而"还原食物"中，菠菜的护脑功能首当其冲。其次为韭菜、葱、豌豆角、西红柿、胡萝卜等。

二、红薯护眼

维生素 A 素有"护眼小卫士"之称，假如人体缺乏它，眼睛感受弱光的能力便会下降，严重时易患上夜盲症。红薯能提供丰富的维生素 A，可以提高视力，而且常食红薯对皮肤也有好处。

三、海带护发

护发的食物有很多，例如黑芝麻、生姜、核桃等。但护发冠军是海带，经常食用海带不但能补充身体的碘元素，而且对头发的生长、滋润、亮泽也具有非常好的功效。

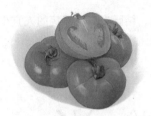 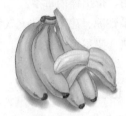 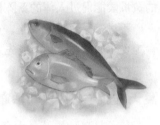

四、番茄护肺

每星期吃番茄3次以上可以预防呼吸系统疾病，保护双肺免受细菌的感染。但番茄红素的含量与番茄中可溶性糖的含量是成反比的，也就是说，越是不甜的西红柿，其中番茄红素含量越高。

五、香蕉护腿

含钾元素丰富的香蕉是食物中排名第一的"美腿高手"，它所含丰富的钾元素能帮助你伸展腿部肌肉和预防腿抽筋。其次是芹菜，它有大量的胶质性碳酸钙，易被人体吸收，可补充双腿所需钙质，还能预防下半身浮肿。

六、深海鱼护心

坚持每天吃鱼50克，可减少40%心脏病的发生，尤以吃深海鱼为佳。鱼类所含的不饱和脂肪酸，被俗称为"好脂肪"，它们能担当天然抗凝血剂的帮手，可降低血压，抑制心肌的兴奋性，减慢心率，从而保护心脏。

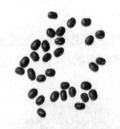 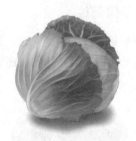 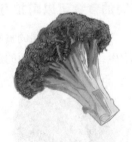

七、黑豆护肾

自古黑豆就被誉为"肾之谷"，而黑豆从外表上看与人体肾脏相似。它味甘、性平，中医认为它具有补肾强身、活血利水、解毒、润肤的功效，非常适合肾虚者。

八、甘蓝护胃

甘蓝是世界卫生组织推荐的最佳蔬菜之一，被誉为"天然胃菜"。患胃溃疡及十二指肠溃疡的人，医生都会建议多吃甘蓝。也可将甘蓝与蜂蜜混合食用，此法有促进溃疡愈合的作用。

九、西蓝花护肤

西蓝花不仅营养丰富、口感绝佳，还是闻名的"抗癌战士"，尤其是在防治胃癌、乳腺癌、皮肤癌方面效果尤佳。它含有丰富的维生素A、维生素C和胡萝卜素，能增强皮肤的抗损伤能力。

如果你觉得身体的哪个部位不够健康，需要改善，就多吃一些对应的食物吧，一直坚持情况就会慢慢好转。

第 2 节

驱逐让我们身体不平安的食物

世界上 30% 的心脏病是由西式快餐引起的

现代很多人喜欢吃西餐，并将之当作一种时尚和生活品质的表现，但是那些西餐中的汉堡、乳酪、炸薯条、炸鸡块、可乐……特点是高脂肪、高盐、高糖、高蛋白，这些都是不健康的食物，会对我们的身体造成伤害，所以麦当劳的总裁 50 多岁就去世了，而克林顿 50 多岁时心血管就堵了 80%，这就是西餐的危害。

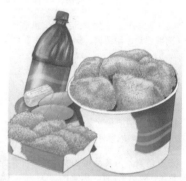

西式饮食尤其是洋快餐最容易诱发心脏病，能将心脏病发病概率提高 35%

加拿大的研究人员发现：由红肉、油炸食品、奶制品以及咸味零食组成的西式饮食容易诱发心脏病，全球大约 30% 的心脏病例可能由这种饮食方式导致。

如今，西方国家已经开始意识到这些垃圾食品对身体造成的伤害，并且从下一代着手，采取了一些措施进行改变，但在我们国家，这种饮食习惯却正在大行其道，甚至被当作生活品质的象征，真是非常可悲。

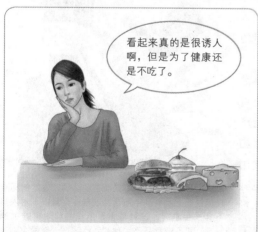

看起来真的是很诱人啊，但是为了健康还是不吃了。

西式快餐为了抓住人的口味，形成了高糖、高盐、高脂、刺激性调味等好吃但不健康的配料和加工制作方式。所以，为了身体的健康，就要尽量少吃垃圾食品

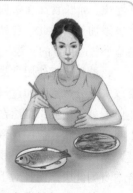

多吃新鲜水果和蔬菜是最有益健康的一种饮食方式，它能将心脏病发病概率降低 30% 至 40%；鱼肉中含有的脂肪酸能够让心脏跳动的节奏保持平稳，防止血液凝结。豆类不仅富含高质量的蛋白质，也是自然界中可溶性纤维的极佳来源，可溶性纤维可以把胆固醇清除出人体，保持血糖水平的平稳

食品添加剂——为生命添加危害

食品添加剂是一类为改善食品色、香、味等品质，以及为防腐和加工工艺的需要而加入食品中的化合物质或者天然物质。目前，我国有 20 多类、近 1000 种食品添加剂，如酸度调节剂、甜味剂、漂白剂、着色剂、乳化剂、增稠剂、防腐剂、营养强化剂等。可以说，所有的加工食品都含有食品添加剂。

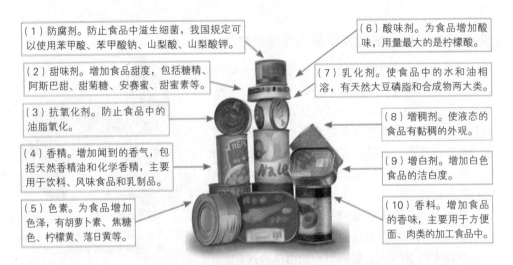

（1）防腐剂。防止食品中滋生细菌，我国规定可以使用苯甲酸、苯甲酸钠、山梨酸、山梨酸钾。

（2）甜味剂。增加食品甜度，包括糖精、阿斯巴甜、甜菊糖、安赛蜜、甜蜜素等。

（3）抗氧化剂。防止食品中的油脂氧化。

（4）香精。增加闻到的香气，包括天然香精油和化学香精，主要用于饮料、风味食品和乳制品。

（5）色素。为食品增加色泽，有胡萝卜素、焦糖色、柠檬黄、落日黄等。

（6）酸味剂。为食品增加酸味，用量最大的是柠檬酸。

（7）乳化剂。使食品中的水和油相溶，有天然大豆磷脂和合成物两大类。

（8）增稠剂。使液态的食品有黏稠的外观。

（9）增白剂。增加白色食品的洁白度。

（10）香料。增加食品的香味，主要用于方便面、肉类的加工食品中。

食品添加剂可以起到提高食品质量和营养价值，改善食品感观性质，防止食品腐败变质，延长食品保藏期，便于食品加工和提高原料利用率等作用。但是，这些都没有从影响身体健康方面考虑食品的食用安全性。有些食品生产厂家为了提高食品感官性质、延长食品保藏期，在食品中加入大量添加剂，因此，食品添加剂的过量使用是个普遍存在的问题。

超量和违规使用食品添加剂对人体健康危害十分严重。如过量摄入防腐剂有可能使人患上癌症，虽然在短期内不一定产生明显的症状，但一旦致癌物质进入食物链，循环反复、长期累积，不仅影响食用者本身的健康，而且对下一代的健康也有很大的危害。过量摄入色素会造成人体毒素沉积，对神经系统、消化系统等都可造成不同程度的伤害。因此，我们在饮食过程中一定要小心谨慎。

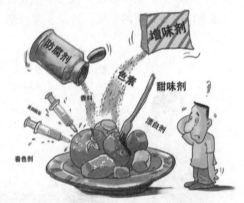

事实上，任何添加剂都是有害的。国家设定的标准只能说明此类食品中所含添加剂在计量以下对人体不会产生毒害，这种毒害是所谓的科学家眼中的毒害，即不论食品添加剂的毒性强弱、剂量大小，对人体均有一个剂量与效应关系的问题，即物质只有达到一定浓度或剂量水平，才显现毒害作用，但毒害没显现出来并不意味着没有毒害

海产之物，食用有禁忌

海产品确实含有丰富的营养物质，如蛋白质、钙、磷等，但同时大部分海产品中含有丰富的嘌呤成分。如果一个人经常过量摄入嘌呤会引起尿酸增多，由于只有三分之二的嘌呤可通过泌尿系统排出，余下的三分之一则进入血液中，造成血液中尿酸浓度增高，尿酸沉积在关节周围或组织内引起关节痛风等病症。

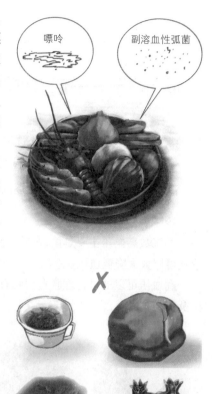

海鲜中的蛋白质、钙、磷等营养素，若同茶、柿子、葡萄、石榴、山楂等含鞣酸量较高的食物一起进食，不仅会减低海鲜中的营养成分，而且会使海鲜中的钙类与鞣酸结合，生成不易消化的物质，导致呕吐、头晕、恶心、腹痛等

海水及海产品中经常带有一种副溶血性弧菌，能使人畜致病。夏季海产品带菌率平均高达90%以上，以墨鱼、海蟹中含量为最，其次是带鱼、黄鱼等。此外，一些有毒贝类也会造成食物中毒。所以，吃海产品不但要预防副溶血性弧菌及有毒贝类引起的食物中毒，还要预防因海产品腐败变质引起的毒素中毒。在加工处理海产品时，盛装海产品的容器和用具，若不注意清洗消毒，再用此用具处理熟制品，就会把病菌或毒素带到熟制品上，造成间接的海产品中毒。

据医学专家证实，下面这些人不宜吃海鲜：

（1）胃肠疾患者。海鲜阴性偏凉，不宜与寒凉食物同食，吃海鲜时不宜喝冰镇啤酒、冰镇饮料、吃冰淇淋等，否则过度刺激肠胃，发生腹痛、腹泻。

（2）胆固醇高的人。蟹黄、虾头、鱼仔等含胆固醇较高，所以胆固醇高的人不宜吃海鲜。

（3）肝病患者、心血管病人、胆囊炎、胆结石患者少吃或不吃螃蟹。

（4）患有痛风症、高尿酸血症和关节炎的人不宜吃海鲜，因海鲜嘌呤过高，易在关节内沉积尿酸结晶加重病情。

（5）过敏体质的人应慎食海鲜，因为除了避免食用特定的过敏源之外，海鲜过敏并没有很好的预防方法。富含组胺的红肉鱼也要少吃。

（6）孕妇和乳母应当少吃海鲜，因为目前我国海产品的污染状况十分严重，特别是含汞量普遍超标，而汞可以影响胎儿和婴儿的大脑和神经发育。

（7）甲状腺机能亢进者应少吃海鲜，因为含碘较多，可加重病情。

（8）平日吃冷凉食物容易腹泻和胃肠敏感的人应当少吃海鲜，以免发生腹痛、腹泻的状况。

第3节

凡膳皆药——赶走常见疾病，饮食比药物更可靠

拒绝"三高"，食物为你排忧解难

"三高"是指高血压、高血脂和高血糖，它们是引发心脑血管疾病的罪魁祸首。"三高"的危害面日益广大，已逐渐引起人们的高度重视。

一、高血压

大多数高血压主要是由饮食引起的，大多体重超标的高血压患者通常只要减轻体重就可以大大降低血压。

高血压可以通过合理膳食得到有效预防，饮食要清淡少盐，多吃蔬菜、水果、奶类及豆类食品。

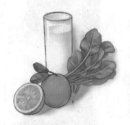

要多吃蔬菜、水果和奶类

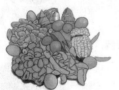

要多吃坚果、大豆、豌豆、谷物等食品

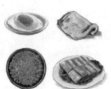

少吃蛋黄、肥肉、动物内脏、鱼子及带鱼等胆固醇含量高的食物

每天喝生芹菜汁、水芹汁，对降低血压，预防高血压大有益处

二、高血脂

高脂血症治疗的主要方式是降血脂，选对食物就能得到很好的疗效，迅速降"高"。人们只要注意日常食物的选择，就能不给血脂"高"上去的机会。高血脂患者宜吃素但不宜长期吃素，宜低盐饮食，宜用植物油。脂肪摄入量每天限制在30～50克，限制高脂肪、高胆固醇类饮食，如动物脑髓、蛋黄、黄油、花生等。限制食用谷物和薯类等碳水化合物含量丰富的食物。少吃糖类和含糖较高的水果、甜食。控制全脂牛奶及奶油制品的摄取量。烟酒是血脂升高的重要病因，高脂血症患者应尽早戒除。不吃或少吃精制糖，如白糖、蜂蜜等。少喝咖啡。

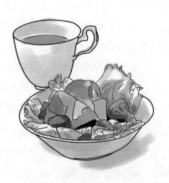

高血脂患者饮食力求清淡，适量饮茶，饥饱适度

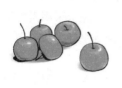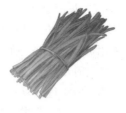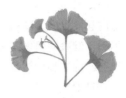

山楂有扩张血管、降血压、降低胆固醇的作用，是"三高"患者理想的食物；韭菜、黑木耳、银杏叶等降血脂效果非常好

三、高血糖

高血糖往往直接导致糖尿病的生成，抑制高血糖就要控制总热量，摄入适量的碳水化合物，获取充足的膳食纤维、维生素、矿物质和蛋白质，控制脂肪摄入量。

其实，人们只要在平时的饮食中多加注意，选择低糖、低脂饮食，就能让血糖难以升"高"。

高血糖患者要合理安排膳食，坚持少量多餐，定时、定量、定餐，食物选择多样化，多饮水。多吃粗杂粮，如荞麦、燕麦片、玉米面、大豆及豆制品、蔬菜。还要多吃菠萝、梨、樱桃、杨梅和柠檬等水果，宜两餐之间食用，需注意血糖和尿糖的变化。

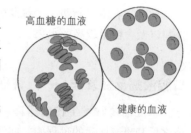

高血糖的血液

健康的血液

健康血液中的红细胞具有柔韧性，即使在很细的毛细血管里也能顺畅流动。然而，在高血糖状态下，红细胞却会失去柔韧性而变硬，多个红细胞重叠黏在一起，在细小的血管处容易阻塞，成为血栓的诱因

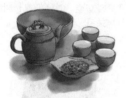

茶类能帮助避免血糖上升

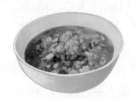

杂粮中含有丰富的B族维生素、卵磷脂，能降低胆固醇和甘油三酯

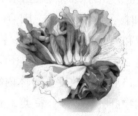

深绿色蔬菜能帮助降低血糖

告别肥胖，标准体重可以吃出来

肥胖症是指脂肪不正常地囤积在人体组织内，使体重超过理想体重的 20% 以上的情形。所幸，肥胖并非不治之症，它可以通过改善饮食、运动等生活方式扭转局势，恢复标准体重，恢复健康。其中，饮食起着最为关键的作用。

肥胖主要是由于人们饮食无规律、暴饮暴食、脂肪摄入过多所致。预防肥胖，需要人们在平时的饮食中做到营养平衡，合理安排蛋白质、脂肪和碳水化合

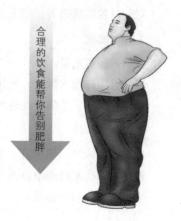

合理的饮食能帮你告别肥胖

物的摄取量，保证无机盐和维生素的充足供应，蛋白质应占总能量的15%~20%，脂肪占总能量的20%~25%，碳水化合物应限制在总能量的40%~55%。完全采用素食是不利于健康的。多吃新鲜蔬菜和水果，多采用蒸、煮、炖、拌、卤等烹饪方法，避免油煎，油炸和爆炒等方法。还要注意一日三餐定时定量。

针对肥胖的营养治疗，要以低热量饮食为原则。应多食卷心菜、菜花、萝卜、菠菜、黄瓜、生菜、胡萝卜、芹菜、南瓜、洋葱、藻类。苹果、葡萄柚、草莓、甜瓜、西瓜是很好的食物。应限食香蕉、樱桃、玉米、红薯、玉米粥、菠萝、无花果、葡萄、绿豆、梨、山芋和白米等。

肥胖症者限制脂肪、辛辣及刺激性食物及调味品，平时要少吃零食、甜食和含糖饮料以及含糖量较高的水果，应限制脂肪和富含淀粉的食物。

口腔溃疡反复发作——或许你该补锌了

口腔溃疡常发生在患感冒、咽炎、腹泻或其他疾病之后和患慢性病的过程中，如发生在使用激素、抗生素、免疫抑制剂之时。生活规律失常、饮食不周、消化不良、精神紧张、长期便秘、熬夜少眠、过度劳累等情况发生时，自身免疫力有所降低，也会导致口腔溃疡。

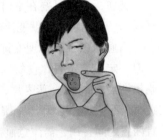

口腔溃疡的发生，尤其是反复发生，与自身免疫功能一时降低或长期低下有直接关系

预防口腔溃疡，注意在饮食上要清淡，适当增加蛋白质饮食，多饮水，多吃新鲜水果和蔬菜，合理作息。特别是换季时，要多吃西红柿，因为它含有大量维生素C、B族维生素和胡萝卜素，以及钙、铁、锌、碘等微量元素，每天吃2~3个，能够有效预防口腔溃疡的发生。

口腔溃疡的发生与体内缺锌有关，这时要食用含锌丰富的动物肝脏、瘦肉、鱼类、糙米、花生等。

口腔溃疡患者少吃粗糙的、坚硬的食物，少吃辛辣、厚味的刺激性食物。

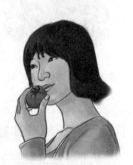

常吃西红柿能有效防治口腔溃疡

对于口腔溃疡患者，在此推荐两种养生食谱：

（一）蜂蜜

原料：蜂蜜适量。

制法：用蜂蜜水漱口，或将蜂蜜涂于溃疡面上。

功效：消炎、止痛，促进细胞再生。

（二）木耳汤

原料：白木耳、黑木耳、山楂各10克。

制法：所有原料洗净煎汤，喝汤吃木耳，每天1~2次。

功效：修复口腔黏膜。

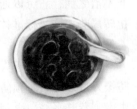

木耳汤

"吃掉"感冒这个万病之首

感冒与自身免疫能力下降不无关系。感冒病并没有特效药可言，主要通过食物和药物的配合，或者是仅仅依靠食物的疗养，就能驱逐感冒病毒于体内，重返健康身体。

感冒是由于人体自身免疫力弱，病毒入侵体内所致。只要注意建立科学合理的饮食结构，养成良好的饮食习惯，就能筑起坚固的人体免疫系统"长城"，御感冒于体外。

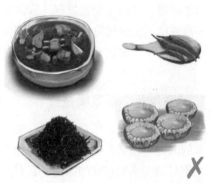

尽管许多人患的是普通感冒而非流感，但同样受到鼻塞、流鼻涕、咳嗽等症状的困扰

感冒了一定要补充充足的水分，可多喝酸性果汁如山楂汁、猕猴桃汁、红枣汁、鲜橙汁、西瓜汁等，以促进胃液分泌，增进食欲。

饮食宜清淡、稀软少油腻，如白米粥、牛奶、玉米面粥、米汤、蛋汤、藕粉糊、杏仁粉糊等。高热、食欲不好者，适宜流食、半流食，如米汤、蛋花汤、豆腐脑、豆浆等。流感高热、口渴咽干者，可进食清凉多汁食物，如莲藕、百合、荸荠等。

多食蔬菜、水果等富含维生素的食物。这样可补充由于发热造成的营养素损失，增强抗病能力。蔬菜、水果能促进食欲，帮助消化，同时可补充大量人体需要的维生素和各种微量元素，补充因感冒食欲不振所致的能量供给不足。风寒感冒，可多食生姜、葱白、冬瓜、丝瓜、黄瓜等；邪热稍平时，则宜多食西红柿、藕、柑橘、苹果、杏、鸡蛋、枇杷、甘蔗等。

对于感冒患者，下面给大家推荐两种简单有效的养生食谱。

风寒感冒忌食生冷瓜果及冷饮；风热感冒发热期，应忌用油腻荤腥及甘甜食品；风热感冒恢复期，不宜食辣椒、狗肉、羊肉等辛辣的食物；暑湿感冒，除忌肥腻外，还忌过咸食物如咸菜、咸带鱼等

（一）苦参鸡蛋

材料：鸡蛋1枚，苦参6克。

做法：将鸡蛋打碎搅匀，苦参水煎后取汁，用沸水冲鸡蛋，趁热服。

功效：对流行性感冒有良效，对轻症头痛、发热、咳嗽、咽痛见成效。

（二）生姜白萝卜汤

材料：生姜5片，白萝卜片适量，红糖少许。

做法：一同煎汤，睡前饮服。

功效：可治感冒引起的头痛。

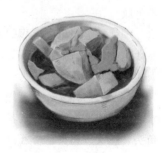

生姜白萝卜汤

第 4 节

饮食习惯也是左右健康的"方向盘"

过饱伤人，饿治百病——暴饮暴食害处多

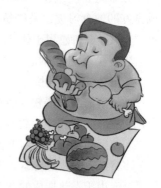

暴饮暴食是指在短时间内进食大量食物，超过胃肠功能的负荷。尤其是节假日，这种现象更加严重，所以，暴饮暴食被称为"节日综合征"。

古人根据长期的养生经验早就提出了"过饱伤人，饿治百病"的说法。从近期反应看，过饱会影响胃肠道的生理功能；从远期反应看，过饱会使体内的热量过剩，引起肥胖，并加速衰老进程。从营养素吸收的角度看，一次性摄入大量优质食物，会使其中的大部分营养素（如蛋白质等）无法被充分吸收，从而造成浪费。

暴饮暴食是一种不良的饮食习惯，会给健康带来很大危害

若要身体壮，饭菜嚼成浆

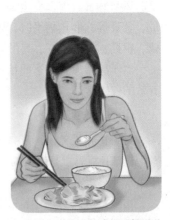

这一句民间谚语是讲吃饭时要细嚼慢咽，这是很细节的问题。细嚼慢咽虽然只是一种单纯的口腔动作，但并不只是关系到口腔的问题，它对于人的健康与疾病的防治都有很大的影响。

我国历代医学家和养生家都非常看重吃饭时的细嚼慢咽。唐代名医孙思邈在《每日自咏歌》云："美食须熟嚼，生食不粗吞。"说的就是进食时应细嚼慢咽，狼吞虎咽不可取。

现代社会患口腔疾病的人越来越多，这与所吃的食品太精细以及"狼吞虎咽"不无关系。而细嚼慢咽则对人体的健康有着许多好处。

如果能在吃饭时养成细嚼慢咽的习惯，也是养生之妙道

那么，怎样才能达到慢食的要求呢？你可以饭前喝水或淡汤以增加饱感，或者多吃耐咀嚼的食品，如红薯条、鱼干、带骨鱼、带刺鱼、鱼头、鸭头、鸡头、螃蟹、牛肉干、甘蔗、五香豆、玉米等。

另外，吃饭的时候要专心，不要一边看电视（看书）一边吃饭，或者边吃边说，这样会忽略对食物的咀嚼，也会阻碍食物营养的摄入，甚至会营养不良。

好的早餐是健康的第一步

人体经过一夜睡眠，体内储存的葡萄糖已消耗殆尽，这时急需补充能量与营养，然而不少人并不重视早餐的食用，经常只是随便吃一点，或干脆不吃。这样的确省事，但对健康的影响却不可忽视。是否食用早餐，如何搭配早餐的品种，对人体健康的影响至关重要。

一般情况下，上午身体消耗的热量很多。而从晚餐取得的热能，满足不了次日上午对热能的需求。特别是青少年，肝脏还不能贮存大量的肝糖原，因此更容易出现热能不足的现象。如果不吃早餐，血糖减少，大脑功能将随之下降，注意力分散，精神不集中，使工作学习都不能正常进行。为了避免疾病的威胁并保持充沛的精力，最好的方法就是吃好早餐。吃好早餐，还要注意以下问题：

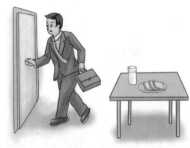

很多人因为早上赶时间而不吃早餐，殊不知，不吃早餐，容易患消化道疾病、胆结石，加速衰老，导致肥胖，影响儿童发育等

早餐的时间

AM 7:30

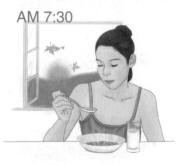

早餐时间以早晨 7：30 左右为佳

早餐食谱

（1）幼儿的早餐常以一杯牛奶、一个鸡蛋和一个小面包为佳。

（2）青少年比较合理的早餐是一杯牛奶、适量的新鲜水果或蔬菜、100 克干点。

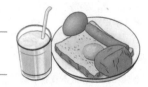

早餐食品以温热、柔软为好

（3）中年人较理想的早餐是一个鸡蛋、一碗豆浆或一碗粥、少量干点，适量的蔬菜。

（4）老年人的早餐除了供应牛奶和豆浆以外，还可多吃粥、面条、肉松和花生酱等既容易消化又含有丰富营养的食物。

午餐吃饱更要吃好

根据营养专家分析，一份健康的午餐应具备以下元素：

（1）选择不同种类、不同颜色的蔬菜类。

（2）食物应以新鲜为主，因为新鲜食物的营养价值最高。

（3）多进食全麦食品，避免吸收过高热量和脂肪。

（4）应尽量少食盐。

如果长时间坚持上述健康的饮食方式，不仅患疾病的概率降低，而且还能延长寿命。

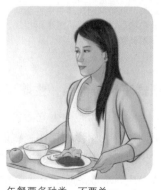

午餐要多种类，不要单一

精心配备自己的晚餐

早餐要看"表"，午餐要看"活"，只有到了晚上才能真正放松下来稳坐在餐桌前，美美地大吃一顿，这是大部分上班族的饮食习惯。殊不知，这是极不符合养生之道的，医学研究表明，晚餐不当是引起多种疾病的"罪魁祸首"。

越来越多的研究成果表明，危害人类健康的高血脂、心血管疾病、糖尿病、肥胖症以及癌症等，部分与饮食不当有关。特别是晚餐摄入不当，很容易导致多种疾病。

（一）晚餐早吃少患结石

晚餐早吃是医学专家向人们推广的保健良策。据有关研究表明，晚餐早吃可大大降低尿路结石的发病率。人的排钙高峰期常在进餐后 4 ～ 5 小时，若晚餐过晚，当排 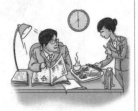 钙高峰期到来时，人已上床入睡，尿液便滞留在输尿管、膀胱、尿道等处，不能及时排出体外，致使尿中钙不断增加，容易沉积下来形成小晶体，久而久之，逐渐扩大形成结石。傍晚 6 点左右进晚餐较合适。

（二）晚餐素吃可防癌

晚餐一定要偏素，以富含碳水化合物的食物为主，蛋白质、脂肪类吃得越少越好。由于大多数家庭晚餐准备时间充裕，吃得丰富，这样对健康不利。摄入蛋白质过多，人体吸收不了就会滞留于肠道中，会变 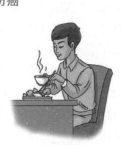 质，产生氨、硫化氢等毒质，刺激肠壁，诱发癌症。若脂肪吃得太多，可使血脂升高。研究资料表明，晚餐经常吃荤食的人比吃素者的血脂要高 2 ～ 3 倍。

（三）晚餐避甜防肥胖

晚餐和晚餐后都不宜经常吃甜食。国外科学家曾对白糖摄入的时间进行研究发现，虽然摄取白糖的量相同，但若摄取的时间不同，会产生不同的结果。这是因为肝脏、脂肪组织与肌肉等对白糖代谢活性在一 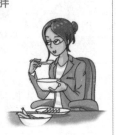 天的不同阶段会有不同的改变。摄取白糖后立即运动，就可抑制血液中中性脂肪浓度升高，而摄取白糖后立刻休息，结果则相反，久而久之就会令人发胖。

（四）晚餐适量睡得香

与早餐、中餐相比，晚餐宜少吃。晚间无其他活动，或进食时间较晚，如果晚餐吃得过多，可引起胆固醇升高， 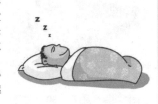 诱发动脉硬化；长期晚餐过饱，反复刺激胰岛素大量分泌，往往造成胰岛素 β 细胞提前衰竭，从而埋下糖尿病的祸根。晚餐过饱还可使胃鼓胀，对周围器官造成压迫，并会让大脑保持活跃；扩散到大脑皮层其他部位，诱发失眠。

新鲜不代表健康，生吃活食易伤身

专家认为，"生吃活食"不能作为一种饮食习惯进行倡导。因为有些未经加工或烹调过的天然食物存在一些能阻碍或抑制营养素吸收的成分，它们本身对人体并无毒害，但通过对营养素的抑制和干扰，会造成肌体对某些营养素的吸收障碍，从而使人体出现营养缺乏症，从而影响健康。

（一）活鱼活吃

很多人将活鱼活吃视为最佳吃法，但专家指出，鱼死后，肌肉逐渐僵硬，组织中的蛋白质尚未被分解为氨基酸，这时烧的鱼吃起来肉质较硬，不够鲜嫩，且营养物质不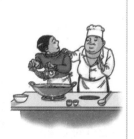易被人体吸收。鱼体经过高度僵化后，即开始软化，这就是自溶阶段。在这一阶段，鱼体中的蛋白酶使蛋白质逐渐分解为人体容易吸收的多种氨基酸。此时的鱼肉质地松软，食后易于消化吸收，味道也最鲜美。一般来讲，鱼从僵硬到自溶，夏天需 2～3 小时，冬天需 4～5 小时，之后即可烹煮食用。

（二）七八分熟的涮羊肉

吃涮羊肉，不少人喜欢只涮到七八成熟，这很容易感染上旋毛虫病。羊的小肠里往往寄生旋毛虫的成虫，其膈肌、舌肌和肌肉中往往寄生旋毛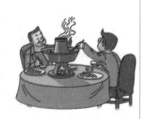虫的幼虫。如果吃太嫩的涮羊肉，旋毛虫活的幼虫便会进入人体，在人的肠道内一周即可发育为成虫，成虫互相交配后，经过 4～6 天，就可产生大量幼虫。这些幼虫进入血液，周游全身，最后定居于肌肉，可引起恶心、呕吐、腹泻、高热、头痛、肌肉疼痛以及腿肚子剧痛、运动受限等。幼虫若进入脑和脊髓，还能引起脑膜炎症状。

（三）半生不熟的蔬菜

不少人喜欢吃半生不熟的蔬菜，认为鲜嫩可口，其实这样的蔬菜可能会有毒素。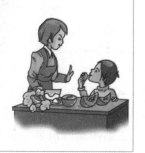如未成熟的青西红柿中含有大量的生物碱，多食会出现恶心、呕吐等中毒症状。

（四）生吃鸡蛋

有人认为，生吃鸡蛋有润肺及滋润嗓子的功效。其实，生鸡蛋内含有"抗生物素蛋白"和"抗胰蛋白酶"，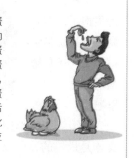前者能影响人体对蛋白质的吸收利用，后者能破坏人体的消化功能。所以，鸡蛋应煮熟吃。

管不住自己的嘴，你就会越来越胖

走在街上，我们无意中会发现现在的胖人真是越来越多了，特别是那些中年的男人女人很多都是大腹便便，这难道只是因为生活水平提高了吗？其实，肥胖的最大原因就是管不住自己的嘴，吃了不该吃的、吃的时间不对、吃得太多……这些不健康的膳食习惯都会让你越来越胖。

恶习一：三餐不正常，有一顿无一顿的

早晨赖床，11 点钟才吃早餐，到了中午当然不饿，两三点再吃，或者一直到晚上才吃一天中的第二顿饭，晚上夜生活丰富，又狂吃消夜……

对策：调整作息习惯，早睡早起，三餐规律进食，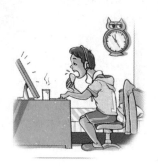睡前 3 个小时不要吃东西，实在饿时可以吃个苹果或喝杯牛奶。

恶习二：总是习惯在外面就餐

一天三顿都要在外面吃，实在不愿出去的时候就叫外卖。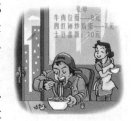

对策：想想餐厅里的卫生状况吧，自己学做几个拿手的饭菜，享受一下制作美食的过程也不失为一种生活情趣。

恶习三：偏爱垃圾食物

明明知道鸡排、薯片、汉堡等是垃圾食物，但就是喜欢吃，戒不掉，还觉得是无上的美味。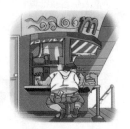

对策：想象常吃这些高热量、营养价值低的食物，会变成像发福的面包一样可怕。

恶习四：剩下食物都吃到肚子里吧

虽然已经吃得很饱了，但是剩下倒掉总是觉得浪费，还是勉强吃都吃到肚子里吧。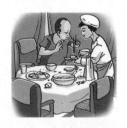

对策：大家都知道吃七八分饱对身体是最好的，所以，即使饭菜做多剩下了，也不要硬塞到肚子里去。

恶习五：看到别人吃就会想吃

看到别人吃东西就会想吃，明明不饿但就是嘴馋……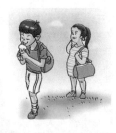

对策：嘴馋绝对是破坏身材的最大杀手。实在想吃东西的时候就吃点水果，或者是高纤苏打饼干，千万不要吃容易发胖的食品。

恶习六：做什么事都要边吃边做

不论何时何地做什么，总觉得手上一定要拿点东西吃心里才会踏实。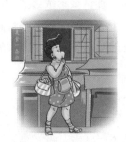

对策：培养专心做事的习惯很重要，给自己设定一个目标，想着赶快完成手边的事就犒劳自己一下，这样时间不知不觉就会过去，想吃东西的感觉也就不那么强烈了。

恶习七：不爱喝水，渴了就喝饮料

觉得白开水难以下咽，渴了就想喝饮料，吃饭的时候也要在旁边放瓶饮料才能吃得有滋味。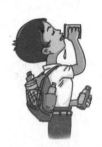

对策：随身带一瓶水，慢慢培养自己喝水的习惯。实在想喝饮料的话，就以无糖绿茶、乌龙茶等来取代。

第五章

细节决定健康

——生活细节不可忽视

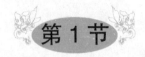

第1节

流光溢彩真生活，身体健康由颜色决定

色彩与人类健康息息相关

色彩美化人们的生活，如果没有色彩，我们的生活就会变得黯然失色。因为色彩能给我们带来蓬勃的生机，令人精神振奋，心情愉快，增强人的生命力。

在人们的日常生活中，吃的食物、穿的衣服、居住的房间、使用的物品，可以说样样都离不开颜色的点缀，颜色渗透到我们生活的方方面面。所以，人们对色彩有着特别的敏感度。

色彩会影响人的情绪，作用人的心理，通过心理作用又影响到生理。所以，色彩对人体的身心健康都会有很大的影响。

色彩还能影响人的智力和注意力。其原因是人的视觉器官到大脑皮层视觉中枢的色彩感受系统与大脑皮层的其他部分以及神经体液调节系统都有着广泛的密切的关系。

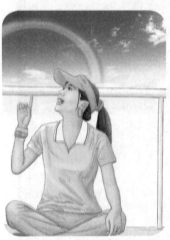

不同的色彩会引起不同的心情，既可令人心情平静，又可以令人兴奋；既能产生温暖的感觉，又能产生凉爽、寒冷的感觉

五颜六色藏着健康的秘密

色彩具有生理和心理的特质，光谱中的红色或者暖色端的色彩更具有生理特质，表现外在的自我；而青色或者冷色端的色彩更具有心理特质，显示内在的自我。

一、红色

红色是对感官刺激性很强的色彩，可以激起很强的生理反应，但红色也是一种冲击力很强的色彩，如果身患高血压或者心脏病，或脾气暴躁，正在发火或者心情烦躁的时候，就不能使用红色，否则会使病状加剧。

> **红色疗法可改善下列状况：**
> 身体状况不佳：精力不够，贫血，血液循环不畅，低血压，感冒。
> 心理状态不佳：冷漠，忧郁，恐惧，缺乏信心，缺乏动力。

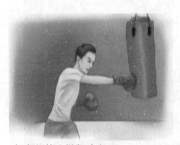

红色能使人燃起斗志

二、橙色

橙色在色彩转盘中，介于红色和黄色之间，因此，它同时具有红色的生理特性和黄色的智慧。同红色一样，橙色是具有很强冲击力而令人激动的色彩，因此要慎用。我们把橙色与健康、活力联系在一起。

> **橙色疗法可改善下列状况：**
> 身体状况不佳：缺乏活力，胃口不好，消化不良，哮喘，腹部绞痛，胆石症。
> 心理状态不佳：无精打采，亲友过世，压抑，悲伤，厌倦。

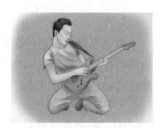

橙色有助于排解消极的感觉或减轻创伤。与橙色有关的特质：开阔视野，开始新生活

三、黄色

从心理和生理的角度来说，黄色具有推动事业前进，排除消极思维和消极情绪的作用。而消极思维和消极情绪会使人降低对自身的评价。

> **黄色疗法可改善下列状况：**
> 身体状况不佳：便秘，肠胃气胀，糖尿病，皮肤病，精神疲惫。
> 心理状态不佳：压抑，自我评价过低，注意力集中时间过短，手指发肿，考试紧张。

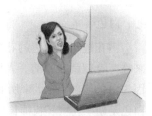

如果有胃病，过于激动或烦躁不安，压力过大，难以放松，难以入睡，则应该避免黄色

四、绿色

绿色也许是光谱中最安全的色彩。但是当需要灵敏机智，对周围的事物予以快速反应时，最好不要用绿色，因为这种色彩会使人放松。

> **绿色疗法可改善下列状况：**
> 身体状况不佳：心脏不好，支气管炎，流感，幽闭恐惧症。
> 心理状态不佳：不稳定，沮丧，害怕投入感情，嫉恨。

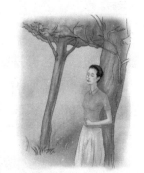

绿色能使人放松，心态变平和

五、青色

青色是天空和海洋的色彩，抬头放眼望着无云的天空，或者青色的海洋，会使人感到身心放松。但是，如果情绪低落，感到寒冷，肌肉紧张，应该避免青色。

如果觉得很难表达内心想法，或者找不到合适的语言来表达，就可以用青色治疗。

> **青色疗法可改善下列状况：**
> 身体状况不佳：高血压，喉炎，发烧，外伤，蜇伤或烧伤，月经不调，偏头痛；孩子患病，如麻疹、腮腺炎、牙病。
> 心理状态不佳：胆怯，缺乏性感，害怕在公众面前说话，害怕面对他人，对他人不信任。

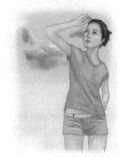

青色可以消除表达障碍，包括喉咙痛或嘶哑等生理障碍，以及羞于在公众场合演说的心理障碍

六、紫色

紫色是助人沉思的色彩，能促进精神升华，或者创造力的产生，如果想远离物质世界，或者清静无为，可摄入紫色食物，这样可以使心态趋于平静，提高精神境界。

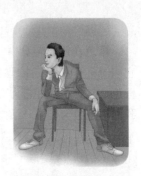

紫色有助于人们提高精神升华和找到生活的意义

> **紫色疗法可改善下列状况：**
> 身体状况不佳：脑震荡，癫痫症，神经痛，多发性硬化。
> 心理状态不佳：神经衰弱症，失去信念，绝望，自暴自弃。

七、白色

雪花莲那纯白色的花象征着寒冷马上过去，春天即将来临，希望就在眼前。人们一般会对白色有积极的反应，因为白色包含了光谱中所有的色彩，同时白色还反射光线。白色是新娘礼服、牧师长袍和浪花的色彩。

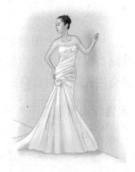

白色能使人的身心得到净化

> 白色经常与精神境界相联系，心理医生往往采用白色进行治疗。人们可以用白色进行沉思性治疗，从而净化全身，促进系统功能的正常运转。

最健康的家居色彩搭配常识

家是远离周围世界的避风港，居室的色彩很重要。这些色彩能够影响人的身体、情感、心理和精神状态。所以我们要选择好房间的色彩。不过，要设计房间的色彩，还必须根据房间的用途来确定。

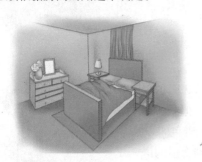

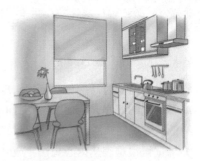

（一）卧室

主要是采用宁静的色彩，以便夜晚能够安静地入眠。卧室中采用粉红色较好，因为粉红色柔和，使人感觉良好。蓝色是宁静的色彩，但又是冷色，如果卧室太冷，则不宜采用蓝色。如果想创造出充满激情的格调，可以添入红色。如果只是用红蜡烛、红床单则更合适。

（二）厨房

厨房是家的色彩要温暖，要给人以欢乐。红色会提供能量，橙色刺激食欲且助消化，黄色有助于交谈。厨房的地砖如果是土红色，会使人们在工作了一天之后，仍旧能够有精力在家里活动。厨房中摆放装水果和蔬菜的盘子及各种器皿，可采用对比色或辅助色。

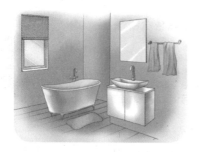

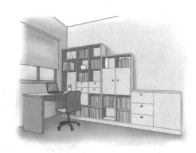

（三）浴室

许多浴室都很狭小，甚至没有窗户，这时色彩的选择就很重要。目的是要使浴室显得相对明亮宽敞。较合适的色彩是大海般的蓝色或淡绿色。这些色彩可以使人身心放松。但是浴室不能给人以过于寒冷的感觉，可用浴垫、毛巾和浴袍的柔和色彩缓和浴室中的冷色。

（四）书房

需要思考、阅读、写作或者想出新思路，黄色就一定能够激发思维。如果工作性质是艺术类的，采用紫色较好。紫色可以激发创造力，同时能够避免干扰。如果空间足够大，可以在房间的一角留出休息或沉思的地方。那么蓝色、绿色或者松绿色都是较好的选择。

不同色彩的食物，蕴藏着不同的能量

不同色彩的食物，蕴藏着不同的能量，一般来说，食物按颜色可以分为以下几种：

（一）红色食物

红色食物非常重要，因为富含铁，红细胞的形成和体内能量的保持不可缺铁，即使稍许缺铁，也会无

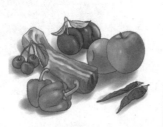

精打采，容易患上疾病。红色的食物有：红椒，红球甘蓝，甜菜根，红色干辣椒，红色鼠尾草，红肉，樱桃，李子，苹果，西红柿等。

（二）橙色食物

橙色的食物带来健康的活力，尤其是富含极为重要的维生素C和胡萝卜素，胡萝卜素在体内转化成维生素A。补充维生素A，

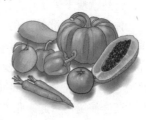

减少感染和肿瘤的发病机会，有益于增强人体的免疫系统。橙色食物有：南瓜，胡萝卜，橙椒，橙子，橘子，杏，黄桃，芒果，木瓜，柠檬等。

（三）黄色食物

黄色食物有助于提高消化系统的能力，有助于解毒，对神经系统的功能也有好处。另外还能提高心智，增强记忆力，集中精

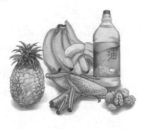

力。黄色食物有：甜玉米，南瓜，黄椒，藏红花，肉桂，柠檬条，香菜，黄扁豆，黄油，食用油，坚果，果核、菠萝，柠檬，香蕉，柚子。

（四）绿色食物

绿色食物对心脏有益，还能降压，减轻压力，减缓头痛，减少情绪不佳的状态。它能够使人体保持平衡能量，所以特别适

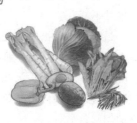

合人体平衡。绿色食物有：包心菜，莴苣，青椒，小胡瓜，青豆，芹菜，绿扁豆，黄瓜，木耳菜，水田芥，芦笋，龙蒿，紫花苜蓿，菠菜，胡菜，细香葱，青葡萄，青梅，绿茶等。

（五）蓝色、靛青和紫色食物

蓝色食物具有使人镇静、减轻痛苦的作用，同时还具有助消化、使人心灵净化、稳定情绪的作用。紫色食物可以用于治疗神经紊乱，风湿及膀 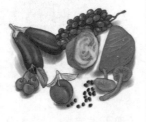 胱疾病。如果工作压力很大，需要减缓工作节奏，或者需要暂时从忙碌的生活中解脱出来，那最好食用蓝色、靛青和紫色食物。蓝色、靛青和紫色食物有：紫色叶莴苣，茄子，紫色木耳菜，蓝色鼠尾草，紫葡萄，黑莓，洋李子，黑樱桃等。

（六）黑色食物

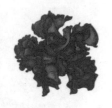

黑色食物营养丰富，且有补肾、防衰老、保健益寿、防病治病、乌发美容等独特功效。黑木耳能降血黏度，可以防治脑血栓和冠心病。

（七）白色食物

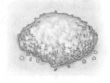

白色食物是生命的原动力，为人提供源源不断的能量。白色食物有：米饭，面包，土豆类，大豆，豆腐，牛乳等。

科学无污染的色彩减肥法

想要减肥，只要用一只蓝色盘子盛饭菜就可以。这可不是神话，是有科学依据的。因为蓝色恐怕是最让人没有食欲的颜色了，吃得少了，自然就瘦下来了。

你还可以把冰箱内的小灯泡换成蓝色，这样每次你拉开冰箱想拿食物的时候，满眼就是蓝色，这样就会不自觉地少吃一些。最强势的做法是，干脆把厨房装饰成蓝色，不仅能抑制食欲还会使厨房看起来很有现代感。

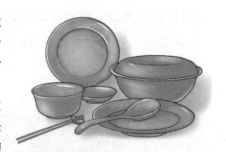

当你需要节食的时候，可以使用一套蓝色或紫色的餐具，最好是碗筷俱全那种

生活中，我们会习惯性地避开蓝色、紫色或黑色的食物，这些颜色的食物会让人联想起有毒物质或者是腐败变质的东西。曾有一家著名的糖果公司推出了亮蓝色糖果，结果没有受到消费者欢迎，反而收到了很多投诉，厂家只得被迫撤回已经推出的商品。事实上，留心观察就会发现，生活中蓝色、紫色的食物并不多，茄子、芋头、葡萄……屈指可数。即使是人造食物，譬如运动饮料什么的，也少有蓝色，即使偶尔有卖，销量也并不好。

最能刺激食欲的，是红色与黄色。一般快餐店都喜欢装饰成红色调，使用红色的餐桌和餐椅，就是为了刺激食客的食欲。黄色能带来快乐的感觉，餐馆使用温馨的黄色配饰能让顾客有宾至如归的感觉，有更多进食的欲望。麦当劳公司的红色和黄色的包装曾被评为最佳食品包装，一方面因为设计很新潮，还有一个原因就是因为它能很好地勾起食欲。

如果想要减肥，可以多吃些白色食物，譬如豆腐、豆芽、鱼肉等，一方面寡淡的色泽不会勾起强烈的食欲，一方面这类淡色食物本身含热量也很低。除了白色食物，绿色食物也是不错的选择，不含有高脂肪，却有丰富的营养元素。

第2节

体酸是百病之源——酸性体质必知的加"碱"法

酸性体质是酿造百病的源头

酸性体质是近些年比较流行的一个新词儿。医学研究证明，人体内环境的酸碱度应该在 pH 值 7.35 ~ 7.45 之间，也就是说健康人体的体液应该呈现弱碱性才能保持正常的生理功能和物质代谢。如果 pH 值长期低于这个平均值，就是酸性体质。美国医学家诺贝尔奖获得者雷翁教授说："酸性体质是百病之源。"

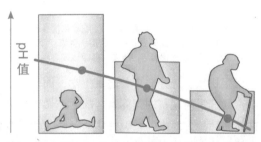

有一种说法是：人体的衰老实际上就是体质不断酸化的过程

酸性体质会引发各种各样的疾病，可以导致骨质疏松、动脉硬化、肾结石、关节炎和痛风等。还会使毛细血管堵塞，使血液循环不畅，导致糖血尿、肾炎及各种癌症等。肠道酸性过高，可以引起便秘、慢性腹泻、四肢酸痛。另外，酸性体质会影响儿童智力。还会导致口臭、体臭，容易肥胖，导致肌肉皮肤松弛、毛孔粗大、粗糙生痘、易生皱纹、易出现皮肤感染。

体酸大多是吃出来的，饮食反过来也可以调节酸碱的平衡，体质酸化或酸性体质的人只要多吃碱性食物，少吃酸性食物，就会使体液变成微碱性，这样才有利于身体健康。但也不能让身体过于碱性，这样也有损健康。一般可按 2：3，即酸性食物 2 份与碱性食物 3 份组合进餐。可参考如下：

（1）强酸性食品：蛋黄、奶酪、白糖做的西点、乌鱼子、柴鱼等。

（2）中酸性食品：火腿、培根、鲔鱼、猪肉、鳗鱼、牛肉、面包、小麦、奶油等。

（3）弱酸性食品：白米、落花生、啤酒、酒、油炸豆腐、海苔、章鱼、泥鳅等。

（4）弱碱性食品：红豆、萝卜、苹果、甘蓝菜、洋葱、豆腐等。

（5）中碱性食品：萝卜干、大豆、红萝卜、西红柿、香蕉、橘子、草莓、蛋白、梅干、柠檬、菠菜等。

（6）强碱性食品：葡萄、茶叶、海带芽、海带等。尤其是天然绿藻，富含叶绿素，是不错的碱性健康食品；而茶类则不宜过量，最佳饮用时间为早上。

生机饮食——给身体加"碱"的家庭妙法

想要保证自己有个良好的碱性体质，有个方法叫生机换生机。什么意思呢？生机饮食可防止体质酸化，使人充满活力、生机盎然，并且能换回一个崭新的身体，寻得失去已久的健康。生机饮食是一种无病保健、有病调养的天然饮食养生方法。

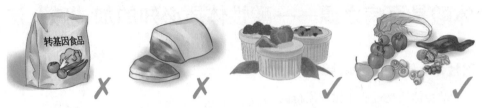

生机饮食提倡吃发酵酸乳（酸奶），不吃动物性食品，不吃人工基因改造或污染的食品，尽量吃新鲜的食物。食物范围除了芽菜、蔬菜、水果、菇类、坚果、海藻、五谷杂粮，也不避食五荤（葱、蒜、韭、薤、芫荽）和香菇、木耳等。提倡食用小麦草、牧草以及各种草药，诸如紫草、左手香、小金英等，力求食物多样化

生机饮食，并非百分之百生吃，而是生熟参半，重视饮食的食疗功效。它能保留丰富的酵素与完整的营养素，故常被做成精力汤、生菜色拉、果菜汁来吃。它能将酸性体质转变为健康的微碱性体质，因为生机饮食强调吃素，不吃荤食，鸡、鸭、鱼、肉等动物食品均属酸性食物，越吃体质越成酸性，致使百病丛生。生机饮食中的碱性食物，诸如芽菜、蔬菜、坚果、海藻等，要经常大量食用，而节制地进食豆类、谷类，那么，身体就会逐渐转变为碱性体质，使免疫力增强，不易生病。

这样运动就能把酸度燃掉

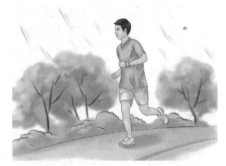

在远古时代，人类靠着强健的身体与野兽作斗争，捕获食物，适应恶劣的自然环境。在现代社会，生存条件大大改善，交通工具发达，"出门有汽车，上楼有电梯"以车代步、以梯代步的现象已很普遍，加上生活节奏紧张，竞争激烈，人们整天忙于工作、学习、人际交往，而忽略了运动，殊不知运动不足也是现代都市人体质酸性化的原因。

要改善酸性体质就要做有氧运动，步行、跑步、太极、瑜伽等都是有氧运动

如果一个人是酸性体质，那么他会明显地发现自己的精力逐渐下降，每天都疲惫不堪，因此他们就更没有精神运动了。而不运动，身体的酸性化速度就越快，形成一个典型的恶性循环。所以要改善酸性体质，必须拿出毅力来进行运动。

我们知道，运动分有氧运动和无氧运动，前者的特点是持续时间较长、节奏缓慢、强度低，后者则相反。我们要改善酸性体质就要做有氧运动，这是因为人的运动是为了加快身体的新陈代谢速度来排除体内多余的酸性毒素，如果选择剧烈的短时间的无氧运动，新陈代谢的速度还没提高就已经停止了，根本无法达到目的，所以要改善酸性体质必须选择这种强度不高、持续时间长的有氧运动来加快新陈代谢的速度。

第3节

性爱保健——"性"福是健康幸福的前提

欲不可纵，节欲保精乃长寿之本

性自古以来就是一个充满神秘色彩的话题，有些养生人士将房事作为养生的一种方法。客观地说，性是人类延续的需要，对人身心健康的确有一定的积极作用。但若因此而沉迷于此，则必会自食恶果。

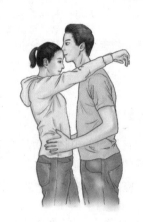

中医认为

性生活如不加节制，必然要耗伤精气，对人体健康不利，故房事养生特别强调欲不可纵，当节欲保精。《千金要方·养性·房中补益》曾指出："人年四十以下多有放恣，四十以上即顿觉气力一时衰退。衰退既至，众病蜂起，久而不治，遂至不救。"肾藏精，为先天之本，淫欲过度，最易损伤肾精。

现代医学研究认为

根据现代医学研究，精液是精子、前列腺液和性激素等的混合液。精子和性激素是睾丸产生的，过频射精，睾丸负担加重，日久会引起睾丸萎缩而加速衰老。大量损失前列腺液会给心血管以及呼吸、消化、神经等系统的功能带来不利的影响。房事过度的人，临床上常常出现腰膝酸软、头晕耳鸣、健忘乏力、男子阳痿滑精等症状，还可直接或间接地引起某些疾病的复发或加重。

幸福生活来自关爱"性福"的食物

医学专家认为：常食某些食物，也有助于增强性功能。欧洲的性学研究家艾罗拉博士认为，现在至少有以下几种食物可以"助性"。

（一）麦芽油

麦芽油能够预防性功能衰退，防止流产和早产；防止男女两性的不育不孕症；增强心脏功能和男性的性能力等。所以，在日常生活中应该常食这些含麦芽油丰富的食物，如小麦、玉米、小米等。

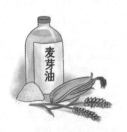

（二）香蕉

香蕉中含有丰富的蟾蜍色胺——一种能作用于大脑使其产生快感、自信和增强性欲的化学物质。香蕉还含有菠萝蛋白酶酵素，这个被认为能够增强男性的性欲。此外，它还含有钾元素和维生素B，从而增加了身体的整体机能。

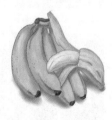

（三）海藻类

甲状腺活力过低会减少性生活的活力、降低性欲，而海藻中含有丰富的碘、钾、钠等矿物元素，正是保障甲状腺活力的重要物质。海藻类食物包括海带、紫菜、裙带菜等。

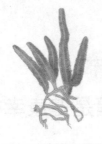

（四）大葱

研究表明，葱中的酶及各种维生素可以保证人体激素分泌的正常，从而壮阳补阴。

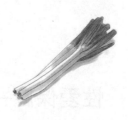

（五）鸡蛋

鸡蛋是性爱后恢复元气最好的"还原剂"。鸡蛋富含优质蛋白，它是性爱必不可少的一种营养物质。它可以增强元气，消除性交后的疲劳感，并能提高男性精子质量，增强精子活力。

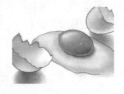

（六）蜂蜜

蜂蜜中含有生殖腺内分泌素，具有明显的活跃性腺的生物活性。因体弱、年高而性功能有所减退者，可坚持服用蜂蜜制品。

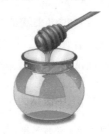

房事也应依四季的变化来调节

　　一年四季的变化，不仅影响自然界的植物，而且影响人的房事。人的机体也是一个小天地，和自然界一样有四季的变化，而且受自然界变化的影响。人应该根据四季的变化来调节自己的房事，以适应自然界春生、夏长、秋收、冬藏的变化规律。

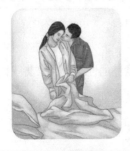

春天，万物复苏，人的生殖机能，内分泌机能也相对旺盛，性欲相对高涨。春天赋予人生发之气，适当的性生活，有助人体气血调畅，是健康的。必须注意，过分频密，势必损伤身体

夏季天气炎热，生物茂盛，人体气血运行加速，新陈代谢加快，身体处于高消耗的状态，房事应适当减少。如果这时过度房事，无疑会增加能量消耗，损伤阳气，不利于身体健康

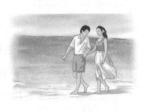

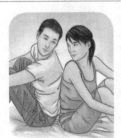

秋季，天高气爽，秋风劲急，万物肃杀。这时期，减少房事，以保精固神，蓄养精气

冬季，天气寒冷，万物闭藏。人也不例外，冬季气温较低，人的新陈代谢也随之降低，与此相应，适当节制房事，以保养肾阳之气，使精气内守，避免耗伤精血

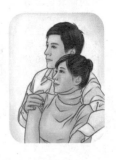

这些时候不宜过性生活

由于一些人缺乏必要的性生活知识，粗鲁行事，结果给双方的身心健康带来很大的危害。一般来讲，以下几种情况夫妻不宜过性生活。

（一）清晨不宜过性生活

清晨是人们一天学习、工作的开端，是一天中的黄金时间，如果此时进行性生活，人会因得不到适当的休息而使体力无法恢复，那这一天就会感到头昏脑涨，四肢无力，提不起精神。

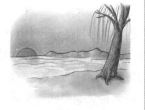

（二）无欲不宜过性生活

合理、和谐的性生活，应在双方有要求的情况下进行。如一方因种种原因而不愿过性生活时，另一方则不可勉为其难，以免造成对方产生反感心理。

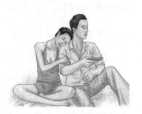

（三）心情不佳时不宜过性生活

有些夫妻在一方情绪不佳时勉强过性生活，不仅得不到性生活的和谐，还会使情绪不好的一方对此反感，如反复发生，会导致女子性冷淡或男子阳痿。

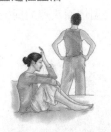

（四）环境极差时不宜过性生活

在污浊、杂乱的环境里过性生活，会影响男女双方的精神状态，干扰性生活的成功。性器官不卫生会对女方的健康构成威胁，将细菌等病原体带入女方体内，损害爱人的健康。

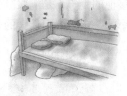

（五）经期不宜过性生活

女性月经期子宫内膜呈充血、出血、脱落状态，宫颈口扩张，加之阴道的酸度被经血冲淡，使其对细菌感染的防御力减弱，此时性交不但会使阴道充血加重，造成经血过多，经期延长，还会诱发阴道炎、子宫内膜炎、宫颈炎等。

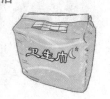

（六）怀孕期间不宜过性生活

妻子怀孕后，丈夫应克制自己的性欲。因为在怀孕两个月后，性生活极易使妻子流产。分娩前三个月内性交，不但容易使孕妇早产，还会导致孕妇生殖器感染而使婴儿夭折于腹内。

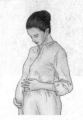

性生活中切忌以酒助"性"

酒精除了会对人体肝脏等器官造成损害外，它还是一种性腺毒素。性交前男性饮酒过量可使性腺中毒，血中睾丸酮水平降低 70%～80%，使男子发生阳痿不育，长期如此，还会导致完全性阳痿、睾丸萎缩。女性饮酒，可引起月经不调、停止排卵、性欲冷淡和男性化。因此，性生活中切忌以酒助"性"。

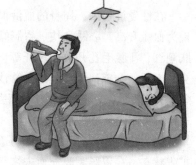

以酒助"性"对于男女双方都危害很大

在长期酗酒致慢性酒精中毒者中，约有半数的男子和 1/4 的女子患有性功能障碍。英国研究人员指出，酗酒可损害生殖功能，加快睾酮代谢，造成雌激素相对增多；由于有活性的雄激素减少，睾丸可能萎缩，进而可能出现阳痿。那些借酒助兴、醉后入房、久战不酣者，更是对男女双方都有伤害的做法。

亲吻拥抱可促进身体健康

性行为研究者认为，接吻能使男女双方心跳提高到每分钟 110 次，从而促进血液循环。接吻带来的皮肤肌肉活动加强和充血过程的加快，能减少皮肤皱纹，减轻脸部衰老。

拥抱，是人们传递、寄托、交流、释放感情的最佳方式。夫妻之间的拥抱，家庭显得更加温馨、幸福；朋友之间的拥抱，友谊显得更加牢固、真诚；恋人之间的拥抱，爱情得到进一步的交融、升华；母子之间的拥抱，心灵得到进一步的慰藉、充实。

据心理学家研究发现，夫妻之间在性生活之外的身体接触，有助于爱情的巩固和发展，更可以使双方精神更加饱满、容光焕发、身心健康。假如丈夫因事而迟归，迎接他的妻子不是满腹牢骚的责问，而是对丈夫温情而热烈的拥抱，这一对夫妻，此时享的一定是人间最大的乐趣和幸福。

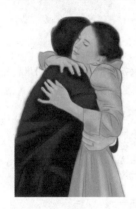

渴望得到爱的双方，六秒钟的拥抱，就可以使双方得到爱的滋润。心跳加快，血压上升，幸福的暖流顷刻便会流遍全身

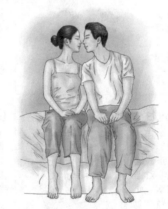

接吻还可以使人呼吸加快，增加肺活量，改善氧气供应。接吻时双方性激素分泌加快，体内释放出的神经肽使身体的各个器官处于快乐状态，因此也不失为一种健身运动

性生活后喝冷饮是在饮鸩止渴

在性爱过程中，周身的血液循环加快，表现为血压升高、心跳加快、胃肠蠕动增强、皮肤潮红、汗腺毛孔开放而多汗等。因此，在性交结束后，会感到燥热、口渴欲饮。有的人就急于去喝冷饮，或为了除去汗水而去洗冷水澡，这样对身体健康是十分不利的。

因为在性生活过程中，胃肠道的血管处于扩张状态，在胃肠黏膜充血未恢复常态之前，

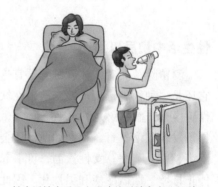

性生活结束后马上喝冷饮对健康十分不利

摄入冷饮会使胃肠黏膜突然遇冷而受到损害，甚至引起胃肠不适或绞痛。同样道理，在性交过程中，周身的皮肤血管也充血扩张，汗腺毛孔均处在开放排汗状态，此时受凉风吹拂或洗冷水澡的话，皮肤的血管会骤然收缩，使大量血液流回心脏，加重心脏的负担，同时还会造成汗腺排泄孔突然关闭，使汗液潴留于汗腺而有碍健康。

如果感到口渴，不妨先饮少量温热的开水。在房事后 1 小时左右，当身体各系统器官的血液循环恢复常态之后，再喝冷饮或洗冷水澡为宜。

夫妻分床睡对健康更有益

从多方面来看，夫妻分床就寝有益双方的身心健康。对于感情基础深厚，但夫妻性生活处于相对平淡期的夫妻而言，分床而居相当于一剂良药，可以使双方重燃爱火。但如果夫妻本来关系就冷淡、紧张，分床久了，有可能使本来就冷淡的夫妻关系更加冷淡，加大裂痕，造成更深的隔阂，甚至会使第三者乘虚而入。因此，有矛盾的夫妻要把握好分床睡的尺度，不要让暂时的分开成为永久的分离。

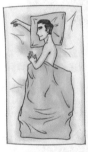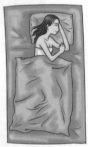

要注意的是，分床而居是现代夫妻选择的一种生活方式，但并不适用于所有人

（1）避免性生活过频。若分床，性刺激大大减少，过着有节制的性生活，养精蓄锐，有利于保护肾气。

（2）保证充足睡眠。若分床休息，可避免对方的打扰，加强睡眠的深度、熟度，保证睡眠质量。

（3）有利女方四期保健。妇女的月经期、孕期、产褥期、哺乳期称为"四期"，在此期间妻子需要得到最妥善的卫生保健。如果夫妻分床睡，则可避免种种不妥，有益于妻子的"四期"保健。

（4）有效避免传染疾病。若夫妻分床就寝，很容易实行有理智的隔离，有效地避免相互传染或交叉感染。

走猫步可增强性功能

别以为走 T 形台步是时装模特的专利，对于普通人来说，它不仅是塑身秘籍，更有着增强性功能的作用。

T 形台步，俗称"猫步"，其特点是双脚脚掌呈"1"字形走在一条线上，形成一定幅度的扭胯，对会阴部起到挤压和按摩作用，十分有益于塑身。因此，把 T 形台步称为"健美步"一点也不过分。

中医科学认为，人体会阴部有个会阴穴，男子位于阴囊与肛门之间，女子位于阴唇与肛门之间。会阴穴属任脉，是任、督二脉的交汇之点。按压此穴不仅有利于泌尿系统的保健，而且有利于整个机体的祛病强身。

女性生孩子以后，阴道肌肉变得松弛，40 岁以后，则更缺乏弹性。但如果经常走 T 形台步，可使阴部肌肉保持张力，有利于提高性生活质量。男性走 T 形台步，不断按摩阴囊，亦有利于补肾填精。

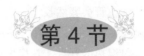

第4节

良好的生活习惯是身体最忠实的保镖

避免死亡，做好"三个半分钟，三个半小时"

对于心脑血管病的高发人群——老年人，要注意"三个半分钟，三个半小时"。

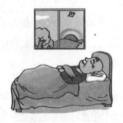 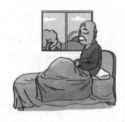 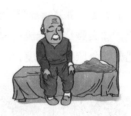

"三个半分钟"就是醒过来不要马上起床，在床上躺半分钟；坐起来又坐半分钟；两条腿垂在床沿又等半分钟。经过这三个半分钟，不花一分钱，脑缺血没有了，心脏不仅很安全，还减少了很多不必要的猝死、不必要的心肌梗死、不必要的脑中风

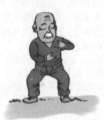 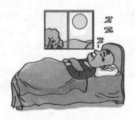 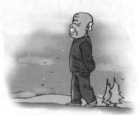

"三个半小时"，就是早上起来运动半小时，打打太极拳，跑跑步，但不能少于3千米，或者进行其他运动，但要因人而异，运动适量；中午睡半小时，这是人生物钟的需要，中午睡上半小时，下午上班，精力特别充沛，老年人更是需要补充睡眠，因为晚上老人睡得早，早上起得早，中午非常需要休息；晚上6至7时慢步行走半小时，老年人晚上睡得香，可减少心肌梗死、高血压发病率

总之，健康的钥匙在自己手里，我们不要当身体健康的时候，总以为能一直健康下去，不去在意，也不去关心它，殊不知健康正从身边悄悄地溜走，而一旦失去了健康，疾病缠身的时候，才懂得健康的珍贵。健康要靠自己维护！

给身体"缓带"，隐患少了健康就会多一些

睡眠在养生中至关重要，但是很少有人关心睡眠的科学性问题。《黄帝内经》里提到"缓带披发"，这其实是在放松身体，睡眠养生更要如此，科学合理的睡眠方式应该是身体完全处于放松、宽松的状态。具体来说就是：

（一）睡觉时不戴胸罩

戴胸罩睡觉容易致乳腺癌。其原因是长时间戴胸罩会影响乳房的血液循环和淋巴液的正常流通，不能及时清除体内有害物质，久而久之就会使正常的乳腺细胞癌变。

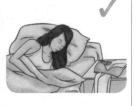

（二）睡觉时不戴假牙

戴着假牙睡觉是非常危险的，极有可能在睡梦中将假牙吞入食道，使假牙的铁钩刺破食道旁的主动脉，引起大出血。因此，睡前取下假牙清洗干净，这样做既安全又有利于口腔卫生。

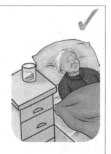

（三）睡觉时不戴隐形眼镜

睡觉时戴隐形眼镜，会使眼角膜的缺氧现象加重，如长期使眼睛处于这种状态，轻者会代偿性使角膜周边产生新生血管，严重者则会发生角膜水肿、上皮细胞受损发炎。

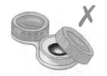

（四）不戴手表睡觉

睡眠时戴着手表不利于健康。因为入睡后血流速度减慢，戴表睡觉使腕部的血液循环不畅。如果戴的是夜光表，还有辐射的作用，辐射量虽微，但长时间的积累也可导致不良后果。

睡眠避开这八忌，你才能有好身体

（一）忌临睡前进食

临睡前吃东西，则胃肠、肝、脾等器官就又要忙碌起来，这不仅加重了它们的负担，也使其他器官得不到充分休息。大脑皮层主管消化系统的功能区也会被兴奋，在入睡后常常做梦。

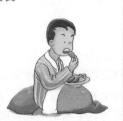

（二）忌睡前用脑

如果有在晚上工作和学习的习惯，要先做比较费脑筋的事，后做比较轻松的事，以便放松脑子，容易入睡。否则，如果脑子处于兴奋状态的话，即使躺在床上，也难以入睡，时间长了，还容易形成失眠症。

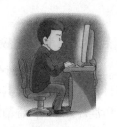

（三）忌睡前激动

人的喜怒哀乐，都容易引起神经中枢的兴奋或紊乱，使人难以入睡，甚至造成失眠。因此睡前要尽量避免大喜大怒或忧思恼怒，要使情绪平稳为好。如果由于精神紧张或情绪兴奋难以入睡，请取仰卧姿势，双手放在脐下，舌舔下颌，全身放松，口中生津时，不断将津液咽下，几分钟后便进入梦乡。

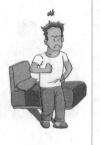

（四）忌睡前说话

俗话说："食不言，寝不语。"因为人在说话时容易使脑子产生兴奋，思想活跃，从而影响睡眠。因此，在睡前不宜过多讲话。另外，躺在床上说话，因喉咙、声带引力重心发生变化，易发生劳累、疲倦，还可引起兴奋，扰动体内阳气，导致失眠。

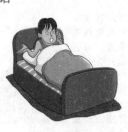

（五）忌仰面而睡

睡觉的姿势，以向右侧身而卧为最好，这样全身骨骼、肌肉都处于自然放松状态，容易入睡，也容易消除疲劳。仰卧则会使全身骨骼、肌肉处于紧张状态，既不利于消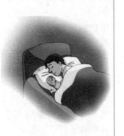除疲劳，又容易造成因手搭胸部影响呼吸而做梦，从而影响睡眠质量。

（六）忌蒙头而睡

老年人怕冷，尤其是冬季到来之后，总喜欢蒙头而睡。这样，会大量吸入自己呼出的二氧化碳，缺乏必要的氧气，对身体健康极为不利。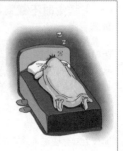

（七）忌当风而睡

睡眠时千万不要让从门窗进来的风吹到头上、身上。因为人睡熟后，身体对外界环境的适应能力有所降低，如果当风而睡，时间长了，冷空气就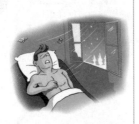会从皮肤上的毛细血管侵入，轻者引起感冒，重者口眼歪斜。

（八）忌对灯而睡

人睡着时，眼睛虽然闭着，但仍能感到光亮，如果对灯而睡，灯光会扰乱人体内的自然平衡，致使人的体温、心跳、血压变得不协调，从而使人感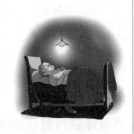到心神不安，难以入睡，即使睡着，也容易惊醒。

饭后午睡，养神蓄锐

古人云："饭后小憩，以养精神。"午睡对消除疲劳、增进健康非常有益，是一项自我保健措施。尤其在夏天，日长夜短，晚上往往又很闷热，使人难以入睡，白天工作常常会感到头昏脑涨，精神不振，容易疲劳，午睡则能起到调节作用。

午睡虽然可以帮助人们补充睡眠，使身体得到充分的休息，增强体力、消除疲劳、提高午后的工作效率，但午睡也要讲究科学的方法，否则会适得其反。

午饭后不可立即睡觉。刚吃完饭就午睡，可引起食物反流，使胃液刺激食道，轻则让人感到不舒服，严重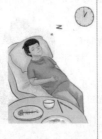的可能产生反流性食管炎。因此，午饭后最好休息20分钟左右再睡。

睡前不要吃太油腻的东西，也不要吃得过饱，因为油腻会增加血液的黏稠度，加重冠状动脉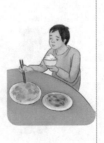病变；过饱则会加重胃消化负担。

午睡时间不宜过长，不要超过1个小时。因为睡多了以后，体内代谢过程逐渐减慢，醒来后就会感到更加困倦。

少酒——挽救沉溺于壶觞的浑噩人生

我国的酒文化源远流长，无论是文人墨客、达官贵族，还是乡村草民，酒都在人们的生活中扮演着重要角色。大量事实证明，少量饮酒可活血通脉、助药力、增进食欲、消除疲劳、使人轻快，有助于吸收和利用营养，而长期过量饮酒会引起慢性酒精中毒，对身体有很多危害。

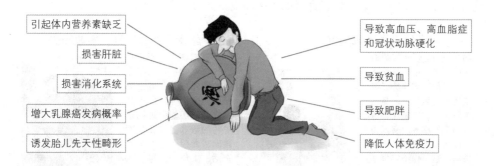

引起体内营养素缺乏

损害肝脏

损害消化系统

增大乳腺癌发病概率

诱发胎儿先天性畸形

导致高血压、高血脂症和冠状动脉硬化

导致贫血

导致肥胖

降低人体免疫力

戒烟——拔除健康头上的达摩克利斯之剑

目前，我国不仅年卷烟产量和销量均居世界首位，而且还是世界上最大的烟草进口市场之一。据 WHO 估计全世界有 500 万人死于吸烟导致的肺癌，其中有 100 万人发生在中国，烟草已经成为我国人民健康的主要杀手。

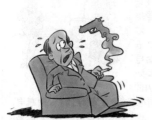

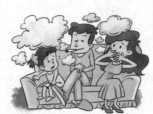

**拔除健康头上的魔剑
戒烟是唯一的出路**

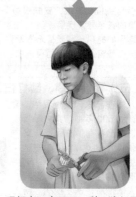

烟草燃烧后产生的烟气中 92% 为气体，如一氧化碳、氢氰酸及氨等，8% 为颗粒物，内含焦油、尼古丁、多环芳香羟、苯并（a）芘及 β－萘胺等，已被证实的致癌物质约 40 余种，其中最危险的是焦油、尼古丁和一氧化碳。吸烟对人体的危害是一个缓慢的过程，需经较长时间才能显示出来，尼古丁又有成瘾作用，使吸烟者难以戒除。吸烟可诱发多种癌症、心脑血管疾病、呼吸道和消化道疾病等，是造成早亡、病残的主要病因之一

吸烟对妇女的危害更甚于男性，吸烟妇女可引起月经紊乱、受孕困难、宫外孕、雌激素低下、骨质疏松及更年期提前。随着围产医学的发展，发现大量不良围产事件的发生与孕妇孕期吸烟有关。烟雾中的一氧化碳等有害物质进入胎儿血液，形成碳氧血红蛋白，造成缺氧；同时尼古丁又使血管收缩，减少了胎儿的血供及营养供应，影响胎儿的正常生长发育。吸烟致自然流产、胎膜早破、胎盘早剥、前置胎盘、早产及胎儿生长异常等发生率增加，围产儿死亡率上升

吸烟有百害而无一利，犹如悬在人们头上摇摇欲坠的达摩克利斯之剑，随时都可能斩落。为了自己和家人的健康，是时候拔除这把剑了

远离不良影响，维护良好居住空间

古代养生家一向非常重视居住地点的选择，认为应选择一个空气新鲜、风景优美、阳光充足、气候宜人、水源清洁、整洁安宁的自然环境。孙思邈曾指出"山林深远，固是佳境……背山临水，气候高爽，土地良沃，泉水清美……地势好，亦居者安"。

当然，由于具体条件的限制，并非所有的人都能自由地选择适宜的居住环境，在这种情况下，改造居处，创造良好的生活环境就显得十分重要。

（一）经常给室内通风换气

如今城市居民为了躲避环境污染，往往是终年门窗紧闭。这样势必造成居室通风不良，氧气含量不足，二氧化碳等混浊空气增多。有人为了改善室内气味，燃放香料，这不仅不能根本改善室内空气，还会导致空气更加污浊和具危害性。

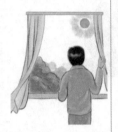

要养成开窗通风的良好习惯，即使在使用空调或寒冷的冬天，也要开一点缝隙，让室外新鲜空气源源不断补充进来。

（二）经常去户外活动，吸收阳光

阳光是万物生长不可缺少的自然物质。太阳光中的紫外线除了能杀灭细菌、病毒等致病性微生物外，还能促进肠道对钙的吸收。如在长期避光或光照不足的室内生活、工作，会导致人精神忧虑、压抑、疲劳等亚健康状况。对此，

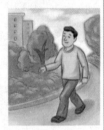

除了开窗通风（因为玻璃会阻挡紫外线）外，还应多在户外活动。

（三）室内装潢不宜太繁杂

新居装潢所使用的各种涂料、油漆、黏合剂以及墙纸、墙布等装饰材料中散发出来的铝、酚、甲醛、石棉粉尘、放射性物质等都会

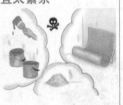

引起头昏、失眠、皮肤过敏等亚健康表现，严重的甚至导致疾病。所以，居室装潢宜简不宜繁，选用的材料一定要是无毒无害。新居装修完毕，应在开窗通风 2 周后再入住。

（四）与电器保持一定距离

家用电器工作时会产生各种不同波长的电磁波，这些电磁波充斥空间，对人体具有潜在危险，被人们称为电磁污染。为了预防电磁波对人体的危

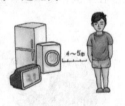

害，就要注意与电器保持一定距离，及时断电，多吃维生素 A、维生素 C 含量高的水果、蔬菜，以减少电磁污染对人体的危害。

（五）警惕尘螨，勤打扫卫生

人体在新陈代谢过程中，会产生大量废物，总计约 500 多种，其中呼吸道排出的有 149 种，从皮肤排出的达 71 种，若这些代谢产物浓度过高，可形成室内生物污染，影响人体健康，诱发疾病。所以为了健康，室内要经常通风换气，保持室内清洁，

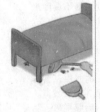

勤换洗衣服，床底下也要经常打扫，以防生物污染对人体健康的危害。

（六）自己动手，解决室内空气污染

现代的居室配备了玻璃窗和纱窗，我们应当充分利用它们来自己解决室内空气污染问题，而不用请专业公司代劳。我们可以从以下几点着手：（1）保持室内通风。（2）屋内不要喷洒香水、消毒水和花露水等。（3）新买来

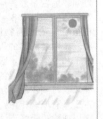

的家具要放在通风处，打开放味半年；衣柜不要放置杀虫剂、熏香剂。

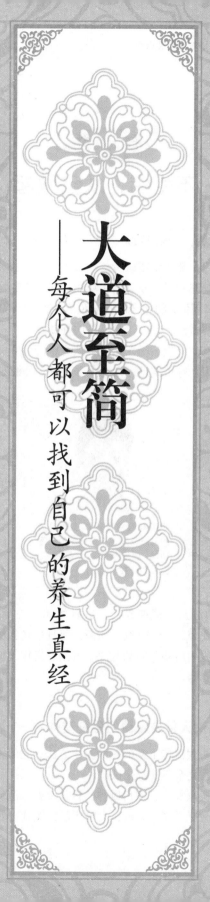

第六章

大道至简

——每个人都可以找到自己的养生真经

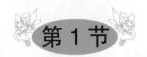

第1节

不生病，从我做起

叩齿咽津——延缓衰老，滋养皮肤

长期做叩齿咽津练习，能防治或减少皮肤皱纹、暗疮、黄褐斑及雀斑等皮肤病，使肤色红润有光泽；可健脾和胃，改善消化功能，促进营养物质的吸收，有助于胃炎及溃疡病的痊愈；可强肾固齿，防止牙齿提早脱落，治疗牙龈痛、牙龈出血等牙周病；对治疗阴虚火旺所致失眠多梦、牙痛、便秘等均有良效。

同时，祖国医学还有"肾液为唾"之说，认为肾的盛衰关系到唾液的盈亏，而唾液能起到滋补肾精的作用，肾精充足，则能内养五脏，外润肌肤。

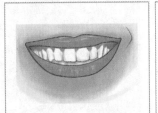

中医认为，牙齿的好坏是由肾气的盛衰决定的。"齿为肾之余"，肾气足则牙齿坚固，肾气衰则牙齿也会慢慢脱落

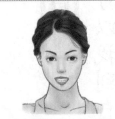

叩齿能改善牙周和面部肌肉的血液循环，提高细胞的代谢功能，使牙齿坚固，肾精强健，面部肌肤红润光泽

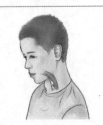

《红炉点血》曰："津既咽下，在心化血，在肝明目，在脾养神，在肺助气，在肾生津，自然百骸调畅，诸病不生。"

叩齿咽津的具体做法是：精神放松，口唇微闭，心神合一，默念叩击：臼牙三六，门牙三六，轻重交替，节奏有致。叩齿，每日早晚各做一次。叩齿后，用舌在腔内搅动，先上后下，先内后外，搅动数次，可按摩齿龈，加速牙龈部的营养血供，然后可聚集唾液，分次吞咽。

念"六字诀"——为懒人量身定做的强身健体功

"六字诀"是我国古代流传下来的一种养生方法，它最大的特点是原地不动就能轻松调理五脏六腑。工作之余不妨都来试试。

首先做好预备功：头顶如悬，双目凝神，舌抵上腭，沉肩垂肘，含胸拔背，松腰坐胯，双膝微屈，双脚分开，周身放松，大脑入静，顺其自然，切忌用力。

一、念"嘘"字治肝病

操作方法：练功时，两手相叠于丹田，男左手在下，女相反；两瞳着力，足大拇指稍用力，提肛缩肾。当念"嘘"字时，上下唇微合，舌向前伸而内抽，牙齿横着用力。呼吸勿令耳闻。当用口向外喷气时，横膈膜上升，小腹后收，逼出脏腑之浊气。大凡与肝经有关之脏器，其陈腐之气全部呼出；轻闭口唇，用鼻吸入新鲜空气。吸气尽后，稍事休息，再念"嘘"字，并连做6次。

功效：本功法对肝郁或肝阳上亢所致的目疾、头痛以及肝风内动引起的面肌抽搐、口眼歪斜等有一定疗效。

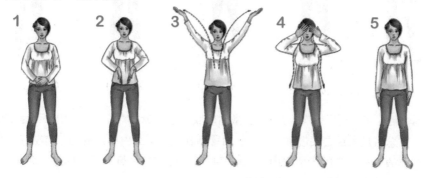

二、念"呵"字治心病

操作方法：练功时，加添两臂动作，这是因心经与心包经之脉都由胸走手。念"呵"字时，两臂随吸气抬起，呼气时两臂由胸前向下按，随手势之导引直入心经，沿心经运行，使中指与小指尖都有热胀之感。应注意念"呵"字之口形为口半张，腮用力，舌抵下颔，舌边顶齿，亦要连做6次。

功效：本功法对心神不宁、心悸怔忡、失眠多梦等症有一定疗效。

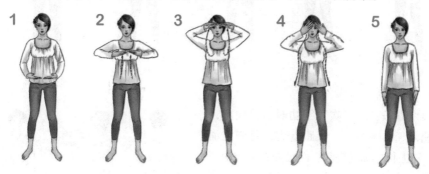

三、念"呼"字治脾病

操作方法：练"呼"字功时，撮口如管状，唇圆如筒，舌放平，向上微卷，用力前伸。此口形动作，可牵引冲脉上行之气喷出口外，而洋溢之微波侵入心经，并顺手势达于小指之少冲穴。循十二经之常轨气血充满周身。需注意的是，当念"呼"字时，手势未动之先，足大趾稍用力，则脉气由腿内侧入腹里，循脾入心，进而到小指尖端。右手高举，手心向上，左手心向下按的同时呼气；再换左手高举、手心向上，右手心下按。呼气尽则闭口用鼻吸气，吸气尽稍休息进行一个自然的短呼吸，再念"呼"字，共连续6次。

功效：本功法对脾虚下陷及脾虚所致消化不良有效。

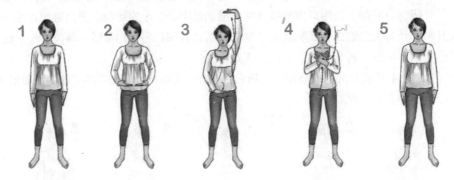

四、念"丝"字治肺病

操作方法：练"丝"字功时，两唇微向后收，上下齿相对，舌尖微出，由齿缝向外发音。意念由足大趾之尖端领气上升，两臂循肺经之道路由中焦健起，向左右展开，沿肺的经脉直达拇指端的少商穴内。当呼气尽时，即闭口用鼻吸气。休息一会儿，自然呼吸一次，再念"丝"字，连续6次。

功效：本功法对于肺病咳嗽、喘息等症有一定疗效。

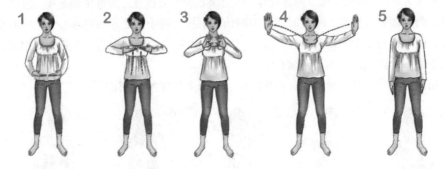

五、念"吹"字治肾病

操作方法：练"吹"字功时，舌向里，微上翘，气由两边出。足跟着力，足心之涌泉穴，随上行之脉气提起，两足如行泥泞中，则肾经之脉气随念"吹"字之呼气上升，并入心包经。同时两臂撑圆如抱重物，躯干下蹲，并虚抱两膝。呼气尽，吸气之时，横膈膜下降，小腹鼓起，吸气尽稍休息，连续做6次。

功效：本功法补肾，对肾虚、早泄、滑精等症有效。

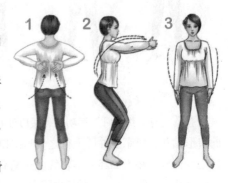

六、念"唏"字理三焦之气

操作方法：练"唏"字功时，两唇微启，稍向里扣，上下唇相对不闭合。舌平伸而微有缩意，舌尖向下，用力向外呼气。两手心向上经由膻中向上托，过头顶，一边托一边呼气后，再由面前顺势下降至丹田。当念"唏"字之时，四肢稍用力，少阳之气随呼气而上升，与冲脉并而悬通上下，则三焦之气获理，脏腑之气血通调。

功效：本功法对由于三焦气机失调所致耳鸣、耳聋、腋下肿痛、齿痛、喉痹症有效。

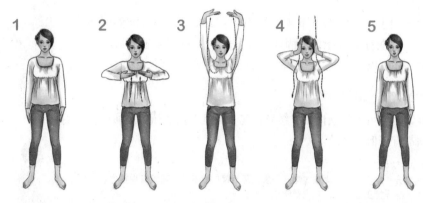

1 2 3 4 5

静坐：有张有弛才是真正的生活之道

静坐是很好的养生之道，是松弛身体、调整五脏六腑机能的有效办法。通过静坐，能够使人体阴阳平衡，经络疏通，气血顺畅，从而达到益寿延年之目的。静坐保健需要注意以下几点：

（一）端正坐姿

端坐于椅子上、床上或沙发上，自然放松，两手放于下腹部，两拇指按于肚脐上，手掌交叠捂于脐下，去掉杂念，意在丹田（肚脐眼下方），慢慢进入忘我境界。

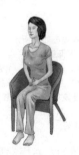

（二）选择清幽的环境

选择无噪声干扰，无秽浊杂物，而且空气清新流通的清静场所。在静坐期间也要少人打扰。

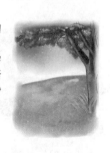

（三）选择最佳时间

静坐的最佳时间是晨起或睡前，时间以半小时为宜。对于工作繁重的上班族可以不拘泥于此，上班间隙，感到身心疲惫，可以默坐养神。

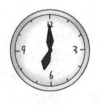

（四）静坐后调试

静坐结束后，静坐者可将两手搓热，按摩面颊双眼以活动气血。此时会顿感神清气爽，身体轻盈。

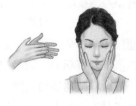

搓腰、转腰、扭腰，巩固先天之本

肾为先天之本，主宰一身之阳，只有肾阳足时，五脏六腑、四肢百骸才能得到温煦，血脉才能通畅，人才能健康。而腰为"肾之府"，护肾就要从保养腰部做起，这里提供三个方法：

一、搓腰法——暖肾补肾

每天用手掌在腰部上下来回搓 100 ~ 200 下，不仅能温暖腰及肾脏，增强肾脏机能，加固体内元气，而且可以疏通带脉。持之以恒，还可以防治腰酸、腰痛、尿频、夜尿多等肾虚症状。

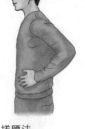

搓腰法

二、转腰法——放松内脏

经常转腰可以放松内脏，缓解便秘，而且对高血压、高血脂、高血糖都有降低的功效。

具体操作方法如下：
（1）两脚分开站立，与肩同宽或略宽于肩，两手臂自然下垂，两眼目视前方。
（2）上半身保持正直，腿、膝也要伸直，不能弯。
（3）先将腰向左侧送出去，然后再往前、右、后，顺时针转圈。整个过程要慢，双肩不能动，双膝不能弯，慢慢转上 30 ~ 50 圈。
（4）要领同上，再逆时针转 30 ~ 50 圈。
做的时候动作一定要慢，要连贯，并且呼吸自然，全身放松。另外，转腰最好放在早晨及下午做，空腹时更好，做完后再喝一杯温开水。坚持半个月后，效果会很明显。

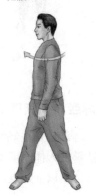

转腰法

三、扭腰法——强壮腰腹

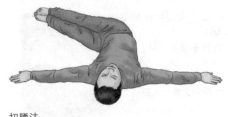

扭腰法

具体做法如下所示。
（1）仰卧，双手与肩成一字形，双腿并拢伸直。
（2）双腿抬起，屈膝，与床成 90° 角。
（3）上身不动，双腿向右侧倒，直至右腿碰到床，再慢慢恢复原状，接着向左侧倒，直至左腿碰到床。
此方法在硬板床上或在地板上铺上垫子做，效果会更好。

此过程虽然没有直接锻炼到腰部，但双腿的左右摆动最大限度地扭转了腰，而且腰部的拉伸是在完全放松、没有压力的情况下进行的，这样来回做上 100 下，对腰部有很好的按摩及疏通作用。

此外，还可以将双腿抬高或放低，用不同的角度，左右大幅度地摆动双腿，这样能按压到整个臀部。一般小腹部有毛病的人，如患有各种妇科病或者前列腺炎的人，腰骶部及臀部的经络多数不通，而臀部的肌肉厚，按摩的效果总是不好，躺在硬板床上配合双腿的摆动按摩，能有效刺激臀部不通、瘀堵的区域。因此，腰不好及小腹部有各种不适的人，最好每天做 1 ~ 2 次，每次不少于 100 下，只要常年坚持，就会有意想不到的治疗效果。

身体疲惫时千万不要硬熬

疲劳是身体需要恢复体力和精力的正常反应，同时，也是人所具有的一种自动控制信号和警告。如果不按警告立即采取措施，那么人体就会积劳成疾，百病缠身。所以，当中年人自我感觉有周身乏力、肌肉酸痛、头昏眼花、思维迟钝、精神不振、心悸、心跳、呼吸加快等症状时，就不要再硬熬下去。

（一）身体患病不可硬熬

中年人的大脑、心脏、肝肾等重要器官生理功能都在不知不觉中衰退，细胞的免疫力、再生能力和机体的内分泌功能也在下降。中年人对头痛发热、咳嗽、乏力、腰酸、腿痛、便血等不适症状不重视，听之任之，强忍下去，终将拖延耽误，酿成重症。

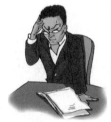

（二）想大小便时不可硬熬

大便硬憋，可造成习惯性便秘、痔疮、肛裂、脱肛，除此之外还可诱发直肠结肠癌。憋尿引起下腹胀痛难忍，甚至引起尿路感染和肾炎的发生，对健康十分有害。因此，要养成定时大便和有了尿意就应立即小便的良好习惯。

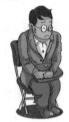

（三）起居上不可硬熬

每当晚上感到头昏思睡时也不要硬撑，不可强用浓咖啡、浓茶去刺激神经，以免发生神经衰弱、高血压、冠心病等。

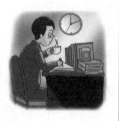

这些情况下请不要硬熬

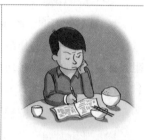

（五）肚子饿时不可硬熬

不要随便推迟进食时间，否则可能引起胃肠性收缩，出现腹痛、严重低血糖、手脚酸软发抖、头昏眼花，甚至昏迷、休克。经常饥饿不进食，易引起溃疡病、胃炎、消化不良等症。

（四）口渴时不可硬熬

水是人体最需要的物质，中年人必须养成定时饮水的习惯，每天饮水6～8杯为宜。渴是人体缺水的信号，表示体内细胞处于脱水状态，如果置之不理，就会影响健康。

推腹——慢性病多可用它去解决

所谓推腹，就是推肚子，操作时可以用手指肚直上直下地推，还可以用掌根或拳头轻轻敲打。这个方法看似简单，但却很适合作为各种慢性病患者的保养方式。

人体12条经络都通过腹部，推腹等于是对这些经络的集中治疗。推腹简单易行，可以在早上起床，或临睡前进行，平常无聊时也可推推，保证每天一次即可。

推腹时，有些人的肚子会咕咕作响，这是在推动腹中沉积多日的浊水，这种湿浊如果不及早排出，循经上头则头痛眩晕，滞塞毛孔则发皮炎湿疹，遇肝火则化痰，逢脾虚则腹泻，贻患无穷，必须及早清除。还有些人在推腹时会打嗝、放屁，然后就舒服了，这是清气上升、浊气下降的表现。

第2节
让孩子的病一去无踪——儿童常见疾病防治法

提高孩子免疫力，把疾病拒之体外

每天孩子们都会接触到细菌病毒和其他微生物，孩子在接触这些微生物时是否会得病，很大程度上取决于他们免疫力的强弱。为了孩子免受各种细菌和病毒的伤害，能够健康苗壮地成长，做父母的就一定要提高孩子的免疫力。

父母可以通过培养孩子的健康习惯，来改善孩子的免疫系统。

一、多吃水果和蔬菜

植物营养素可以增加体内产生白血球和干扰素的数量，前者与病菌感染作战，后者是一种覆盖在细胞表面阻止病毒侵入的抗体。研究显示，植物营养素丰富的饮食，也可以保护孩子长大后不得慢性病，如癌症和心脏病。因此，设法让你的孩子每天吃 5 次水果和蔬菜。

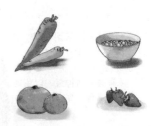

胡萝卜、青豆、橘子、草莓等，都包含提高免疫力的植物营养素，如维生素 C 和胡萝卜素

二、增加睡眠时间

对成年人的研究显示，睡眠的剥夺会减少体内淋巴细胞的产生，这样，人会更容易生病。淋巴细胞是免疫系统攻击微生物和癌细胞的武器，对孩子来说也是如此。专家建议，新生儿每天需要多达 18 小时的睡眠时间，初学走路的孩子需要 12 ~ 13 小时，学龄前儿童需要大约 10 小时。如果你的孩子在白天不能或者不愿意小睡，那么，晚上让他早点上床睡觉是一个好办法。

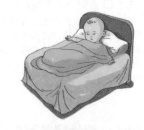

增加睡眠能让孩子更好地成长

三、坚持母乳喂养

母乳中含有能提高免疫力的抗体和白血球。母乳喂养可以防止孩子耳朵发炎、过敏、腹泻、肺炎、脑膜炎、尿道感染和婴儿猝死综合征。它还可以提高孩子的智力，并帮助孩子在长大后不会患胰岛素依赖型糖尿病、结肠炎以及某些类型的癌症。初乳是生育最初几天从乳房留出的淡黄色的"前乳汁"，它尤其富含防病的抗体。根据情况，建议坚持母乳喂养孩子 1 年。如果不能，至少

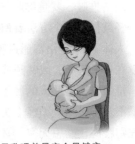

母乳喂养最安全最健康

要在最初的 2 ～ 3 个月进行母乳喂养。

四、全家一起来运动

锻炼可以提高成年人体内产生淋巴细胞的数量。有规律的运动同样也能使你的孩子受益。有趣的家庭运动包括骑自行车、徒步旅行、溜冰、打篮球和羽毛球。

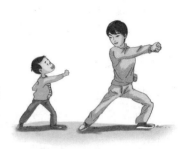

为使孩子养成终身锻炼的习惯，首先家长要做好榜样，与孩子一起运动

五、防止细菌传播

从技术上讲，与细菌战斗并不会提高免疫力，但这可以减少孩子免疫系统的压力。让孩子养成经常洗手的习惯，并且要用肥皂。应该特别留意孩子饭前饭后、外面玩回来、触摸宠物、擤鼻子、上厕所以及从幼儿园回家后的卫生情况。当外出时，要随身携带一次性毛巾，这样，可以很方便地帮他进行快速清洁。为了帮助孩子养成在家洗手的习惯，要让他挑选自己喜欢的小手巾和肥皂。

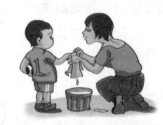

从小就要孩子养成讲卫生的习惯

健脾消积，掐断小儿腹泻的病根

婴儿期腹泻多为水样便或蛋花汤样便，有急性及慢性肠炎之分。婴儿腹泻病因很多，可为肠道内或肠道外感染、饮食不当及气候改变等引起，但重型腹泻多为肠道内感染引起。

如果孩子是急性腹泻，短期内禁食，以减轻肠道负荷，适应于较重腹泻及有频繁呕吐者。一般禁食时间 6 ～ 8 小时，营养不良者禁食时间短些，禁食期间给予静脉输液。禁食后，给予部分母乳及米汤，米汤含有淀粉，易于消化吸收，可供给少量热量。然后给予脱脂奶。约 7 天左右过渡到全脂奶，再给予胡萝卜汤，因富有电解质及果胶，有利于大便成形。对于慢性腹泻，可根据肠道功能逐渐增加营养素，特别是蛋白质供应。尽可能争取母乳喂养。除短期内用 5% 米汤、脱脂奶及稀释奶治疗外，争取蛋白奶喂养。

小儿支气管炎不用忙，细分病症慢开方

冬春季节是小儿支气管炎多发期，患病小儿常常有不同程度的发热、咳嗽、食欲减退或伴呕吐、腹泻等症状，小儿支气管炎分为两类：风寒型和风热型，强调辨证施治。

（一）风寒型	（二）风热型
症状：咳嗽、喉痒、痰稀色白。 组成：苏叶3克，陈皮3克，半夏4.5克，薄荷3克，肺风草9克，白芷3克，前胡4.5克。 用法：水煎服，1日2次。	症状：咳嗽痰黄，不易咳出。 （1）组成：麻黄2克，苦杏3克，苏子6克，桑白9克，竹茹15克，鱼腥草15克，桔梗6克，胆星3克，黄芩6克。 用法：水煎服，1日2次。

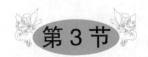

第3节
女性常见疾病防治法

呵护乳房，拒绝增生——为女人的健康系上粉红丝带

性感的乳房跟其他的器官一样，也有自己的喜好，我们满足了它的各种喜好，它自然就会乖乖听话，不会给我们的健康惹麻烦了。可爱的乳房到底有哪些嗜好呢？

（一）保持心情愉悦

紧张的情绪容易招来乳腺疾病，而快乐的心情可令心血管系统加速运行，胸肌伸展，胸廓扩张。女性的乳房健康与心情紧密相关，所以，每当有一些患有乳腺增生等良性疾病的患者向医师寻求保健良方时，她总不忘告诫她们——每天对着镜子大笑3次。

（二）健康饮食

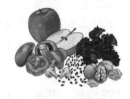

平时要多吃些谷类、蔬菜及豆类。这些食物低脂高纤，正是乳房最喜欢的营养素；少吃油炸食品，动物脂肪，甜食及过多进补食品，要多吃蔬菜和水果类，多吃粗粮。黑黄豆最好，多吃核桃，黑芝麻、黑木耳、蘑菇。不吃或少吃咸辣的刺激食物。

（三）温柔的按摩

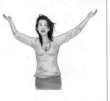

轻轻按摩乳房，可使过量的体液再回到淋巴系统。按摩时，先将肥皂液涂在乳房上，沿着乳房表面旋转手指，约一个硬币大小的圆。然后用手将乳房压入再弹起，这对防止乳房不适症有极大的好处。

（四）合适的胸罩

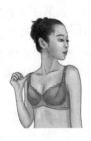

各种化学纤维、尼龙面料的内衣容易导致皮肤过敏，甚至会造成泌乳障碍或形成乳腺炎。不太适合乳房形状的胸罩会使局部血液循环受到影响，还会阻碍乳房及其周围组织器官的发育。

（五）夫妻恩爱

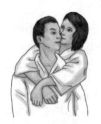

和谐的性生活能调节内分泌，刺激雌激素分泌，增强对乳腺的保护力度和修复力度，性高潮刺激还能加速血液循环，避免乳房因气血运行不畅而出现增生。

（六）胸部自检及正确的清洁方法

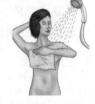

沐浴时，胸部先上好香皂，便于滑动检查。检查时，一手放在脑后，一手手指伸直并拢，用指腹以螺旋方式，仔细检查乳房每一部分，看看是否有硬块，以此方法左右互换检查。女人擦洗乳房或冲洗这些隐秘部位时，最好用清洁的温开水和专用的柔软毛巾，并且擦洗动作要轻柔。

哪些才是温暖女人冰河时期的良药

现在女性月经不调十分普遍，特殊的那几天总是感觉身体发冷，有痛经的女性，一般来说是体内寒湿过重，如果不治好痛经，生下来的孩子也会多病。经期正是女性身体免疫力最低下的时候，各种生理值也同时减弱。

经期的女性一定要注意保持清洁，每日要清洗外阴。不过不适宜盆浴，应采用淋浴的方式

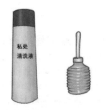

经期女性不适宜喝浓茶、咖啡。因为这类饮料中所含的咖啡因容易刺激神经和心血管，会对行经产生不利影响

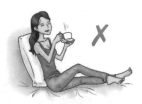

经期不宜过性生活，因为子宫腔内膜剥落，会形成创伤面，性生活容易将细菌引入，使其进入子宫腔内，引发感染

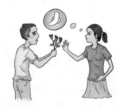

要注意禁食生冷，因为生冷食物会给身体刺激，降低血液循环的速度，从而影响子宫的收缩及经血的排出，容易引发生理疼痛

现在介绍一个经典的温暖食疗方，希望对女性朋友们有所帮助。

山楂红糖饮

材料：生山楂肉 50 克，红糖 40 克。

做法：山楂水煎去渣，冲入红糖，热饮。

用法：非妊娠者多服几次，经血亦可自下。

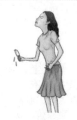

山楂红糖饮功效：活血调经，主治妇女经期紊乱

去除卵巢囊肿，不再让女人彷徨与无奈

卵巢囊肿是指卵巢内部或表面生成肿块。肿块内的物质通常是液体，有时也可能是固体，或是液体与固体的混合。卵巢囊肿的体积通常比较小，类似豌豆或腰果那么大，也有的长得像垒球一样，甚至更大。

卵巢囊肿对于身体的危害以及对该种疾病的治疗，都取决于它的性质。对于 30 岁以上的女性来说，即使没有任何不适，每年也应进行一次包括妇科检查在内的体检。如果发现卵巢囊肿，应进一步检查，明确是功能性囊肿，还是肿瘤性囊肿，以采取不同的治疗方法。

导致卵巢囊肿的原因，大多是我们日常生活中忽视的小细节或者是一些生理原因。卵巢的兴衰与女人一生中月经的长短有关联。民间的说法是，女人的月经会持续 30 年，也就是说，如果月经初潮的时间是在 15 岁，那么绝经的时间就是 45 岁。女子绝经就代表卵巢已经衰老。

第一次怀孕的年龄越大，绝经越早；哺乳时间越长，绝经越晚。这也是现代人多见卵巢早衰的原因。现代女性忙工作、忙事业，经常把婚姻大事和生孩子的事推得很晚，30多岁才生第一胎的大有人在，而且生完孩子后为了保持体形和尽快工作，拒绝给孩子母乳喂养的人也越来越多，这都是造成卵巢早衰的原因。

拒绝卵巢早衰，想要永葆青春，就要从呵护卵巢开始。给美丽的女人们推荐一部护巢四步曲。

（一）食物保养卵巢

和谐的性生活能调节内分泌，刺激雌激素分泌，增加对乳腺的保护力度和修复力度，性高潮刺激还能加速血液循环，避免乳房因气血运行不畅而出现增生。

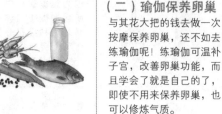

（二）瑜伽保养卵巢

与其花大把的钱去做一次按摩保养卵巢，还不如去练瑜伽呢！练瑜伽可温补子宫，改善卵巢功能，而且学会了就是自己的了，即使不用来保养卵巢，也可以修炼气质。

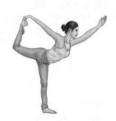

（三）久坐，不穿紧身内衣

坐得太久，血都瘀在小腹部位，就会引发炎症，容易使卵巢功能衰退。此外，要少穿塑身内衣，否则会导致卵巢发育受限，使卵巢受伤。

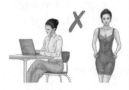

（四）良好的生活习惯

良好的生活习惯是健康的保证，对卵巢保养来说也一样。保证睡眠、饮食得当是最基本也最有效的方法。想让自己永远健康美丽，女性朋友们就要注意保养卵巢，让美丽的"后花园"枝繁叶茂。

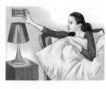

阴道炎种种，让女人告别尴尬的伤痛

阴道炎是阴道黏膜及黏膜下结缔组织的炎症，是妇科门诊常见的疾病。正常健康妇女，由于解剖学及生物化学特点，阴道对病原体的侵入有自然防御功能，当阴道的自然防御功能遭到破坏时，病原体易于侵入，导致阴道炎症。幼女及绝经后妇女由于雌激素缺乏，阴道上皮菲薄，细胞内糖原含量减少，阴道 pH 值高达 7 左右，故阴道抵抗力低下，比青春期及育龄妇女易受感染。阴道炎临床上以白带的性状发生改变以及外阴瘙痒灼痛为主要临床特点，性交痛也常见，感染累及尿道时，可有尿痛、尿急等症状。常见的阴道炎有细菌性阴道病、滴虫性阴道炎、霉菌性阴道炎及老年性阴道炎。

防治阴道炎保健对策：

（一）少穿紧身裤

少穿紧身或贴身的裤子，夏日宜多穿裙或松身裤。另外，要避免穿紧身尼龙内裤，应选择棉质内裤。这是因为女性下体阴暗潮湿，过紧的裤子令下体不透气，患阴道炎机会亦会增加。

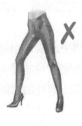

（二）要用无香味的厕纸

为了减低刺激或敏感，要用无香味的卫生用品，避免使用加添了香剂的卫生巾或厕纸。另外，勿胡乱使用消毒药水清洗阴道，以免刺激皮肤引致局部皮肤受损，甚至发炎。

（三）擦阴部由前至后

注意阴部清洁，内裤要经常清洗，如厕后用纸巾清洁阴部，应按照由前至后的顺序擦，避免把肛门的细菌带到阴道，导致发炎。

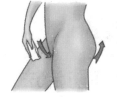

（四）夫妻共同治疗

患上阴道炎，应按医生指示，采取正确的药物治疗，如阴道塞药、外用药膏或口服药物等。最好夫妇共同治疗。炎症未完全治愈时，应避免夫妻生活。

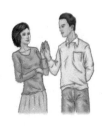

（五）忌酒戒烟

忌酒戒烟。多吃营养丰富的食物，不吃辛辣刺激、海鲜等过敏性食物。

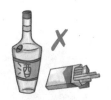

（六）注意清洗原则

（1）健康女性洁阴，只需清除外阴部皮肤表面积聚的汗液、皮脂、阴道排液、尿和粪渍即可。
（2）清洗外阴所用的盆、毛巾要单独使用，不能混用。清洗所用液体以清水为好。

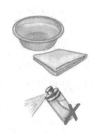

四两拨千斤，轻松应对更年期综合征

女人到 40 岁左右，由于卵巢功能减退，垂体功能亢进，分泌过多的促性腺激素，引起植物神经功能紊乱，从而出现一系列程度不同的症状，称为"更年期综合征"。

一、小策略帮助你摆脱热潮红

热潮红是指更年期女性经常会感觉突然之间体温急遽上升，热感从胸部像潮水一样迅速涌向颈部和面部。我们可以通过下面几种方法来减轻、减少这种症状的发生。

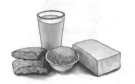

多吃豆制品

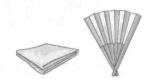

随身带着一把小折扇和一条小毛巾，可随时扇风，减轻闷热感

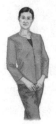

更年期女性平时着装最好选择宽松、吸汗、透气性好，棉、麻质地的衣服，避免穿紧身的衣服或者皮革质地的衣服

二、轻松对付心悸症状

心悸也是更年期一种较常见的症状，通常表现为心跳突然之间加快，心前区有憋闷的感觉。在日常生活中多注意一些细节，可减少心悸症状的发生。

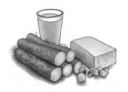

多吃豆制品、山药、莲子

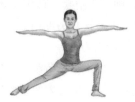

多增加运动、文娱、休闲生活

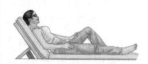

适当放慢生活节奏，让自己生活得更从容，使心脏处于一种平和宁静的状态

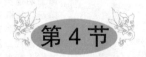

男性常见疾病防治法

前列腺炎要慎治，不可妄服壮阳品

前列腺炎在中医中属于"白浊""精浊"等范畴，是成年男性常见病，患者不但有发热、畏寒等全身症状，还有尿急、尿频、尿痛，会阴、肛门和阴囊等位可有触痛或坠胀感，并可引起腰酸腰痛、性功能减退等。《医方考》作者、安徽名医吴昆认为，该病为肾虚、下焦湿热、膀胱气化不利所引起。

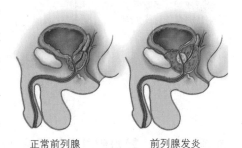

正常前列腺　　　　　前列腺发炎

前列腺炎症状

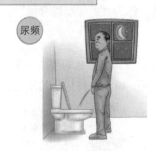

尿频

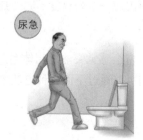

尿急

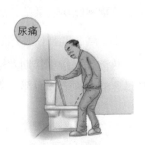

尿痛

治疗前列腺炎，要辨证综治，详察病情，不可妄投壮阳之品，下面向大家介绍两种安全简便的按摩方法。

（1）阴陵泉、三阴交、太溪三穴是对治疗前列腺炎最有效的穴位。点按阴陵泉、三阴交、太溪各穴位100次，力度以胀痛为宜。还可以依照反射区做脚底按摩。

（2）在足底找到肾、脾、肺、肾上腺、膀胱、输尿管、生殖腺、脑垂体等反射区，按以下步骤按摩：

①按揉肾、肾上腺、胃、脾、生殖腺、膀胱各反射区100次，力度以酸痛为宜。

②推压输尿管100次，肺部50次，力度稍重。

③点按脑垂体50次，力度以胀为宜。

患前列腺炎者应起居有规律，性生活有节制，避免房事过度。饮食有节，不过食肥甘厚味、辛辣之品，多食蔬菜水果，保持大便通畅。按摩治疗期间，可配合饮用荷叶汤，效果更佳。

有宜有忌，让男人拥有一颗"年轻"的心

随着年龄的增加，心脏也开始老化，那么男人怎样才能拥有一颗"年轻"的心呢？

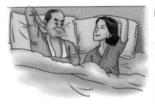

（一）规律房事

性行为和慢跑一样都是不错的运动。每周3～4次性行为的男人10年后发生重大心脏病或中风的风险可以减半。

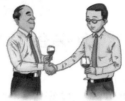

（二）多交几个朋友

朋友多意味着从社会上获得的支持也多。这种支持对于减轻在工作和生活中的心理压力十分有效。压力在很多时候就是心脏病的诱因，与那些没有朋友帮助必须独立支撑的人比较，朋友多的男人患心脏病的机会仅是前者的一半。

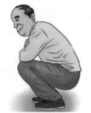

（三）经常下蹲

因为重力影响，下肢血液流回心脏缺少动力，只能缓缓流淌。如果经常下蹲，把双腿肌肉力量锻炼加大，就相当于为整个身体的血液循环加了一股动力。这样远离心脏部位的血流加快了，不仅为心脏减轻负担，甚至还可以使心肌的形态结构发生变化，增强心脏功能，不再被高血压和心脏病骚扰。

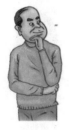

（四）多用大脑

善于思考的人可以减少动脉内脂肪的积聚，从而降低动脉硬化症的发生风险。动脉内壁的脂肪积聚是心脏病发生和突发的一个主要原因。

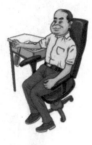

（五）定期献血

男人年过40岁，由于体力活动的减少和生活水平的提高，体内脂肪容易积存，许多人的血脂长期处于较高水平。定期献血可以降低血液的黏稠度，从而减轻动脉硬化的隐患。中年男子每年献血550毫升，患心脏病的风险将减低86%。

除此之外，男人保养心脏还应在生活中注意以下几种禁忌：

（一）懒得运动

长期运动过少削弱了心肌的收缩能力。血管变细，血压增高，易诱发心脏病。

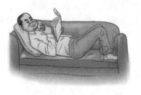

（二）熬夜

心脏无法对午夜工作产生良好反应，会加大心脏压力负荷。

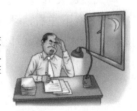

（三）化纤衣料

化纤内衣所造成的静电变化，会干扰心脏的兴奋电位，从而引起早搏。专家认为，这可能是由于化纤织物刺激皮肤，引起过敏反应，体内致敏物质增加所致。

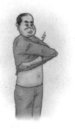

（四）长时间开车

长时间开车，特别是在驾驶过程中不断改变车速，会导致路上空气中的有害微粒在肺部深处沉积，增加血液黏稠和发炎的风险，并改变心律。

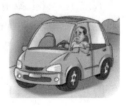

第5节

中老年常见疾病防治法

老人耳鸣、听力下降，只需补肾虚、"鸣天鼓"

老年人随着年龄的增长，常常会出现耳鸣、听力下降的现象。因此，要治疗老年人耳鸣、听力下降，根源就在于补肾，涌泉、太溪都是补肾的重穴，只要每天在家里按揉两侧太溪、涌泉穴 3～5 分钟，一周之后，耳朵就没事了。

另外，我们也可尝试一下中医传统的自我按摩方法"鸣天鼓"。此法简单易学，是一种以手叩击风池穴的方法，对年老肾亏引起的耳聋、耳鸣、健忘、头晕、思维能力下降等有一定的疗效。

具体的操作方法是：用两掌心紧贴双耳，十指放于后脑，食指抬起，搭放于中指之上，两食指同时用力，从中指上滑下弹击脑后枕骨的凹陷处（风池穴），此时会发出"咚、咚"的声音，犹如鸣鼓一样。

鸣天鼓每天可做3次，每次可做 60 下左右，动作的轻重程度视耳鸣、耳聋的情况而定。

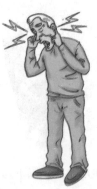

耳鸣使老年人的生活备受滋扰，容易引起头痛、失眠、健忘、脾气暴躁等不适症状

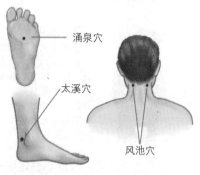

涌泉穴

太溪穴

风池穴

我国流传已久的一种自我按摩保健方法。每天按揉涌泉、太溪能治疗耳鸣。鸣天鼓为将耳朵反摺，双手食指按住中指，以食指用力弹后脑风池穴，咚咚有声，为老年人日常护耳的保健方法

防治老年人的常见病——骨质疏松

为什么人老之后，骨质会疏松？《黄帝内经》中说，五脏之中，肾主藏精，主骨生髓。肾精可以生化成骨髓，而骨髓是濡养我们骨骼重要的物质基础。人过了五六十岁，肾气开始减弱，肾精不足，骨头中的骨髓就相对减弱，进入一种空虚的状态；骨髓空虚了，周围的骨质就得不到足够的养分，就退化了，疏松了。

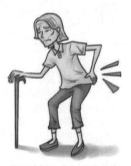

骨质疏松是老年人常见病

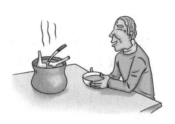

多喝骨头汤，注重养肾

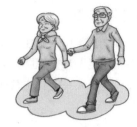

多参加体育活动，以走路为主

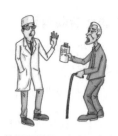

补钙要科学。老年人每日补钙最好达到1000毫克以上。饭后半小时服用最佳

老年人生活要规律，别让失眠找上你

　　随着岁月的流逝，人到老年之后免疫力就会变得低下、内分泌失调，各种疾病也会纷至沓来。其中，最让老年人感到手足无措的就是失眠问题。那么，老年人应该如何预防失眠呢？

（一）白天少睡

老年人白天睡得太多就会影响夜间的睡眠质量。因此应该尽量坚持白天少睡。但是每天下午一两点钟睡意来袭的时候，老年人可以小憩 15 ～ 30 分钟。

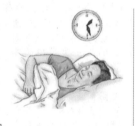

（二）饮食要合理

老年人的活动量相对较少，食欲差，所以应该合理安排饮食与作息时间，尽量将晚饭安排在 19 点左右。晚饭后吃点水果有助于睡眠，也可以在睡前两个小时左右吃几块热量高的点心，但在临睡前应该禁食。

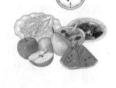

（三）不饮酒

有些老年人晚上睡不着，于是想"一醉解愁眠"，这种方法是极不可取的。酒精的不良刺激，非但不能催眠，反而会降低夜间睡眠的质量。

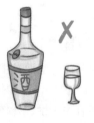

（四）晚上洗澡

睡前两小时洗个热水澡，可以促进血液循环，使身体彻底放松，这样对睡眠大有益处。

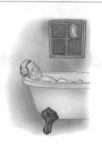

（五）少看电视

老年人由于白天活动量少，晚上常常睡不着，因此晚上就会花大量时间来看电视，以此来打发无聊的时间。事实上，老年人晚上看电视不宜过长，长时间看电视更容易造成失眠。

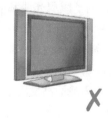

（六）调整心态

老年人应该学着适应老年生活模式，加强心态调整，否则很容易陷入"我还没有老"的心理陷阱里面。我们说"老骥伏枥，志在千里"这种精神值得学习，但是人不能不服老，一定要尊重自然规律，否则很容易引起心理障碍，诱发睡眠障碍。

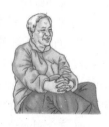

年老之后脾胃弱，管好嘴巴很重要

古代名医朱丹溪在著作《养老论》中，叙述了年老时出现的症状与保养方法。朱丹溪根据他的"阳常有余、阴常不足"与重视脾胃的学术思想，提出老年人具有脾胃虚弱与阴虚火旺的特点，因此，老年人一定要注意管好自己的嘴巴。

（一）节制饮食，但不偏食

饮食失节失宜，是糖尿病、高血脂、肥胖症、心脑血管疾病的潜在诱因。因此老年人每餐应以七八分饱为宜，尤其是晚餐更要少吃。但为了平衡营养，保持身体健康，各种食物都要吃一点，不可偏食。

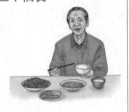

（二）饮食宜清淡、宜慢

老年人的饮食应该以清淡为主，要细嚼慢咽，这是老年人养阴摄生的措施之一。老年人一般每天吃盐应以6~8克为宜。吃得慢些也容易产生饱腹感，可防止进食过多，影响身体健康。

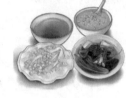

（三）饭菜要烂、要热

老年人脏器功能衰退，胃肠消化功能降低，故补益不宜太多，多则影响消化、吸收的功能。要特别注意照顾好脾胃，饭菜要做得软一些、烂一些。老年人对寒冷的抵抗力差，如吃冷食可引起胃壁血管收缩，供血减少。因此，老年人的饮食应稍热一些，以适口进食为宜。

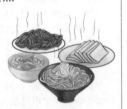

（四）蔬菜要多，水果要吃

新鲜蔬菜是老年人健康的朋友，它不仅含有丰富的维生素C和矿物质，还有较多的纤维素，对保护心血管和防癌防便秘有重要作用，每天的蔬菜摄入量应不少于250克。各种水果含有丰富的水溶性维生素和金属微量元素，为保持健康，老年人在每餐饭后应吃些水果。

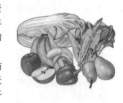

高维生素C食物——抗击中老年白内障的首选

白内障是眼球内的晶状体内于受到某种原因的影响而发生混浊，透明度降低，或者变得完全不透明的一种眼病。45岁以上的中老年人是白内障的高发人群。白内障有很多种，最多见的是老年性白内障，此外还有先天性、外伤性、并发性、中毒性、电光性、放射性白内障等。在白内障的发展过程中，饮食具有非常重要的作用，倘若能科学安排饮食，可有效减缓或防止白内障的发展。

高维生素C的食物是首选。维生素C有利于减弱光线和氧对晶状体的损害，从而可以防止白内障的发生和发展。白内障患者应适当多进食一些高维生素C的食物，如西红柿、大枣、刺梨，以及新鲜绿色蔬菜等。人体内含锌量不足，就容易导致白内障的形成，因而白内障患者要多摄取锌，多吃青鱼、沙丁鱼、瘦肉、花生、核桃、牡蛎等含锌丰富的食物。同时，体内缺硒也是白内障的高发因素，预防白内障应适当多吃一些富含硒的食物，如芦笋、蘑菇、谷物、鱼、虾等。茶叶中含有的一种鞣酸物质具有抗氧化反应作用，故经常饮茶可防止白内障的发生。

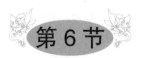

第6节
上班族常见疾病防治法

"手动二法"，让"白骨精"远离脑疲劳的困扰

现代社会竞争激烈，许多年轻的"白骨精"（白领、骨干、精英），正遭受着大脑疲劳的困扰，更有甚者年纪轻轻就患上了脑出血这类的"老年病"。所以，对于现代人来说，缓解脑疲劳、做好脑部保健已刻不容缓。下面两种方法就是缓解大脑疲劳的简单而有效的好方法。

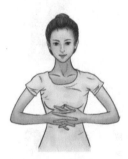

手指交叉法：当感到大脑迟钝、精力不集中时，把双手手指交叉地扭在一起，左、右手拇指交替放在上面，如果这样感觉不舒服，这是由于采取了与平时不同的动作，会给大脑一种刺激，由此可以促进大脑功能的提高

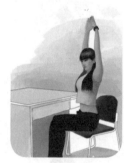

拍手法：把手掌合起来拍击出声，声音通过听觉神经传到大脑，可以增强大脑功能。这种锻炼方法很简单：双手向上方伸展，强烈地拍击手掌3次。接着，把向上方伸展的双手放在胸前，再拍击3次。应该注意，手腕要用力伸展，尽量使左右手的中指牢牢地靠拢

半分钟帮你告别"鼠标手"

电脑整天"霸占"着人们的手，这使得"鼠标手"（医学上称为腕管综合征）的人越来越多。新加坡一项资料表明，男性"鼠标手"好发年龄在30~60岁。这是因为他们腕部的正中神经更容易受到压迫性损伤。如何摆脱"鼠标手"的困扰？以下就是防治"鼠标手"的七个小动作，只要每天抽出几分钟，就能有效地防治"鼠标手"。

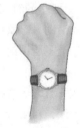

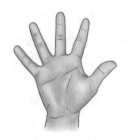

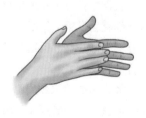

（1）用手表做辅助器械，按顺时针和逆时针转动手腕25次。功效：缓解手腕肌肉酸痛的感觉。

（2）舒展身体各部位时，也要用力伸开双手的五指，每次20~30秒钟，做2~3次。功效：增强关节抵抗力，促进血液循环。

（3）双掌合十，前后运动摩擦至微热。功效：促进手部的血液循环。

对付"星期一综合征"就用这四招

据专业机构的调查数据显示，星期一到医院就诊的患者高出其他工作日的10%～20%，其中多数患者表现为头痛、四肢无力、血压升高，有的人还出现手痛、颈痛等现象。

引发"星期一综合征"的主要原因是由于不少工作人员双休日为了放松自己，打乱了平常的作息时间和生活规律，有的人拼命地补觉，有的人疯狂地娱乐，原有的生活作息规律打乱后没有进行科学、有效的调整，反而增加了劳动强度，导致免疫功能下降。等到星期一上班时，神经系统还不够兴奋，难以适应快节奏的工作方式，就会表现为精神不佳。治疗"星期一综合征"有四个对策：

（一）调整节奏

星期一上班时，可以先接触一些与工作相关的其他事情，例如看相关的项目资料，思考工作内容，或者组织周一 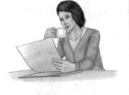 例会等，这都有助于调节"星期一综合征"，以便更快地融入工作中。

（二）消除心理压力

轻松对待星期一重返工作岗位，认真对待每一天，把星期一上班当作美好生活的开始，以平常心对待一周的紧张工作。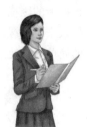

（三）做到劳逸结合

即使是双休日的两天休息，也要注意劳逸结合，有张有弛，放松有度，一切以身心愉悦为标准。双休日要注意适度的休息，避免造成休息日反而过度疲劳的状况。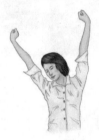

（四）合理膳食

即使是周末参加朋友联欢会、亲友团聚，也要根据自身的身体情况合理膳食，饮酒莫过量，确保身心健康。特别是有心脏病史的人，更要注意控制饮酒量。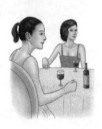

久坐后肩背酸痛，敲敲小肠经

长期坐在办公桌或电脑前的上班族们肯定都有过这样的体会：只要坐的时间一长，颈肩部就会发紧、发酸、疼痛，后背肌肉僵硬、酸痛，站起来活动活动，敲敲疼痛的地方就会好一些。但这只是暂时的，过一会儿疼痛照旧。这就是患上了所谓的"颈肩综合征"。

那么怎么治愈颈肩综合征呢？在这里，告诉你一个安全、有效、省时、省钱的妙招，那就是敲小肠经（又称肩经），它在手臂阳面靠近小指的那条线，再配合一点不需要任何工具的肌肉锻炼，你会发现那些不爽的感觉会马上消失。

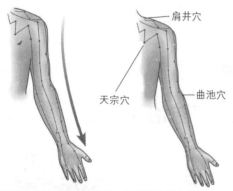

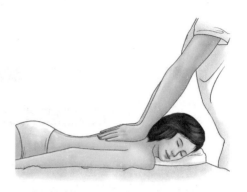

首先，沿着手三阳经按揉、推捋和拿捏。因为手三阳经循行的路线经过颈肩部，所以循经按揉拿捏可以很好地疏通这些经的经气，放松沿行的肌肉等软组织，消除肌肉的僵硬感。其次，可以点揉穴位：曲池有通经活络的作用；然后就是肩井，按压肩井可以很好地缓解颈肩部的肌肉紧张；还有天宗，点揉天宗能够放松整个肩胛部的紧张感和疲劳感

如果有条件的话，可以按摩一下背部，基本上是沿着足太阳膀胱经（本脉从头顶部分别向后行至枕骨处，进入颅腔，络脑，回出分别下行到颈部，下行交会于大椎穴，再分左右沿肩胛内侧，脊柱两旁，到达腰部，进入脊柱两旁的肌肉）的循行路线由一侧从上往下推，然后从对侧从下向上按摩，力量可以由轻到重。这样反复操作 5 分钟左右

五套办公室小动作让你拥有大健康

长时间待在办公室内，易引起头昏、乏力、失眠、记忆力减退、动脉粥样硬化、高血压、冠心病、腹胀、便秘等疾病。因此，加强健身十分必要，下面几个"小动作"可以让你在办公桌前就能达到健身的目的。

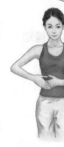

（一）脸部运动
工作间隙，将嘴巴最大限度地一张一合，带动脸上全部肌肉以至头皮，进行有节奏的运动 50 次。脸部运动可以加速血液循环，延缓局部各种组织器官的"老化"，使头脑清醒。

（二）伸懒腰
可加速血液循环，舒展全身肌肉，消除腰肌过度紧张，纠正脊柱过度向前弯曲，保持健美体形。

（三）揉腹
用右手按顺时针方向绕脐揉腹 36 周，再按逆时针方向绕脐揉腹 36 周，对防止便秘、消化不良等症状有较好效果。

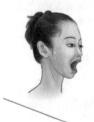

（五）躯干运动
左右侧身弯腰，扭动肩背部，并用拳轻捶后腰各 20 次左右，可缓解腰背佝偻、腰肌劳损等病症。

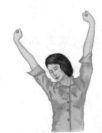

（四）撮谷道
即提肛运动，将肛门向上提，然后放松，反复进行。每次运动 50 次左右。提肛运动可以促进局部血液循环，预防痔疮等肛周疾病。

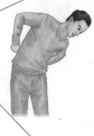

第 7 节

应酬族常见疾病防治法

饭局越多，患病机会也越多

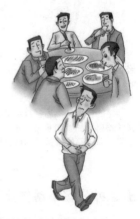

审视一下自己是不是经常有饭局，或因工作应酬，或与朋友聚餐等，这极易对健康产生危害。

在外就餐时，大量的高蛋白、高脂肪、高能量食物进入我们的体内，会增强血脂的凝固性，使它沉积在血管壁上，促使动脉硬化和血栓的形成，又可导致肝脏制造更多的低密度和极低密度脂蛋白，把过多的胆固醇运载到动脉壁上堆积起来，形成恶性循环。每天的热量供应集中在晚餐，会使糖耐量加速降低，加重胰岛负担，促使胰腺衰老，导致糖尿病的发生。

因此外出用餐时，要注意饮食均衡，尽量挑选少油少糖的健康食品，如蔬菜、鱼类等。

调查发现，20% 的受访者患有高血压和心脏病等代谢综合征，而 1 个星期外出用餐 4 晚上的男士，患代谢综合征的比例较非经常外出用餐者高 1 倍

解酒保肝，这五个绝密你不可不知

喝酒也是有技巧的，经常有应酬的你，如何做到既喝了酒还护了肝呢？

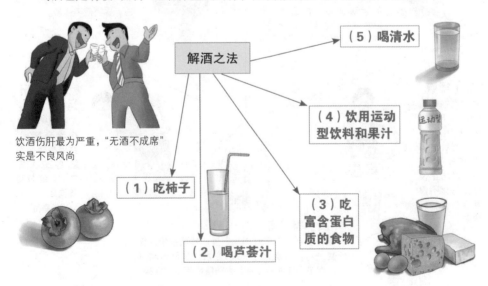

饮酒伤肝最为严重，"无酒不成席"实是不良风尚

解酒之法

（5）喝清水

（4）饮用运动型饮料和果汁

（1）吃柿子

（2）喝芦荟汁

（3）吃富含蛋白质的食物

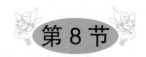

第8节
开车族常见疾病防治法

司机最怕的职业病——心绞痛

由于司机驾车时思想高度集中，又缺乏运动，血液循环缓慢，容易引起心绞痛等。据悉，目前心绞痛在年轻人当中有上升的趋势，而且专业司机占大多数。

这里介绍几种治疗心绞痛常用的食疗方法：

（一）乌梅大枣杏仁泥

1个乌梅、2个枣、7个杏仁一起捣，男酒女醋送下，不害心疼直到老。此法对心绞痛治疗有特别的效果。

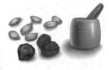

心绞痛是心肌一时性缺血所引起的症状群。临床特点是胸骨后有压缩感的，令人忧虑不安的发作性疼痛，可由体力活动而诱发，停止活动或服用硝酸甘油后即可停止发作

（二）绿豆胡椒散

绿豆21粒，胡椒14粒。绿豆、胡椒共同研碎为末，用白汤调和服下。

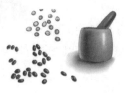

（三）木耳散

木耳30克，白酒适量。将木耳洗净焙干，研为细末，用白酒调匀服下。分3次用完。

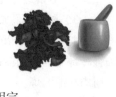

摆脱颈椎病，你离不开以下五种对策

司机在开车的时候，长时间一个姿势，而且眼睛盯着前方、脖子挺直，容易导致颈部肌肉痉挛，发生颈椎微错位，压迫、刺激神经，出现头部、肩部、上肢等处疼痛、发胀，长期则会引发颈椎病。

一般来说，司机预防颈椎病，可用以下几种对策：

（1）驾车时尽量使颈、肩部肌肉放松，避

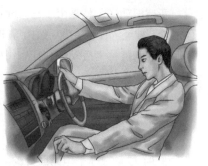

开车时间越长，得颈椎病的概率越高

免过度紧张，否则会使肌肉内产生大量代谢产物乳酸，乳酸会刺激颈、肩部产生疼痛。

（2）夏季使用空调时，温度不宜调得过低，更不宜直接吹颈、肩部。

（3）感到颈部疼痛或头晕时，应立即将车停到路边，保持均匀呼吸，休息片刻。

（4）在驾车休息时，可做扩胸、摇肩运动。

（5）自我按摩法，方法如下。

①用食指和中指按住同侧颈后肌肉，同时做仰头动作，共20次。

②拿捏两侧肩部肌肉，各20次。

③用双手拇指按揉枕后部的风池穴和肘部外侧的曲池穴，以出现酸胀感为度，每穴各约1分钟。

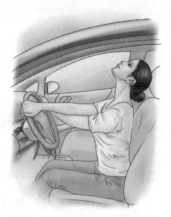

可采用"米"字功进行锻炼，方法是取端坐位，全身放松，以头做"笔头"，反复写"米"字5～10遍，每日坚持做2～3次

四大妙招让司机师傅远离腰椎病

司机的腰椎间盘突出症的发病率比较高，这主要是开车时腰部的姿势不良或持续不良姿势过久，座位与方向盘高度不协调，以及腰骶部受到长时间的颠震所致。司机如果想要避免腰椎病，可以采用以下四点建议：

（1）把座位适当移向方向盘，不使后背倾斜度太大。

（2）尽量避免连续开车超过1小时。

（3）不要把驾驶室的空调温度调得太低。

（4）预防腰痛最主要的措施是加强自身保护，即加强腰部肌肉的功能锻炼，每天定期或休息时进行腰背部肌肉功能锻炼。

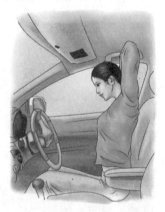

每开车一小时，做一次肩臂抻拉运动能有效防治腰椎病

这些方法让振动病不再缠着你

所谓振动病，就是由于长时间接触振动所引起的人体血管、神经、骨与关节、肌肉等出现病变的一组病症，因此这种病被称为振动综合征。司机患振动病，主要是在驾驶各种机动车的过程中不断受到振动引起的。

以下方法对于司机振动病的防治很有效：

（1）座位靠背要富有弹性，以减轻振动幅度。

（2）保养好车辆的减震性能。

（3）尽量选择平坦路面行驶。

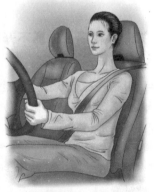

在驾驶车辆时戴手套以缓冲振动也是很好的预防振动病的方法

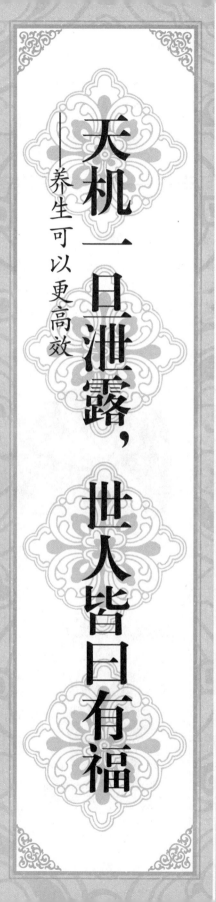

天机一旦泄露，世人皆曰有福

——养生可以更高效

第七章

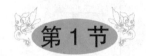

第1节

健康何难——养生之道俯首皆是

以性养生，"七损八益"维护男女健康

性是人类的正常生理活动，科学合理的性生活可以长保健康的身心，是最佳的养生之道。《黄帝内经》里说："能知七损八益，则二者可调。不知用此，则早衰之节也。"这说明掌握和理解房事生活的"七损八益"对于人体健康的重要性。

一、"七损"是指

（1）闭：即有疾病的男女不可同房，若不禁忌则伤五脏。

（2）泄：即行房不可过急过久，否则大汗出则伤津液。

（3）竭：即房事不加节制，漫无休止地交合，会使精血虚耗。

（4）勿：即阳痿不能勉强行房，犯之则废。

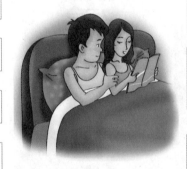

（5）烦：即患喘息或心中烦乱不安的不可行房，否则更能引起烦渴，加重病情。

（6）绝：即夫妇一方不愿行房而另一方强行之，可引起精神抑郁并导致内脏疾病而影响孕育。

（7）费：即行房时不是和志定气，而是急速施泄，这是耗散精气的行为。

二、"八益"是指

（1）治气：即早上起来正坐，将腰背脊骨伸直，紧敛肛门呼吸30次，使气降于丹田。

（2）致沫：即早上饮食时不要再行吐纳，，将要被即尾骶部放松，使由上而下合于丹田之气通于身之四周。

（3）知时：即是女房事之先，须先嬉戏，使志和意感。若男急而女不应，女动而男不从，则双方都会有损害，故要知其时而行房。

（4）蓄气：即临交须敛周身之气蓄于前阴，使势大而缓进之。

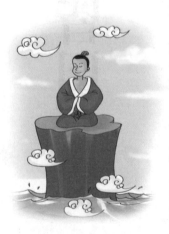

（5）和沫：即交合时男子不要粗暴，应尽量顺意。

（6）积气：即交合不要贪欢，适当时候中断片刻，平息一下精神，射精后停止性交。

（7）待赢：即交合快要结束时，应当纳气运行于脊背，不要摇动，必须收敛精气，导气下行，安静地等。

（8）定倾：即阴精已泄，不可使势软而出之，要待阴茎尚能勃起时迅速离去。

养花种草也是不错的养生方式

人们爱花、养花、赞花，是对美的向往和追求。花草，不仅是美化生活的大使，给人以美和艺术的感受，更是改善环境、陶冶情操、增进健康的益友。对现代人来说，在紧张的工作之余，养些花草，不仅能调节生活，放松心情，还有助于调节人体生理功能，稳定情绪，有益于身心健康。

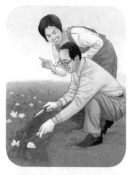

养花种草有益于身心健康

做事悠着点，身体就能健康些

我们一直在谈养生，那么究竟什么是养生，怎么养呢？一言以蔽之，就是凡事讲究"度"，不管是吃饭，还是睡觉、运动，都要有个限度，不能太过。《黄帝内经》有"五劳七伤"之说，什么是"五劳七伤"呢？"五劳"是指久视伤血，久卧伤气，久坐伤肉，久立伤骨，久行伤筋。"七伤"是忧愁思虑伤心，大怒气逆伤肝，寒冷伤肺，大饱伤脾，房劳过度、久坐湿地伤肾，恐惧不节伤志，风雨寒暑伤形。五劳七伤都是过，均为诸虚百损的原因。

一、首先让我们来看看"五劳"

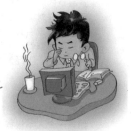

（1）"久视伤血"。如果一个人长时间用眼视物，不但会使其视力下降，还会导致人体"血"的损伤。

（2）"久卧伤气"。人如果只躺卧不运动，人体内的气脉就运行不起来，时间若长了就会伤及人的肺气。

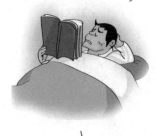

（5）"久坐伤肉"其实伤的是脾。在办公室里经常会遇到这种人，他就喜欢坐着，能坐就不站着，能躺着就不坐着，由于不爱运动，脾的运化功能非常差，才会出现这种状况，这种人吃饭也不会香。

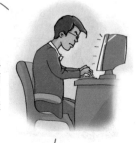

（3）"久立伤骨"其实伤的是肾。因为肾主骨，如果老站着的话，就会伤及肾，腰部、腿部就会出现问题。

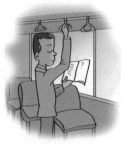

（4）"久行伤筋"其实伤的是肝。因为肝主筋，过分劳累和运动就会伤及肝脏，肝脏就会出现问题。

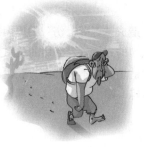

二、接下来再认识一下"七伤"

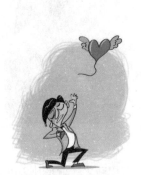

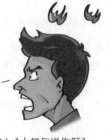

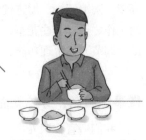

（1）"忧愁思虑伤心"。一个人如果过于忧愁思虑就会伤心神。

（2）"大怒气逆伤肝"。一个人在大怒的时候对肝脏损伤很大，除此之外，即使大怒时憋着、忍着也会伤肝，所以最好不要生气。

（3）"大饱伤脾"。一个人如果吃得过饱就容易伤脾。

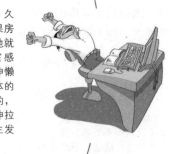

（4）"房劳过度、久坐湿地伤肾"。如果房事频繁或者久坐湿地就会伤肾。在办公室感觉疲惫的时候可以伸懒腰，这样对调动身体的气机是非常有好处的，这是因为双臂向上伸拉的是胆经，胆经是生发之机。

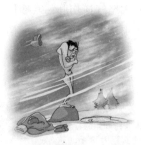

（7）"寒冷伤肺"。长期处于寒冷的环境或者食寒凉之物会损伤肺气。

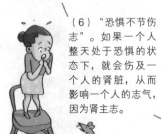

（6）"恐惧不节伤志"。如果一个人整天处于恐惧的状态下，就会伤及一个人的肾脏，从而影响一个人的志气，因为肾主志。

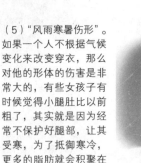

（5）"风雨寒暑伤形"。如果一个人不根据气候变化来改变穿衣，那么对他的形体的伤害是非常大的，有些女孩子有时候觉得小腿肚比以前粗了，其实就是因为经常不保护好腿部，让其受寒，为了抵御寒冷，更多的脂肪就会积聚在腿部。

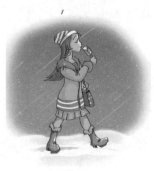

　　造成"五劳七伤"的原因很多，有的还与食品的"五味"、节令的"四时"，甚至风向的方位有着密切的关系。所以养生学认为：在养生时，要注意酸、甜、苦、辣、咸的适量，切不可偏食；在生活起居上，要按季节的交替、冷暖，适时增减衣服，适当锻炼，顺乎自然。这些都是强身健体，预防"五劳七伤"的必要措施。

提升免疫力要多接触有生命力的东西

有人可能会问，为什么现在我们的生活水平高了，可以选择的食物多了，品味也越来越高了，可是我们的病也越来越多了，而且很多疾病都是以前从未有过的，这是为什么呢？其实，我们现在的生活好了，很多食物都不是应季的食物，外面飘着大雪，在屋子里面就能吃到西瓜，其实这些食物都不是有生命力的东西，都是在农药的保护下，在化肥的刺激下快速生长的，没多长时间就可以吃了，这样速成的食物怎么会有营养呢？就像我们现在吃的肯德基、麦当劳一样，不用等，马上就能吃到，这些太速成的食物没经过长时间的烹饪，怎么会有营养呢？那些煮炖很长时间的汤才是最有营养、最有生命力的。

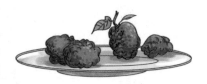

我们吃东西，不仅仅是吸收它们的营养和能量，而且会吸收其中所蕴涵的生命信息，也就是生命力。例如，你是愿意吃两三年的小桑树上的桑葚还是愿意吃百年老桑树上的桑葚呢？肯定所有人都会下意识地选择后者，为什么呢？因为后者是更强的生命力的象征，他们所蕴涵的信息不一样

在平时生活中，我们都愿意跟有热情、有激情和生命力较强的人聊天和来往，因为你能从他的身上吸取到生命的力量，让自己焕发一种激情和积极向上的力量，谁也不愿意接触沮丧、沉闷、抑郁的人，因为你只能从他身上吸取到不快乐的因素，让自己也颓丧。

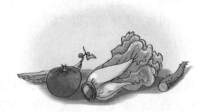

提升免疫力要点之一就是保证食品的天然新鲜和应季性

虽然我们每天没有条件吃那些合乎节律生长的蔬菜和肉类，但是我们会尽量去维护这个规则，时刻提醒自己"冬吃萝卜，夏吃姜，不用医生开药方"。我们尽量在生活中找到那些古老的、有生命力的东西，通过接触和体会，我们也能获得生命力的信息，提升自己的免疫力，使自己的身体强壮起来。

听听音乐，让心灵在舒缓中回归

在现代人繁忙的日常生活中，每天抽出时间听一听音乐，对身心都是很有好处的。

现代医学证明：人处在优美悦耳的音乐环境之中，可以分泌一种有利于身体健康的活性物质，调节体内血管的流量和神经传导，改善神经系统、心血管系统、内分泌系统和消化系统的功能。而音乐声波的频率和声压会引起心理上的反应，能提高大脑皮层的兴奋性，改善情绪，振奋精神。同时也有助于消除心理、社会因素所造成的紧张、焦虑、忧郁、恐怖等不良心理状态，提高应激能力。

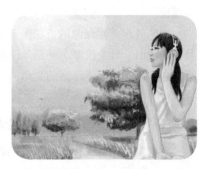

聆听音乐、鉴赏音乐，即可怡情，也能治病；既是现代人极为普遍的生活调剂，又是简单有效的养生方法

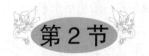

第2节

补足气血万病灭

气血瘀滞是人体衰老的主要原因

"气为血帅，血为气母"，这是中医的气血理论之一，气壮则可以帅血以运行，又是生血之力，血气旺则是气化之物质基础，只要气血充沛，血脉畅行，营卫调和，人体就可以"阴平阳秘"，百病可防，已病可愈。

《素问·至真要大论》有云："疏其血气，令其调达，而致和平。"意思是说，对疾病的治疗，应注重于疏通脏腑气血，使无壅滞之弊，则人体可恢复平和与健康。诚如清代姚止庵在《素问经注节解》中所释："疏其壅塞，令上下无碍，血气通调，则寒热自和，阴阳调达矣。"疾病的发生和发展，是关乎人体气机失去正常的运动状态，即气机出入阻隔，升降失序。

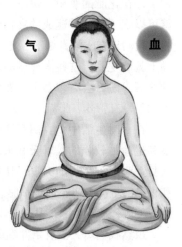

中医讲："气血冲和，万病不生，一有怫郁，诸病生矣。故人身诸病，多生于郁。"强调了气血对于人体防病保健的重要性

实际上，气血畅通的理论不仅在疾病的治疗上有重要指导作用，而且对于养生保健方面特别是对疾病的预防和抗老防衰有十分重要的意义。如东汉张仲景秉承经旨，在《金匮要略》中进一步提出："若五脏元贞通畅，人即安和。"所谓元贞者，即五脏真元之气，也就是朱震亨《格至余论》所说的"人之所借以为生者，血与气也"。

中医气血养生保健的方法十分丰富，其中如体育锻炼中的五禽戏、八段锦等，以及吐纳导引、针灸按摩、药浴足浴诸多方法，究其主要作用原理，无非是疏通脏腑经络气血，以保持机体旺盛的生命力，达到强身健体、祛病延年的目的。

养精补气提神，培固正气的三大法宝

"精"是维持人体生命活动的物质基础。中医里说，精是身体的根本，没有这种最基本的物质，就不可能有人的身体。

精分先天的肾精和水谷化生的后天之精，养精就要两者兼养。说得具体一点，就是节制性欲，房事太多会耗散精气；注意饮食，平时多吃一些养精的东西，例如，黑

精 就是食物的精华，说明养生首要在于良好的饮食，充沛的营养

神 代表了人的思想、心灵、精神和灵魂及其表现

精、气、神三者相互滋生、相互助长，是人生命存亡的根本

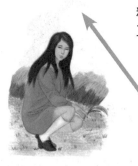

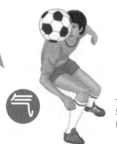

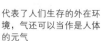

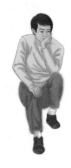

气 代表了人们生存的外在环境，气还可以当作是人体的元气

芝麻、山药、核桃等。照着这两点做下去，就能培固人体的正气。

"气"看不见，摸不着，却真实地存在着，而且在身体中起着至关重要的作用。调适呼吸是最重要的养气方法。中医养生是以呼吸为主，肢体运动为辅，深长匀细地慢呼吸，可以降低人体基础代谢率和器官耗氧量，有助于提高体质和延长寿命。

神是精神、意志、知觉、运动等一切生命活动的最高统帅。这种广义的神包括魂、魄、意、志、思、虑等活动，通过这些活动能体现人的健康状况。如"目光炯炯有神"就是神的表现，也是生命力旺盛的体现。神旺则身强，神衰则身弱；神衰则活，神去则死，养生就要养神。怎么养呢？具体要做到五点。

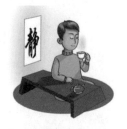

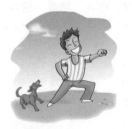

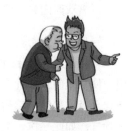

（一）心态平和
所谓心态平和就是清静、少欲，做到恬淡虚无。

（二）心情快乐
幸福就是一种感觉，只有你心里高兴了，满足了，你就可以变得快乐，这就是"境由心造"。

（三）心地善良
心地善良就是要保持一颗淳朴、天真的心。

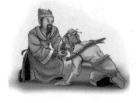

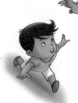

（四）心胸开阔
要达到心胸开阔就要学会忍让，要宽容，把心放大。

（五）心灵纯净
一个人只有不断净化自己的心灵，才能真正地快乐健康起来。

用"五禽戏"来平衡气血生态最有效

形神兼养是中国传统养生学的一个基本特点。倘若说养心的关键重在一个"静"字，那么养形的要务则是"动"。华佗曾经这样说道："动摇则谷气得消，血脉流通，病不得生。"鉴此有了"五禽戏"。

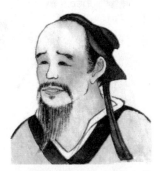

从中医的角度看，虎、鹿、熊、猿、鹤五种动物分属于金、木、水、火、土五行，又对应于心肝脾肺肾五脏。模仿它们的姿态进行运动，正是间接地起到了锻炼脏腑的作用，还可以使全身的各个关节、肌肉都得到锻炼。

现代医学研究证明，五禽戏是一种行之有效的锻炼方式。它能锻炼和提高神经系统的功能，提高大脑的抑制功能和调节功能，有利于神经细胞的修复和再生。它能提高

"五禽戏"是华佗总结前人养生的经验，模仿虎、鹿、熊、猿、鹤五种动物的形态发明的

肺功能及心脏功能，改善心肌供氧量，提高心脏排血力，促进组织器官的正常发育。同时它还能增强肠胃的活动及分泌功能，促进消化吸收，为机体活动提供养料。

就五禽戏本身来说，它并不是一套简单的体操，而是一套高级的保健气功。华佗把肢体的运动和呼吸吐纳有机地结合到了一起，通过气功导引使体内逆乱的气血恢复正常状态，以促进健康。后代的太极、形意、八卦等健身术都与此有若干渊源。无疑，它在运动养生方面的历史作用是巨大的。

通过上面的论述，我们对五禽戏的功效有了一定的认识，但对于它的内容及具体操作方法我们是否了解呢？

五禽戏的内容主要包括虎戏、鹿戏、熊戏、猿戏、鸟戏。

一、虎戏

自然站式，俯身，两手按地，用力使身躯前耸并配合吸气。当前耸至极后稍停，然后身躯后缩并呼气，如此三次。继而两手先左后有向前挪动，同时两脚向后退移，以极力拉伸腰身，接着抬头面朝天，再低头向前平视。最后，如虎行般以四肢前爬七步，后退七步。

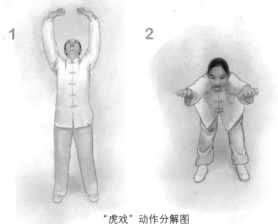

1　2

"虎戏"动作分解图

二、鹿戏

四肢着地势，吸气，头颈向左转、双目向右侧后视，当左转至极后稍停，呼气、头颈回转，当转至朝地时再吸气，并继续向右转，一如前法。如此左转三次，右转两次，

最后回复如起势。然后，抬左腿向后挺伸，稍停后放下左腿，抬右腿如法挺伸。如此左腿后伸三次，右腿二次。

三、熊戏

仰卧式，两腿屈膝拱起，两脚离床面，两手抱膝下，头颈用力向上，使肩背离开床面，略停，先以左肩侧滚落床面，当左肩一触床面立即复头颈用力向上，肩离床面，略停后再以右肩侧滚落，复起。如此左右交替各七次，然后起身，两脚着床面成蹲式，两手分按同侧脚旁，接着如熊行走般，抬左脚和右手掌离床面。当左脚、右手掌回落后即抬起右脚和左手掌。如此左右交替，身躯亦随之左右摆动，片刻而止。

四、猿戏

"猿戏"由"猿提"和"猿摘"两个动作组成。猿提：两手旋腕捏握成"猿钩"后，屈臂上提至胸前，虎口相对。猿摘：右掌内旋，掌心向下按至左髋侧，接着右掌经体前搂至身体右侧变"猿钩"，同时左掌后伸，向上、向前伸举，在头前上方捏拢屈腕成"猿钩"。

五、鸟戏

自然站式。吸气时跷起左腿，两臂侧平举，扬起眉毛，鼓足气力，如鸟展翅欲飞状。呼气时，左腿回落地面，两臂回落腿侧。接着跷右腿如法操作。如此左右交替各七次，然后坐下。屈右腿，两手抱膝下，拉腿膝近胸，稍停后两手换抱左膝下如法操作，如此左右交替七次。最后，两臂如鸟理翅般伸缩各七次。

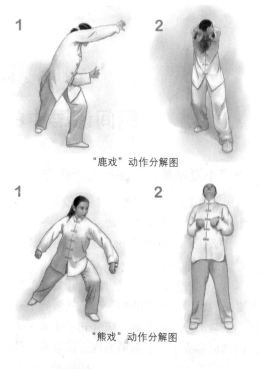

"鹿戏"动作分解图

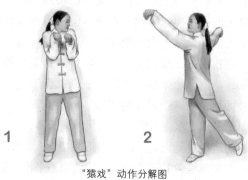

"熊戏"动作分解图

"猿戏"动作分解图

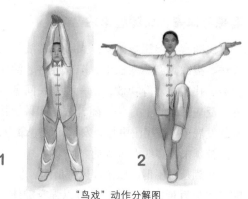

"鸟戏"动作分解图

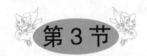

第3节

民间谚语中的养生秘诀

冬吃萝卜夏吃姜，不用医生开药方

民间有句谚语"冬吃萝卜夏吃姜，不用医生开药方"，很多人可能会不解，冬天很冷为什么还要吃凉的萝卜，夏天很热为什么还要吃很热的姜呢？

冬天的时候，人体气机慢慢开始外散，到夏天的时候，所有的阳气已经外散到了末梢，就会出汗。由于夏天阳气到了末梢，人体内部就形成了一个寒的格局，就是我们的五脏六腑里面是寒虚的，是阴的格局，所以夏天的时候要吃点热的东西。但是很多人在夏天觉得热，就会喝很多的冷饮，其实这是非常错误的。喜欢喝冷饮实际上是胃里有胃寒，热就会出来攻这个寒，所以就会形成一种燥热，而这个时候越喝冷饮就会越渴，反

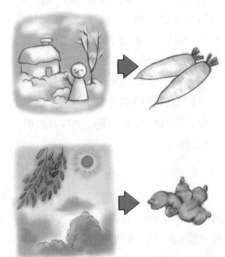

冬吃萝卜夏吃姜，就是要达到人体的阴阳平衡

而喝一点温水会更好。在古代，夏天不主张吃肉，即使吃也要剁得特别碎。冬天吃萝卜的道理跟夏天吃姜的道理正好相反，吃萝卜就是用这种比较清凉通气的东西，把内热的局面稍微的通调一下，达到阴阳平衡，这是中医养生的基本原则。

要想身体安，火罐经常沾

民间有"要想身体安，火罐经常沾"的说法。拔罐具有驱寒祛湿、疏通经络、活血化瘀、扶正祛邪等功效，是一种被民间老百姓广泛应用的自然疗法。随着医学和科学技术的发展，拔罐疗法更是焕发了新的生命力，已经被越来越多的人所接受。

拔罐疗法不但可以治疗风寒痹痛、虚劳、喘息等数百种内外疾病，还可以强身健体，

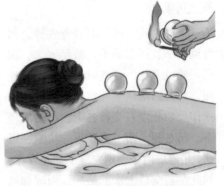

拔罐可以消除疲劳、恢复体力、养颜美容，是最适合家庭自我保健的常用疗法

尤其一些慢性病，拔罐疗法效果更显著。对于常见病来说，拔罐也可以很快见效。

需要提醒的是，拔罐时注意以下几点事项：

（1）拔罐时间要掌握好。一般而言，拔罐时间应掌握在 15 ~ 20 分钟。病情重、病位深及疼痛性疾患，拔罐时间宜长；病情轻、病位浅及麻痹性疾患，拔罐时间宜短。肌肉丰厚的部位，时间可略长；肌肉薄的部位，拔罐时间宜短。气候寒冷时拔罐时间适当延长，天热时相应缩短。

（2）拔罐时，要脱掉衣服，避免有风直吹，防止受凉，保持室内的温度。另外，如果你不是专业人员，在拔罐时尽量不要走罐。

（3）取罐时不要强行扯罐，正确的做法是：一手将罐向一面倾斜，另一手按压皮肤，使空气经缝隙进入罐内，这样罐子自然就会与皮肤脱开。起罐后，皮肤局部如出现潮红、瘙痒，不可乱抓，经几小时或数日后就可消散。

（4）皮肤上一次拔罐斑痕未消退前，不可在同一部位再拔。骨凸出处不宜拔罐。另外，下列人员不可拔罐：

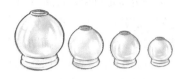
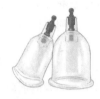

拔罐有两种：一种是火罐（上图），一种是抽气罐（左图）

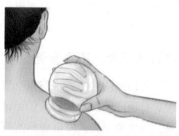

拔罐的基本原理是使罐中的气压低于所扣皮肤内部的气压，在所扣皮肤的内外形成一种压力差，罐中压力低，而人体皮肤内的压力高，因而使皮肤内的气体冲透皮肤泄向罐内

孕期、妇女月经期、肌肉枯瘦之人、6 岁以下儿童、70 岁以上老人、精神病、水肿病、心力衰竭、活动性肺结核、急性传染病、有出血倾向的疾病以及眼、耳、乳头、前后阴、心脏搏动处、大血管通过的部位、骨骼凸凹不平的部位、毛发过多的部位、皮肤破损处、皮肤瘢痕处、皮肤有赘生物等，均不宜用拔罐疗法。

要想腿不废，走路往后退

这句谚语的意思是要我们适当进行"退步走"的锻炼。人们通常的习惯是向前走，但这使肌肉分为经常活动和不经常活动两个部分，影响了整体的平衡。其实早在古籍《山海经》中就有了关于退步走的记载，道家人士也常以此法健身。

退步走与向前走使用的肌群不同，可以给不常活动的肌肉以刺激。退步走可增强反向的活动力量，调节两脚长期向前行走的不平衡状态。倒行或倒跑可改变人体习惯性运动方向，促进血液循环，加快机体内乳酸等造成疲劳的物质的代谢，有利于消除疲劳。现代医学研究

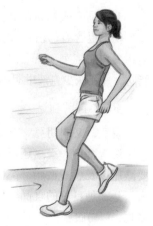

退步走可调节两脚运动平衡，达到健身目的

证实，退步走可以锻炼腰脊肌、股四头肌和踝膝关节周围的肌肉、韧带等，从而调整脊柱、肢体的运动功能，促进血液循环。长期坚持退步走对腰腿酸痛、抽筋、肌肉萎缩、关节炎等有良好的辅助治疗效果。更重要的是，由于退步走属于不自然的活动方式，可以锻炼小脑对方向的判断和对人体的协调功能。对于青少年来说，退步走时为了保持平衡，背部脊椎必须伸展，因此，退步走还有预防驼背的功效。

每天抽出一些时间来练习退步走运动，可以锻炼身体的灵活性，并有效地增强膝盖的承受力，是有效健身、提高身体抗病力的运动。在进行退步走运动时，姿势一定要正确：挺直脊背，腰中放松，脚跟要和头成直线，膝盖不要弯曲，双手轻握，用4个手指包住大拇指，手臂向前后自由摆动；也可将双手反握，轻轻叩击腰部，步子大小可依个人习惯而定，但不要太大，放松自然，意识集中，目视前方，缓慢进行。

宁可食无肉，不可食无豆

我国民间养生是很注重吃豆的，还有人把豆类与豆制品称为"人类的健康之友"，这是有道理的。现代营养学也证明，每天坚持食用豆类食品，人体就可以减少脂肪含量，增加免疫力，降低患病的概率。

豆子的种类非常多，所含的营养成分和营养价值各不相同。

一、豇豆：健脾和胃

豇豆也就是我们所说的长豆角。它除了有健脾和胃的作用外，最重要的是能够补肾。李时珍曾称赞它能够"理中益气，补肾健胃，和五脏，调营卫，生精髓"。此外，小孩食积、气胀的时候，用生豇豆适量，细嚼后咽下，可以起到一定的缓解作用。

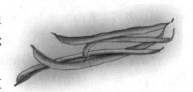

多吃豇豆能治疗呕吐、打嗝等不适

二、毛豆：降血脂

毛豆是未成熟的黄豆，而且是老少咸宜的"零嘴"。毛豆含有的植物性蛋白质量多质高，足以与动物蛋白质媲美。毛豆中的皂素能排除血管壁上的脂肪，并能减少血液里胆固醇的含量。

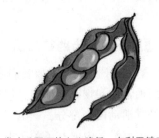

常吃毛豆可使血脂降低，有利于健康

三、蚕豆：健脾利湿

蚕豆，又叫胡豆。蚕豆性味甘平，特别适合脾虚腹泻者食用。蚕豆还可以作为低热量食物，对需要减肥以及患高血脂、高血压和心血管系统疾病的人，是一种良好的食品。但蚕豆不可生吃，也不可多吃，以防腹胀。

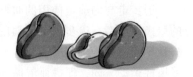

蚕豆主利胃肠排泄，可调和五脏六腑

四、芸豆：利减肥

芸豆又叫菜豆，味甘平、性温，有温中下气、利肠胃、止呃逆、益肾补元气等功效。

吃芸豆对皮肤、头发大有好处，可以提高肌肤的新陈代谢，促进机体排毒，令肌肤永葆青春。想减肥者多吃芸豆一定会达到轻身的目的。但必须煮熟、煮透，否则会引起中毒。

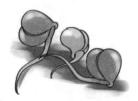

芸豆是一种难得的高钾、高镁、低钠食品，尤其适合心脏病、动脉硬化、高血脂、低血钾症和忌盐患者食用

五、豌豆：下乳

中医认为，豌豆性味甘平，有补中益气、利小便的功效，是脱肛、慢性腹泻、子宫脱垂等中气不足症状的食疗佳品。哺乳期女性多吃点豌豆可增加奶量。此外，豌豆含有丰富的维生素 A 原，食用后可在体内转化为维生素 A，有润肤的作用，皮肤干燥者应该多吃。

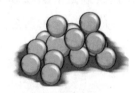

豌豆吃多了容易腹胀，消化不良者不宜大量食用

正月葱，二月韭，三月姜

民间有"正月葱，二月韭"的说法，那么为什么正月里要吃葱，二月要吃韭菜呢？

按大自然的规律，顺着时令吃菜，是传统的养生之道。葱发表通阳，解毒调味；韭菜理气降逆，温肾壮阳，都是春季健康美食，李时珍的"正月葱，二月韭"正符合这个养生之道。下面我们就具体介绍一下。

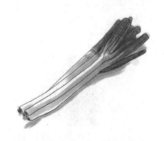

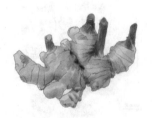

《本草纲目》里说，大葱味辛，性微温，具有发表通阳、解毒调味的作用，可用于风寒感冒、恶寒发热、头痛鼻塞、阴寒腹痛、痢疾泄泻、虫积内阻等。而春天是万物复苏的季节，各种害虫细菌也跟着活跃起来，身体此时处在阳气刚要生发之际，抵抗力较弱，稍不留神就会感冒生病，而大葱有杀菌、发汗的作用，切上数段葱白，加上几片姜片，以水熬成汤汁服用，可以让身体发汗，达到祛寒散热、治疗伤风感冒的效果

韭菜性温，味甘辛，具有补肾壮阳、温中开胃、散瘀活血之功效。春天气候渐暖，人体内的阳气开始生发，这时候阳气还比较微弱需要保护，而韭菜性温，可祛阴散寒，是养阳的佳蔬良药，所以春天一定要多吃韭菜。此外，春天人体肝气易偏旺，从而影响到脾胃消化吸收功能，此时多吃韭菜可增强人体的脾胃之气，对肝功能也有益处。另外，春天是生长的季节，这个时候要注意补钙，而韭菜含钙高，最能补我们的骨架子

三月份是春天向夏天过渡的时期，气温升高，细菌也活跃起来，这时候吃点姜可以有效杀菌防感冒。不过，需要注意的是，吃姜的时间不要选择晚上，这是因为，早上人的胃中之气有待升发，吃点姜可以健脾温胃，加快血液循环、兴奋神经，使全身变得温暖。到了晚上，人体应该是阳气收敛、阴气外盛，因此应该多吃下气消食的食物，而生姜的辛温发散作用会影响人们夜间的正常休息，还很容易产生内热，日久就会"上火"

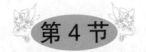

第4节

治标又治本的排毒养生法

体内毒素是潜藏在你身上的杀手

人的体内真有那么多毒素吗？它们是如何产生的呢？

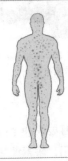

（一）人体内自然新陈代谢而产生毒素

人体的新陈代谢维持着我们的生命。新陈代谢的过程是不断更新的过程，是弃旧生新的过程。新陈代谢中被替代、被淘汰或被摈弃的物质对身体是毫无用处的，甚至会毒害身体，这些体内垃圾我们称之为"内生毒"。

内生毒主要包括：身体正常死亡或脱落的细胞；生病或受伤后，人体更新受损的组织；食物残渣。

（二）现代生活，人们每天都会受各种毒素的危害

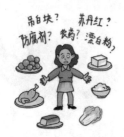
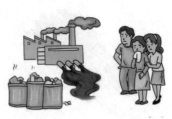
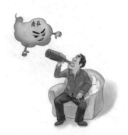

现代生活，人们每天都会受各种毒素的危害，如香烟中的焦油尼古丁等，酒类中的酒精、咖啡因；药品中对身体有害的物质；食品中的色素、添加剂、防腐剂等；对身体有害的香精、调料等；环境中的毒素，如辐射、噪声、浊气、杀虫剂和室内装修材料挥发出的有害气体等。

据统计，人每天接触来自外界的有毒物质可达 37 种；人的呼吸系统排出的化学物质有 149 种；皮肤表面排出的有 271 种；肠道气体中有 250 种；汗液中有 151 种。这些废弃化学物质包括一氧化碳、二氧化碳、甲烷、醛类、丙酮、苯等。

此外，人每天还要排出细菌、病菌、寄生虫卵等约 400 亿个。人体大便中有很多杂菌和致病菌，如果不能及时排出，在 24 小时内就能繁殖出 2 兆以上的病菌！

千万不要小瞧这些毒素的破坏力，一旦你放松警惕，任它们在体内胡作非为，肯

定会让你叫苦不迭。难怪我们身体会生病，难怪我们不能长寿，原来都是这些看不到的隐形杀手在作祟啊！

世界上最先进的排毒设施就在你体内

人体就像一个小社会，社会的运行会产生大量的废水、废气和废渣，可这些废物垃圾的排放却很少令你这个政府首脑操心或感到头疼。因为你体内有一套世界上最先进、最人性化的排毒系统。这套排毒系统在人体自然运作机制下通过各种排毒管道，如皮肤、肠道、肾脏、肺等，将体内的毒素排出，所以，当我们呼吸、流泪、流汗和排泄时，其实都是身体自己在排毒。

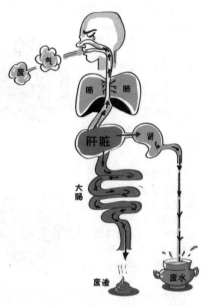

人体内的毒素在经过各大解毒或排毒设施的处理后，经由延伸到各个角落的排毒管道运送汇集并最终排出。而连接人体内排毒设施的则是大量排毒管道，血管、气管、淋巴管、呼吸道管、消化道管、汗腺、尿道、各脏腑的联络通道、经络等。这些通道像城市中的交通道路一般四通八达，在生理机能正常的情况下，人体内的毒素在经过各大解毒或排毒设施的处

保持体内排毒设施的正常运转和排毒管道通畅是人体内各种毒素排出的关键所在

理后，就是经由这些延伸到各个角落的排毒管道运送汇集并最终排出。

排毒管道通畅与否，关系到人体的健康。排毒管道通畅，人体内每天产生的代谢废物及各种留存于体内有损健康的毒素，就可以通过排毒管道排出，不会"毒存体内"损害脏腑器官。只有保持各种管道的通畅，保证管道中气血的正常流通，才能使机体远离疾病；反之，若排毒管道堵塞，就不能很好地发挥良好的排毒作用，致使毒素留存体内，任由其繁衍，就会导致多种疾病缠身。

欲得长生，肠中常清

有人问，我们为什么要清肠呢？清肠清除的是什么东西呢？中医认为，清肠是"泻污浊而去毒"，也就是说除掉体内产生毒害的污浊腐物。肠内的污浊腐物，自然非粪便莫属了。

中医认为："五味入口，即入胃，留毒不散。"这些"留毒"便成为大肠传导的糟粕——即粪便的主要组成部分，糟粕"积聚既久，致伤冲和，诸病生焉"。现代医学观点也认为，粪便是大量经过消化、代谢后的食物残渣和人体内新陈代谢产生的废

物以及肠胃分泌物的混合体，这些都是对人体有害的毒素，如不及时排出，一旦在体内停留超过24小时，就会在肠道内腐烂变质，滋生出大量细菌，污染人体内部环境。而且其中的毒素有可能被肠道重新吸收，对人体造成二次危害。

保障肠道畅通的方法有：

（一）多吃粗粮和根类蔬菜，摄取充足的食物纤维

食物纤维是通便排毒的利器。粗粮、根类蔬菜食物纤维含量丰富，在平时的饮食中应注意增加粗粮和根类蔬菜的摄入。

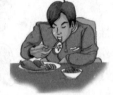

（二）摄取充足的水分

水是软化大便、保证肠道通畅的利器，我们每天至少要喝7～8杯水（以每杯300ml论），当然8杯以上更好，但不宜过多，以免给肾脏造成负担。在各种水中，最好的选择还是20～30摄氏度的凉开水。

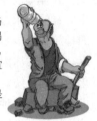

（三）揉腹通便

这种方法是通过简单的按摩来舒畅气血，促使胃肠平滑肌张力及蠕动增强，增强消化排泄功能，以利于通便排毒。

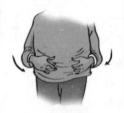

（四）大笑放松身心

人在大笑时，一方面震动肚皮，对肠子有按摩作用，能帮助消化，防止便秘；另一方面，大笑能缓解压力和紧张情绪，促进肠道蠕动，保障肠道畅通。

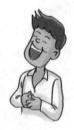

（五）多运动

运动量不足的人，肠道蠕动也很迟钝，使得粪便停滞不下，从而阻碍肠道畅通；运动量大的人，肠道蠕动加快，不利于粪便的停滞，保障了肠道畅通。

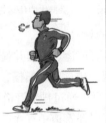

（六）不要忍便

食物进入口腔，经消化、代谢后的残渣，应当在8～12小时内排出，如果粪便在肠道的停留时间过长，粪便中的有毒物质及水分就会被肠壁吸收，使毒素随着血液输送到其他各器官组织。而缺乏水分的粪便太干硬，更难以排出，极易发生便秘。

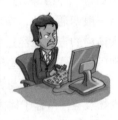

打通体内排毒通道，修炼美丽容颜

人在健康时，面部润泽，皮肤细腻红润，保持排毒管道畅通是保持美丽容颜的前提。肌肤滋润、容颜美丽是每个人的追求，特别是年轻女性。但是我们往往只注意到体表美丽，而忽视了体内"环保"。各种毒素在细菌作用下产生的大量有毒物质，如苯丙吡咯、氨等，当排出受阻时就会随血液循环危及全身；还会转而通过皮肤向外渗溢，使皮肤变得粗糙，出现痤疮、雀斑、黑斑、口臭、体臭、唇疮、皮疹等一系列中毒症状，它们破坏了肌肤健康和容颜美丽。因此，必须通过打通人体的排毒管道，使毒素顺利排出，才能重塑健康美丽的容颜。

第5节

神奇自然疗法——受益一生的养生法

按摩疗法：健康就在弹指一挥间

按摩是一种应用十分广泛的民间物理疗法。主要是患者自己或是他人用双手在患者身上推穴道，循经络，并结合有关部位进行按摩，使机体内部产生发散、宣通、补泻等作用，从而达到散寒止痛、健脾与胃、消积导滞、疏通经络、滑利关节、强筋壮骨、扶正祛邪的目的。

临床上使用按摩手法的种类不下百种，但一般常用的不过二三十种，且是有规律可循的。如按其作用力的方向可分为推法、揉法、摩法、擦法、抹法；按拍类可分为按法、掐法、拨法、振法、弹法、拍捶法、踩跷法、滚法；按拿捏类可分为捏法、拿法、搓法、提法；按牵抖类可分为抖法、引伸法等；按运动类可分为屈伸法、摇法、板法、背法等。下面我们就从中挑出几种最为常用的按摩手法为大家介绍一下。

（一）推法

用手指或手掌在人体某一个部位或穴位上做前后、上下或左右的推动。在应用时所用的力量需由轻而重，根据不同部位而决定用力大小。一般频率50～150次／分，开始稍慢，逐渐加快。推法根据不同的部位和病情可分为拇指推、手掌推、肘尖推、拳推。

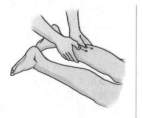

（二）拿法

用大拇指或其他手指进行对称使劲，拿捏治疗部位之肌肉或筋腱关节的方法。此法是强刺激手法之一。使用拿法时，腕要放松灵活，要由轻到重，再由重到轻。在拿法的同时可结合提法，提拿并用。适用于四肢、肩、颈、腋下，一个部位拿1～3次即可。

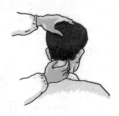

（三）按法

用手指或手掌在身体某处或穴位上用力向下按压的方法。按压的力度可浅到皮肉，深达骨骼、关节和部分内脏处。操作时按压的力量要由轻而重，快速法每分钟120次左右，慢速法每分钟50次左右。按法在施术时根据不同部位，不同疾病及不同治疗目的，可分为拇指按、中指按、拳按、掌按、肘按，也可借助于按摩工具按压，适用于全身各部。

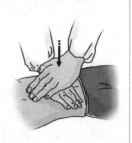

（四）揉法

用手指或手掌面在身体某个部位做回旋揉动的一种方法，此种手法较温和，多在疼痛部位或强手法刺激后使用，也可在放松肌肉、解除局部痉挛时用。操作时手指和手掌应紧贴皮肤，与皮肤之间不能移动，而皮下的组织被揉动，幅度可逐渐扩大。根据按揉的部位不同可分为拇指揉、大鱼际揉、肘揉、掌揉等。全身各处均适用。

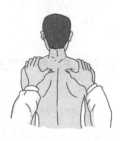

（五）摩法

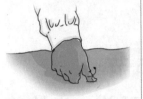

用手指或手掌在身体某一部位或穴位上，做皮肤表面顺、逆时针方向的回旋摩动的方法。这种方法比较温和，频率根据病情的需要而定，一般慢的 30～60 次／分，快的 100～200 次／分。此法多用单手摩，也可用双手摩，一般按顺时针方向运动。根据不同部位有指摩、掌摩、掌根摩三种。适用于全身各部。

（六）捏法

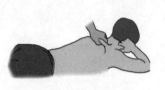

用拇、食二指或五指将患者皮肤、肌肉、肌腱按走向或经络循行方向，连续不断向前提捏推行。捏法可用单手操作，也可用双手操作。捏法常用于治疗小儿疾患，如食欲不振、消化不良、腹泻，也可用于成年人。适用于全身各部。

（七）搓法

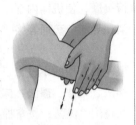

是用双手在肢体上相对用力进行搓动的一种手法。其作用力可达肌肉、肌腱、筋膜、骨骼、关节囊、韧带等处。强度轻时感觉肌肉轻松，强度大时则有明显的酸胀感。频率一般 30～50 次／分，搓动速度开始时由慢而快，结束时由快而慢。搓法有掌搓和侧掌搓两种。适用于四肢、腰背、胸腹部。

（八）滚法

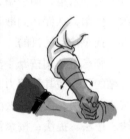

是用手背部着力在身体上滚动的一种手法。操作时将掌指关节略为屈曲，以手掌背部近小指侧部分，紧贴于患部，前臂做连续内旋、外旋动作，带动指掌关节滚动。一般用单手或双手交替操作，也可用双手同时操作。适用于颈、腰、背、臂、四肢部。

（九）掐法

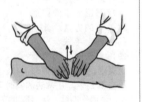

以拇指和食指上下对称地掐取某一部位或穴位，并用力内收。掐法刺激较强，操作时用力应由小到大，使其作用为由浅到深。适用于四肢、头面部，有开窍提神的作用。

（十）摇法

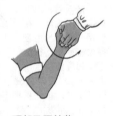

是以关节为轴心，做肢体顺势轻巧的缓慢回旋运动的方法。在施术时要将体位安置合适，摇动的动作要缓和稳妥，幅度应由小到大，要根据病情，适可而止。适用于四肢、颈部及腰关节。

空气疗法：呼清气排浊气

空气疗法，就是利用自然界的新鲜空气来达到促进人体健康的一种自然疗法，可以在任何气候区、任何季节进行。自然界的清气，是人体生命活动赖以维持的基本物质之一，人通过肺的呼吸运动进行排浊吸清。浊气出，则五脏调和；清气入，则五脏得养。空气浴能增强体温调节机能及血管运动中枢的反射活动，提高神经系统兴奋性及机体对外界环境的适应力，抵御不利气象因素对机体的侵害，防止疾病并提高健康水平。

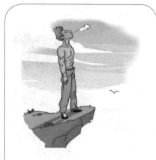

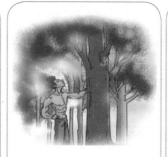

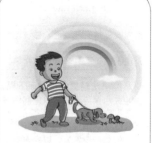

（一）深呼吸

全身浴于空气中，直立，两腿分开如肩宽，两臂自然下垂，做自然深呼吸。吸气时手心向下，两臂徐徐向前向上抬高，过头后缓缓外展，随胸廓的扩大，吸气也由浅慢慢加深，尽量达到最大限度。呼气时两手臂徐徐下放并内收，同时收腹，呼气由浅而深尽力呼出。根据个人的体力，每晨可做 1～4 组，对呼吸系统极有好处。

（二）空气浴

就是人体裸露于自然中，让清气尽量与皮肤接触。体强者可穿短裤进行，体弱者可逐渐减衣，以不受凉为度。进行空气浴前应做足准备活动。也可配合深呼吸进行。进行空气养身法可达到健身防病的效果，有慢性虚弱病症的人可促进康复。老年慢性咳喘、易患感冒、对气候变化适应能力差的人，更适合用此方法康复。

（三）雨后散步

雨后阳光会使空气中产生大量有利于人体健康的阴离子（有"空气维生素"之称），而散步本身是有一定运动量的，生理负荷逐渐增大，呼吸加深，肺活量扩大，有利于呼吸新鲜的空气（包括阴离子）。其次，雨后的树木花草更翠绿艳丽，道路和建筑物更洁净，从而有利于消除因阴雨天气而引起的情绪郁闷。

刮痧疗法：调整经气、增加免疫力

刮痧具有疏通经络、活血化瘀、健脾和胃的作用。现代科学证明，刮痧可以扩张毛细血管，增加汗腺分泌，促进血液循环，对于高血压、中暑、肌肉酸疼等所致的风寒痹症都有立竿见影之效。经常刮痧，可起到调整经气，解除疲劳，增加免疫功能的作用。关于刮痧，需要我们了解的主要有以下几个方面：

一、刮痧疗法的应用范围

中暑：取脊柱两旁自上而下轻轻顺刮，逐渐加重

头昏脑涨：取颈背部顺刮。配合刮治或按揉太阳穴等

风热喉痛：取第七颈椎至第七胸椎两旁（蘸盐水）刮治

发热咳嗽：取颈部向下至第四腰椎处顺刮，同时刮治肘部、曲池穴。如咳嗽明显，再刮治胸部

伤食所致呕吐腹泻：取脊椎两侧顺刮。如胸闷、腹胀剧痛，可在胸腹部刮治

小腿痉挛疼痛：取脊椎两旁（第五胸椎至第七腰椎）刮治，同时配用刮治腿弯处

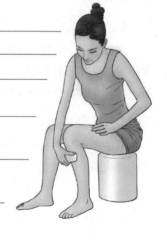

二、刮痧疗法注意事项

室内要保持空气流通，并注意防寒

不能干刮，工具必须边缘光滑，没有破损

要掌握手法轻重，由上而下顺刮，并时时蘸植物油或水保持润滑，以免刮伤皮肤

刮痧疗法的体位可根据需要而定，一般有仰卧、俯卧、仰靠、俯靠等，以患者舒适为度

刮痧的条数多少，应视具体情况而定，一般每处刮 2 ~ 4 条，每条长 6 ~ 10 厘米即可

刮痧后患者不宜发怒、烦躁或忧思焦虑，应保持情绪平静。同时，忌食生冷瓜果和油腻食品

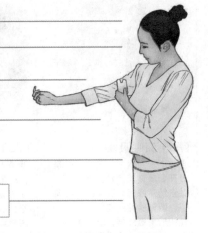

耳压疗法：给耳朵按摩，全身跟着"沾光"

耳压疗法，顾名思义，就是在耳朵表面进行按压的治疗方法。人的耳郭上分布着许多穴位，如胃穴、肠穴、心穴、肺穴、肾上腺穴等，并与全身相应脏器有着千丝万缕的联系。经常按摩这些穴位，可使耳聪目明、身体健壮、精力充沛。还可以通过对具体部位的按摩，有针对性地预防某些疾病。

一、提拉耳垂法

双手食指放在耳屏内侧，用食指、拇指提拉耳屏、耳垂，自内向外提拉，手法由轻到重，牵拉的力量以不感觉疼痛为限，每次 3 ~ 5 分钟。此法可以治疗头痛、头昏、神经衰弱、耳鸣等疾病。

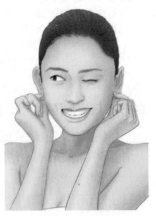

耳朵对应着全身的各个部位，所以，如果多给耳朵按摩，相当于全身运动

二、提拉耳尖法

用双手拇、食指夹捏耳郭尖端，向上提、揪、揉、捏、摩擦 15 ~ 20 次，使局部发热发红。此法有镇静、止痛、清脑明目、退热、抗过敏、养肾等功效，可防治高血压、失眠、咽喉炎和皮肤病。

三、全耳按摩法

双手掌心摩擦发热后，向后按摩耳正面，再向前按摩耳背面，反复按摩 15 ~ 20 次。此法可疏通经络，对肾脏以及全身脏腑组织器官都有良好的保健作用。

四、鸣天鼓法

自然合口，双手掌紧贴耳孔，轻重适宜地交替按压、抬手，使自己能够听到压手

和放手的声音，反复 15～30 次。然后双手压耳，以手指轻轻弹动头部，反复 15～30 次。此法可以有效提高听力，减轻耳鸣。

以上四种方法，可根据各人所需选择，或单项或几项配合进行，只要能持之以恒，一定能收到理想的效果。

沙浴疗法："吸"出身上的寒湿之气

沙浴疗法，就是以漠沙、河沙、海沙或田野沙作为媒介，将身体部分埋于沙中，通过沙温向人体传热，以达到保健治病目的的一种自然疗法。

沙浴之所以能治病，是因为经过太阳暴晒的沙子能使热量渗透到全身关节和五脏六腑之中，将身上的寒湿之气"吸"出来，从而达到祛风湿、强体力的目的。因此，沙浴对某些疾病确实具有特殊的疗效，如各种类型的关节炎、慢性腰腿痛、坐骨神经痛、肩关节周围炎及血管栓塞性脉管炎等，均可用沙浴治疗。

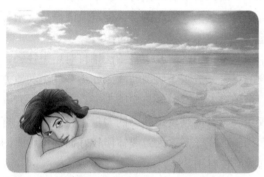

沙浴的理想季节是每年 6～8 月，开始时沙疗的时间不宜过长，一般每天 1～3 小时

沙浴时可用一条湿毛巾盖在脸上，这样可以防止晒伤、中暑。沙浴时宜适当饮水，以补充体液。埋沙时沙面宜盖得适中，太厚有压迫感，太薄会使皮肤灼伤，且因热量不能透入体内而达不到效果。需要注意的是，患有较严重的器质性病变的患者，妇女经期、孕期，儿童、年老体弱者，急性炎症、有出血倾向者，均不宜进行沙浴。

艾灸疗法：简单有效的治病法

艾灸疗法是临床常用的一种灸法，就是指以艾绒为材料，点燃后直接或间接熏灼体表穴位的一种治疗方法。也可在艾绒中掺入少量辛温香燥的药末，以加强治疗效果。

艾灸疗法的适应范围十分广泛，用中医的话说，它有温阳补气、温经通络、消瘀结、补中益气的作用。可以广泛用于内科、外科、妇科、儿科、五官科疾病，尤其对乳腺炎、前列腺炎、肩周炎、盆腔炎、颈椎病、糖尿病等有特效。因其制成的形式及运用方法不同，又可分为艾条灸、艾炷灸、灸

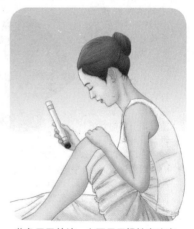

艾灸属于补法，主要用于慢性病治疗

153

器灸等数种。

在家中灸时，首先在手掌中放置艾草，并将它捻成细长状，然后在其尖端部分2～3厘米处摘下，制成大约米粒一半大小的金字塔形灸。

在实施灸法的时候，先用一点水把皮肤弄湿，在穴位处放上前面所说的灸，如此艾草才容易立起来。然后点燃线香，引燃艾草，在感到热时更换新的艾草。若没有特殊状况，一个穴道用上述的灸进行三"状"到五"状"的治疗（烧完一次艾草，称一"状"）。

除了直接燃烧艾草，最简单的灸疗法是线香灸。准备一根线香，点上火，将线香头靠近穴道，一感到热，便撤离。一个穴道反复5～10次。

拍打疗法：拍拍打打保健康

拍打疗法是一种简单易行的健身功法，主要是用手，或用槌、木棒、钢丝等制成的拍子，在患者某些特定部位上进行轻重不同而有节奏的拍打，以治疗疾病的一种方法。通过拍打可以通经活络、强筋壮骨、发达肌肉、活动关节，促进血液循环，增强新陈代谢、提高身体抗病能力，从而起到强身健体、延缓衰老的作用。

拍打按用力轻重，可分为轻拍、中拍、重拍三种。其中轻拍法拍打时用力较轻，多用于年老体弱、儿童及初次接受治疗的患者，或用于肌肉较薄（如关节处）的地方和有重要脏器的地方。中拍法用中等力量拍打，拍打时微有痛感为度。适用于一般人和大部分部位。重拍法用力较重，不仅用腕力，而且要用前臂的力量进行拍打，拍打时有痛感，但应以能忍受为度。此法多用于体质壮实之人，或体质较好而病情顽固的复诊病人，或拍打肌肉丰厚的骶、臀部等部位时用。

拍打时尽量保持一定的节奏，这样即可省力，又可使患者有一种舒适感。拍打顺序一般是按照先左后右、从上而下、由近及远的原则进行，只可顺打，不可逆打。

（一）拍打头、颈、面部

站立或坐在椅子上，双目平视前方，全身放松，沉肩坠肘，然后举起双臂拍打头颈部。左手拍打左侧，右手拍打右侧。先从后颈部开始，逐渐向上拍打，一直拍到前额部。再从前额部

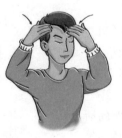

向后拍打，直到后颈部。如此反复5～8次，心中默数字，精神宁静，呼吸自然。这样做，能防治头痛、神经衰弱、脑动脉硬化、脑血栓、面部神经麻痹等病症，有增强记忆力、明目健脑的功效。

（二）拍打胸背部

取站立姿势，全身自然放松，两脚分开与肩等宽，然后双手半握拳。先用左手拍打右胸，再用右手拍打左胸。先由上至下，再由下至上，左右胸各拍打200次，拍打完胸部再拍打背部。手仍半握拳，然后用左手伸到头后去拍打右背部，

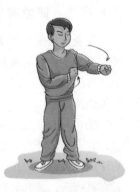

再用右手拍打左背部，每侧各拍打100次。可防治冠心病、高血压性心脏病、风湿性心脏病、肺心病、肺气肿及肌肉发育不良。

（三）拍打腰腹部

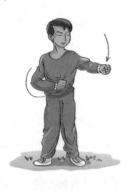

取站立姿势，全身放松，双手半握拳或手指平伸均可，然后腰部左右转动。随着转腰动作，两上肢也跟着用动。当腰向右转动时，带动左上肢及手掌向右腹部拍打。同时右手向右腰部拍打，如此左右反复进行，每侧各拍打200次。

这样做，有调理肠胃、增强五脏功能的作用，可防治肠胃功能紊乱、便秘等症。

（四）拍打四肢

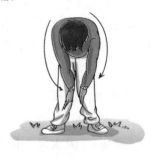

取坐位或站位，将左手臂向前平举，用右手掌拍打左肩部、手臂、肘部，然后再换左手掌拍打右肩部、手臂及肘部。用两手掌拍打两大腿内外侧、膝关节、小腿内外侧，重点要拍打小腿足三里穴位。一般每侧拍打100～200次。这样做，能改善肌肉组织的营养，防治关节炎、肌肉劳损、骨质增生、风湿病等症。

日光疗法：吸收天气之精华

日光疗法，也叫日光浴，其实就是晒太阳，是利用天然的太阳光，根据需要而照射身体的一部分或全部，以防治疾病的一种方法。通过日光的照射，可以调节人体的机能，促进身心健康。

晒太阳还能够帮助人体获得维生素D，这也是人体维生素D的主要来源。维生素D又叫"阳光维生素"，人体皮肤中所含的维生素D_3源通过获取阳光中的紫外线来制造、转换成维生素D，它可以帮助人体摄取和吸收钙、磷，使小朋友的骨骼长得健壮结实。对婴儿软骨病、佝偻病有预防作用。对大人则有防止骨质疏松、类风湿性关节炎等功效。

阳光中的紫外线有很强的杀菌能力，能够在数小时内杀死一般细菌和某些病毒。当然，盛夏季节不宜暴晒，即使是冬季，晒太阳也不是越多越好，应选择上午10时前、下午3时后的"黄金时段"，每天坚持晒30～60分钟为宜。

晒太阳时要注意

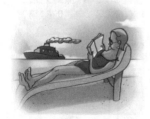 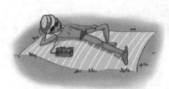 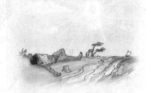

（1）晒太阳时最好穿红色服装，因为红色服装的辐射长波能迅速"吃"掉杀伤力很强的短波紫外线，最好不要穿黑色服装。

（2）日光浴时，要戴草帽、墨镜，以防头晕，并可播放优美的音乐以减少烦闷感。

（3）晒太阳若隔着玻璃窗，是达不到效果的。最好在户外，或宽敞的阳台上。在江湖海滩日光浴者，可配合游泳进行。夏日阳光强烈，注意不要晒伤皮肤。

另外，天之阳气可充实人体阳气。人体背部属阳，行于背部的督脉总督一身之阳经，故为阳脉之海，主持一身之阳气。所以，古人认为日光"晒背"最好，可以直补督脉阳气，影响全身，尤其对脑、髓、肾精肾阴亏损者的补阳效果最好。阳光可使人体阳气得壮，气血和畅，阴寒得除。

芳香疗法：幸福女人的时尚选择

芳香疗法，就是利用芳香植物的纯净精油来辅助医疗工作的另类疗法。具体来说，就是人们从大自然中的各种芳香植物的不同部位中提炼出具有不同气味和颜色的精油，以按摩、熏香、沐浴、涂抹等方式，使体内物质达到平衡，从而使身体恢复正常功能，进而"调理"或"解决"我们每天所面临的各种健康与情绪危机。

芳香疗法可以疏肝理气、行气养血、宁心安神、疏经通络，对处于亚健康状态的人群有着良好的康复作用。以下介绍几种简单有效的芳香疗法。

（一）吸入法

精油处方：檀香、茉莉、玫瑰、洋甘菊、薰衣草、薄荷各1滴加茶油30毫升。

直接吸入法：取以上的处方油1滴，直接滴于手心吸闻。

间接吸入法：取以上的处方油3～5滴，滴于衣领或发绳、私人生活区内的瓷器、陶器等，

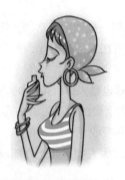

再对其深呼吸，由于精油挥发到你周围的空气中，可起到持续性的药物作用，对于长期处于亚健康的群体有较好的疗效。

（二）香薰法

精油处方：檀香2滴、薄荷2滴、茉莉1滴、玫瑰1滴、洋甘菊1滴、薰衣草1滴、茶油3滴、橙花1滴。

将以上的精油纳入香薰器，可散香4～5小时。

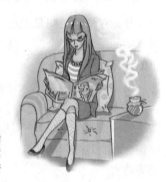

此法在办公室、家中或治疗场所等私人空间使用较为多见。

（三）贴敷法

精油处方：薄荷1滴、茉莉2滴、薰衣草1滴。将以上的精油纳入贴敷囊中，将其贴敷在期门穴、足三里、背心穴、膻中穴，持续5～7小时，后将其取下，用温水将贴敷处洗净。

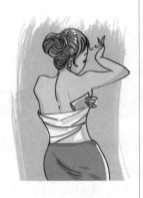

（四）推拿法

精油处方：檀香2滴、薄荷2滴、茉莉2滴、玫瑰2滴、洋甘菊1滴、薰衣草2滴、橙花1滴、红花2滴、肉桂叶2滴。

操作部位为全身（重点在头部、背、胁肋、手及小腿）及经络腧穴：以肝经、心经、肾经及督经脉为主。

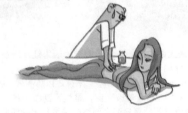

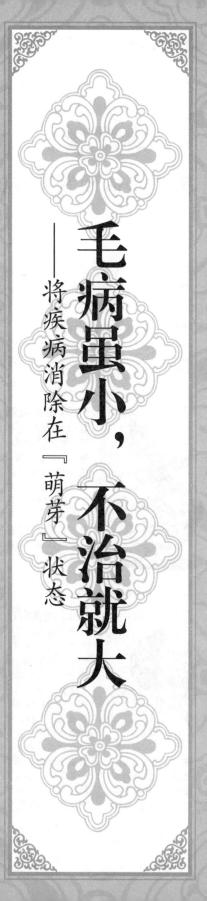

第八章

毛病虽小，不治就大

——将疾病消除在『萌芽』状态

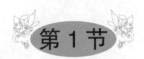

第1节

小病小痛是身体预警系统的启动

小心便秘诱发心脏病

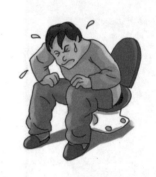

现在的人对于饮食要求过高，吃得过于精细，这就非常容易引起便秘，便秘虽然是个小毛病，却让很多人苦不堪言，而且对于心脏病人来说，便秘的后果很可能是致命的。所以，我们一定要做好防治措施。

（一）养成习惯

不管能不能排出来，养成每天坐厕所的习惯，让肠道也有自己的"生物钟"；而且排便的时候要专心，不要三心二意，不专心和有了便意坚持不去厕所一样有害。中医认为，用心排便，紧闭口齿，不讲话，可使精气不随大小便而外泄，有补肾健齿的作用。

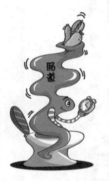

（二）按摩腹部

腹部按摩能改善肠胃功能、增强肠蠕动、防止便秘。按摩的最佳时间是上床后。躺在床上，腹肌放松，用一只手掌心贴附肚脐，另一只手叠

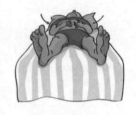

在上面，腹部按摩要达到最佳效果应在排空小便之后。

（三）吞咽唾液

咽口水就是养生，它还是治疗便面的有效方法。这是因为有的人便秘是因为上火，肺火旺盛，热耗津液，而大肠与肺相表里，缺少津液滋润的大肠就像缺少润滑油的传送带，传导功能失常，

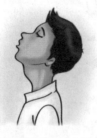

也就产生了便秘。这时候吞咽唾液就像给大肠上了润滑油，使大便能顺畅地滑出肠道。还有的人是因为体质虚，肝肾不足，血虚津亏，传导力不足导致便秘，这种情况下，吞咽唾液可以补充津液，增强排便动力，缓解便秘。

（四）饮食调理

饮食法治便秘就要多喝水，多吃水果。但是吃水果的时候要注意，大家都认为香蕉是通便的，那一定是自然成熟的香蕉才可以，生

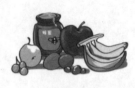

的香蕉很涩，含有鞣酸，有很强的收敛作用，反而会造成便秘。苹果也有一定的收缩作用，带皮吃苹果才能帮助通便。另外，猕猴桃、梨子等都能起到润滑肠道的作用。人们可以每天早晚喝一杯蜂蜜水，这样也可以起到润肠通便的作用，而且还有保健效果。

此外，值得一提的是痔疮，它多伴随着便秘而发生。痔疮最主要的症状是便血和脱出，大便时反复多次的出血，会使体内丢失大量的铁，引起缺铁性贫血。用脚尖走路可以减轻痔疮的困扰，让身体进入健康的"良性轨道"。具体做法如下：走路时，双脚后跟抬起，只用双脚尖走路。在家中早晚 2 次，每次各走 100 米左右。长期坚持下去有利于提肛收气，又能防止肛门静脉瘀血难以形成痔疮。另外，冷敷也是个不错的方法，每天大便后，用毛巾或手指，蘸冷水敷或清洗肛门。因为冷水洗不但能清洁肛门，还能使肛门收缩，防止由于大便引起的肛门发涨和下垂。只要坚持这一种简单的方法，就能不得痔疮，得了痔疮的人坚持这个方法也能减轻痛苦。

咽喉是要道，不可小觑咽喉病

咽喉是人体中最重要的部位，所有的经脉、气血都要经过咽喉而上行，由此咽喉也就成了一道阻挡疾病上行的屏障，我们一定要保护好这个部位。

咽喉痛是一种常见的病症，很多人咽喉一疼就吃消炎药，这样的习惯对健康是没有好处的。日常生活中，治疗咽喉痛可以用以下几种方法：

（1）口舌干燥、咽喉肿痛，可泡浓茶 1 杯，加蜂蜜 1 汤匙搅拌，待蜂蜜完全搅匀后，用以漱口，然后缓慢咽下。每日 3 次，数次后便能使咽喉肿痛症状消失。

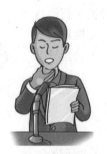

（2）用双手提起两耳的耳尖，然后放下，有节奏地连续提放 100 次。之后，喝适量白开水或橘子汁，每日 3 次，便会使咽喉疼痛减轻。

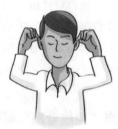

（3）以风油精 2 ~ 4 滴，口服慢慢咽下（注意不可用水送下，否则会影响疗效），每日 4 ~ 5 次，老人、幼儿用量酌减。此法治疗咽炎及喉痒干咳也有效果。

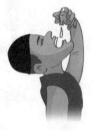

（4）丝瓜汁可以治小儿咽喉痛。用丝瓜绞汁或将丝瓜藤切断，让丝瓜汁自然滴出，然后放入碗中用锅蒸热，再加适量冰糖饮用，可以有效治疗儿童咽喉痛。

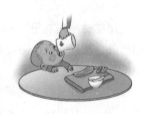

注意了，颈椎病可不是小毛病

当城市里一幢幢高楼崛起，一台台电脑搬进大楼，一批批踌躇满志者翩然入驻时，一种新型的都市疾病——颈椎病开始蔓延开来，侵蚀着"精英"们的身体……

在日常生活中针对下述原因采取正确的生活和工作方式，可以减少颈椎病的出现，让颈椎病无机可乘。

一、慢性劳损是颈椎病的病根

所谓慢性劳损是指超过正常生理活动范围的最大限度的活动。包括有：工作的姿势不当，处于坐位，长期低头工作并且保持一种姿势，虽工作量不大，强度不高，但颈椎病、腰椎间盘突出发病率特高。如现代白领、文秘、计算机员、会计、公务员、电子行业员工、教师、大中专学生等都为颈椎病的高发人群。另外，生活中长时间打麻将、看电视亦可造成慢性劳损。

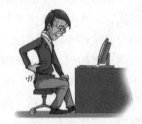

慢性劳损是颈椎病的最大病因

二、睡眠的不良体位是助因

因其持续时间长，会造成椎旁肌肉、韧带及关节的失调，而波及椎管内组织，加速退变过程。特别是枕头过高，头部一直处于屈曲状态，更加容易诱发颈椎劳损。

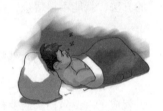

睡姿不当会引起颈椎病

三、不适当的体育锻炼也会引发颈椎病

超过脊柱耐量的活动或运动，可加重脊椎负荷，造成脊椎的韧带、关节和椎间盘的微小损伤，长期积累下来就容易发生脊柱的退行性变。尤其在缺乏正确指导下进行，一旦遭受外伤，则后果更加严重。

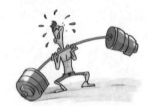

不适当的锻炼也会引发颈椎病

当"尾椎骨痛"蔓延全身后

尾椎骨疼困扰着越来越多的上班族，那么如何防止这种病呢？

尾椎骨疼痛有很多种原因，除了跌打损伤等外力原因外，长期久坐，劳损过度，加上坐姿不当是引发尾椎骨疼痛的主要因素。

防治慢性劳损型尾椎骨疼痛的方式首先是端正坐姿，坐一段时间后就站起来走走，休息五分钟。

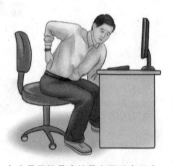

久坐是尾椎骨疼的最主要致病因素

其次，患有慢性尾椎骨疼痛者，要尽量减少或避免患处承受压力，平常坐的时候，可在椅子上摆个类似救生圈的减压坐垫，减轻患处的压力。

最后，热敷患处。每晚临睡前用热毛巾敷在患处，以自己能承受的温度为宜，连续更换，热敷三到五次，坚持一段时间，疼痛感就会减轻。

需要注意的是，尾椎骨痛时，千万不能用力按摩患处，即使这样做能缓解疼痛。

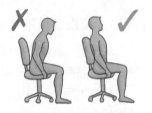

调整坐姿，不久坐，多活动是防治尾椎骨疼的最有效方法

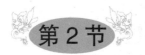

第2节

修复后天之本，迅速消除亚健康

亚健康，游离在健康与疾病之间

在人体里，存在一种非健康、非疾病的中间状态，人们把这种状态称为亚健康状态，又称为第三态、灰色状态。亚健康状态既可以向好的方向转化恢复到健康状态，也可以向坏的方向转化而进一步发展为各种疾病，这是一个从量变到质变的过程。

亚健康虽然是一种很容易被我们忽视的第三态，但只要我们留心一下，就会发现许多生活中的小细节已经给我们的健康敲响了警钟。对照下面这些症状，测一测你自己是不是处于亚健康状态，或是到什么程度了。如果你具有其中的 3 ~ 5 项，那表明你已经进入亚健康状态；具有 6 ~ 8 项，则表明你处于严重的亚健康状态；具有 9 项以上，表明你已到了疾病的边缘。

（1）早上起床时，常有头发掉落。

（2）感到情绪有些抑郁，会对着窗外发呆。

（3）昨天想好的事，今天怎么也记不起来了，而且近些天来，经常出现这种情况。

（4）害怕走进办公室，觉得工作令人厌倦。

（5）不想面对同事和上司，有自闭趋势。

（6）工作效率下降。

（7）工作 1 小时后，身体倦怠，胸闷气短。

（8）工作情绪始终无法高涨，最令自己不解的是，无名的火气很大，但又没有精力发作。

（9）一日三餐，进餐甚少，即使口味非常适合自己的菜，近来也经常味同嚼蜡。

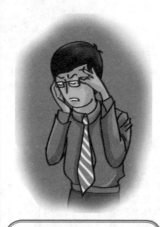

通俗点说，亚健康就是"到医院检查不出病，自己难受自己知道"的那种状态

（10）盼望早早地逃离办公室，为的是能够回家，躺在床上休息片刻。

（11）对城市的污染、噪声非常敏感，比常人更渴望去清幽、宁静的山水间，以休养身心。

（12）不再像以前那样热衷于朋友的聚会，有种强打精神、勉强应酬的感觉。

（13）晚上经常睡不着觉，即使睡着了，也老是在做梦的状态中，睡眠质量很差。

（14）体重明显下降，早上起来，发现眼眶深陷、下巴突出。

（15）感觉免疫力在下降，春、秋季流感一来，自己难逃"流"运。

（16）性能力下降，配偶对你明显地表示了性要求，但你经常感到疲惫不堪，没有什么欲望。

教你一套对付亚健康的"葵花点穴手"

从黄帝开始，古人就开始用按摩穴位来养生治病。其实，我们人体的每一个穴位都相当于一味中药，它们的功效都是我们祖先用身体试验过的，其中很多穴位对亚健康人士的保健有特殊疗效，经常按摩能够帮你摆脱亚健康。

（一）涌泉穴

涌泉穴即是人体长寿大穴，又是人体少阴肾经上的要穴。它位于足底中线前、中 1/3 交点处，当足趾屈时，足底前凹陷处。经常按摩此穴，能使人肾精充足、耳聪目明、精力充沛、性功能强盛、腰膝壮实不软、行走有力，并能治疗多种疾病，如昏厥、头痛、耳鸣、肾炎、各类妇科病和生殖类病。此穴的保健手法主要是按摩。方法：睡前端坐，用手掌来回搓摩涌泉及足底部 108 次，以感觉发烫、发热为度。搓毕，再用大拇指指肚点按涌泉 49 下，以感觉酸痛为度，两脚互换。最后，再用手指点按肩井穴左右各 49 次即可。

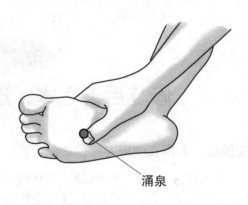

涌泉

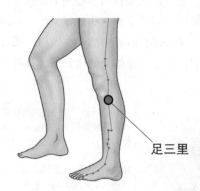

足三里

（二）足三里穴

足三里是人体足阳明胃经上的要穴。它位于腿部外膝眼下三寸，距胫骨前缘外侧一横指处。经常用不同的方法刺激它，可健脾壮胃、扩张血管、降低血液凝聚、促进消化吸收、扶正祛邪、提高人体的免疫力、消除疲劳、恢复体力。此穴主治胃病、腰痛、腹泻、痢疾、便秘、头痛眩晕、下肢瘫痪、膝胫酸痛、消化系统疾病。常用的保健手法是穴位点按、艾灸。点穴法：可用双手大拇指指肚点按足三里，每次 108 下，以感觉酸痛为度。艾灸法：取中草药"艾"为燃料，将艾绒点燃，直接或间接温热感穿透肌肤入穴。

（三）命门穴

命门穴为人体的长寿大穴，更是人体督脉上的要穴，位于后背两肾之间，第二腰椎棘突下，与肚脐相平对的区域。经常擦命门穴可强肾固本、温肾壮阳、强腰膝、固肾气，延缓人体衰老，疏通督脉上的气滞点，加强与任脉的联系，促进真气在任督二脉上的运行，并能治疗阳痿、遗精、脊强、腰痛、肾寒阳衰、行走无力、四肢困乏、腿部浮肿、耳部疾病等症。此穴的锻炼方法有二：其一是用掌擦命门穴及两肾，以感觉发热、发烫为度，然后将两掌搓热捂住两肾，意念守住命门穴约 10 分钟即可。其二是采阳消阴法，方法是背部对着太阳，意念太阳的光、能、热源源不断地进入命门穴，心意必须内注命门，时间约 15 分钟。

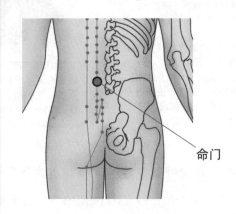

命门

（四）百会穴

百会穴既是长寿穴又是保健穴，更是人体督脉上的要穴，它位于头部，在两耳郭尖端连线与头部前后正中线的交叉点。此穴经过锻炼，可开发人体潜能，增加体内的真气，调节心脑血管系统功能，益智开慧，澄心明性，轻身延年，并能治疗头痛、眩晕、脱肛、昏厥、低血压、失眠、耳鸣、鼻塞、神经衰弱、中风失语等症。此穴的保健方法有四：其一是按摩法。睡前端坐，用掌指来回摩擦百会至发热为度，每次108下。其二是叩击法。用右空心掌轻轻叩击百会穴，每次108下。其三是意守法。两眼微闭，全身放松，心意注于百会穴并守住，意守时以此穴出现跳动和温热感为有效，时间约10分钟。其四是采气法。站、坐均可，全身放松，意想自己的百会穴打开，宇宙中的真气能量和阳光清气源源不断地通过百会进入体内，时间约10分钟。

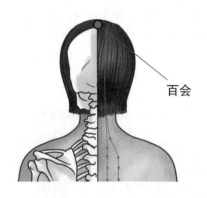

百会

（五）会阴穴

会阴穴即是人体长寿要穴，也是人体任脉上的要穴。它位于人体肛门和生殖器的中间凹陷处。经常按摩会阴穴，能疏通体内脉结，促进阴阳气的交换与循环，对调节生理和生殖功能有独特的作用。按摩会阴穴，还可治疗痔疮、便血、便秘、妇科病、尿频、溺水窒息等症。常用的保健方法有三：其一是点穴法。睡前半卧半坐，食指搭于中指背上，用中指指端点按会阴108下，以感觉酸痛为度。其二是意守法。姿势不限，全身放松，将意念集中于会阴穴，守住会阴约15分钟，久之，会阴处即有真气冲动之感，并感觉身体轻浮松空，舒适无比。其三是提肾缩穴法。取站式，全身放松，吸气时小腹内收，肛门上提（如忍大便状），会阴随之上提内吸；呼气时腹部隆起，将会阴肛门放松，一呼一吸共做36次。

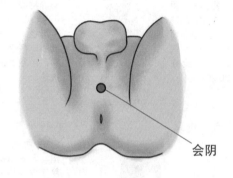

会阴

（六）神阙穴

神阙穴即肚脐，又名脐中，是人体任脉上的要穴，更是人体最隐秘、最关键的要害穴位，是人体又一长寿大穴。经常对神阙穴进行锻炼，可使人体真气充盈、精神饱满、体力充沛、腰肌强壮、面色红润、耳聪目明、轻身延年，并对腹痛肠鸣、水肿膨胀、泻痢脱肛、中风脱症等有独特的疗效。此穴的保健方法有三：其一是揉中法。每晚睡前空腹，将双手搓热，双手左下右上叠放于肚脐，顺时针揉转（女子相反），每次360下。其二是聚气法。端坐，放松，微闭眼，用右手对着神阙空转，意念将宇宙中的真气能量向脐中聚集，以感觉温热为度。其三是意守法。放松，盘坐，闭目，去除杂念，意念注于神阙，每次半小时以上，久之则凝神入气穴，穴中真气发生，胎息则慢慢启动。

神阙

简单小动作也能对抗亚健康

现代人由于工作和生活的压力，健身的时间越来越少，长期不运动，身体自然容易陷入"亚健康"状态。其实，健身不仅可在健身房进行，只要心里有锻炼意识，无论在哪里都能运动，这里就介绍一些适于快节奏工作的简易、有效的健身方法。

（一）轻叩头部

每天早晨或晚上睡前，全身直立，放松。用双手手指轻叩头部，从前额向头顶部两侧叩击，再从头部两侧向头中央叩击。次数自定，一般 50 次左右。

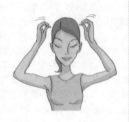

（二）梳头

用木梳先直梳，动作轻柔，从前额经头顶部到后部，逐渐加快。再斜梳，先顺头形梳，将头发梳顺，再逆向梳，之后顺头形梳。每分钟 20 ~ 30 下，每天 1 次，每次 3 ~ 5 分钟。

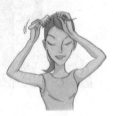

（三）击掌

两手前平举，五指伸开，用力击掌，越响越好。刺激两手上相应穴位，一般在 20 次左右。

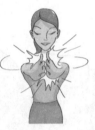

（四）浴手

取习惯体位，心静神凝，耳不旁听，目不远视，意守肚脐，两手合掌，由慢到快搓热。

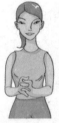

（五）搓面

把搓热的手平放在面部，两手中指分别由前沿鼻两侧向下至鼻翼两旁，反复揉搓，到面部发热为止。然后闭目，用双手指尖按摩眼部及周围。

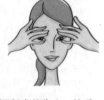

（六）搓耳

耳郭上有很多穴位。用两手食指、中指、无名指三指，前后搓擦耳郭。次数视各人情况而定，一般以 20 次左右为宜。

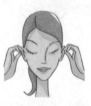

（七）搓颈

先用两手食指、无名指反复按摩颈后部的风池穴、风府穴，力量由轻到重，直到局部发热。

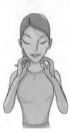

（八）腹式深呼吸

直立，两手叉腰，先腹部吸气。停顿片刻，慢慢呼气，直到吐完为止，再深深吸一口气，反复十余次。

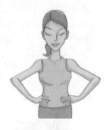

（九）弯腰

双脚自然分开，双手叉腰，先左右侧弯数次，再前后俯仰数次，然后两臂左右扩胸数次，次数自定。

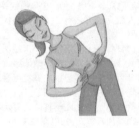

（十）散步

轻松、从容地踱步，把一切琐事暂时抛开，以解疲劳、益智神。散步宜循序渐进，量力而行，做到形劳而不倦。持之以恒，久之能振奋精神，兴奋大脑，使下肢矫健有力。

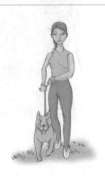

很多人都会埋怨自己没有时间运动锻炼身体，总是觉得如果要运动非得来个高强度的训练或是花费大量的时间才能做到，其实这种想法是不正确的，只要您每天拿出一点时间做做以上的小运动，就能够远离很多疾病，健康长相伴。

饮食疗法，让你的身体回归健康态

当你出现负担过重、大脑疲劳、筋疲力尽甚至脾气不好等亚健康症状时，如果马上采用对症饮食调理，或许能够收到意想不到的效果。

（一）失眠、烦躁、健忘时

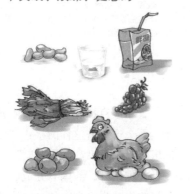

多吃富含钙、磷的食物。含钙多的如大豆、牛奶、鲜橙；含磷多的如菠菜、葡萄、鸡、土豆、蛋类等。

（三）体瘦虚弱时

体瘦虚弱的人适宜吃炖鱼。在吃前最好小睡一会儿。人们都习惯饭后睡觉，这是不好的习惯，应改为饭前睡一会儿，因为吃了饭再睡，人会觉得越来越不舒服。

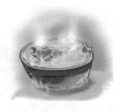

（五）眼睛疲劳时

在办公室里整天对着电脑，眼睛总是感到很疲劳，你可在午餐时点一份鳗鱼，因

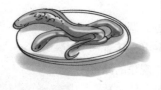

为鳗鱼含有丰富的人体所必需的维生素 A。另外，韭菜炒猪肝也有此功效。

（二）神经敏感时

神经敏感的人适宜吃蒸鱼，但要加点绿叶蔬菜，因为蔬菜有安定神经的作用。吃前可以先躺下休息，松弛紧张的情绪，也可以喝少许葡萄酒，帮助肠胃蠕动。

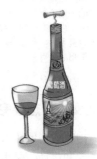

（四）筋疲力尽时

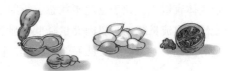

可在口中嚼些花生、杏仁、腰果、胡桃等干果，对恢复体能有神奇的功效，因为它们含有大量丰富的蛋白质、B 族维生素、钙和铁，以及植物性脂肪，却不含胆固醇。此外，蛤蜊、芝麻、草莓等食物含有丰富的蛋白质及适度的热量，能保护并强化肝脏，不妨多吃一些。

（六）大脑疲劳时

坚果，即花生、瓜子、核桃、松子、榛子等，对健脑、增强记忆力有很好的效果。因坚果内人体必需

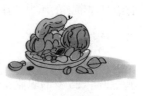

的脂肪酸、亚油酸的含量很高，且无胆固醇，人们常常把坚果类食品称为"健脑"食品。另外，坚果内还含有特殊的健脑物质卵磷脂、胆碱，所以对脑力劳动者来说，它的营养、滋补作用是其他食物所不能比拟的。

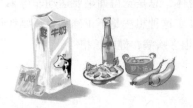

（七）脾气不好时

钙具有安定情绪的作用，牛奶、乳酸、奶酪等乳制品以及小鱼干等，都含有极其丰富的钙质，有助于消除火气。萝卜适于顺气健胃，对气郁上火生痰者有清热消痰的作用，最好生吃，也可做萝卜汤。啤酒能顺气开胃，改变恼怒情绪，适量喝点会有益处。

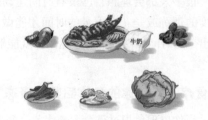

（八）丢三落四时

做事丢三落四、虎头蛇尾、粗心大意时，应补充维生素C及维生素A，增加饮食中水果、蔬菜的数量，少吃肉类等酸性食物。富含维生素C及维生素A的食物有辣椒、鱼干、笋干、牛奶、红枣、田螺、卷心菜等。

职业女性，想要完美就运动吧

保持人体健康有四大基石，而运动就是其中之一，希波克拉底曾说："阳光、空气、水和运动，是生命和健康的源泉。"在古希腊岩石上也刻着这样的字："你想变得健康吗？跑步吧！你想变得聪明吗？跑步吧！你想变得美丽吗？跑步吧！"

但是，许多职业女性都没有意识到运动的重要性，据统计，我国有九成职业女性缺乏体育锻炼，处于亚健康状态。长期运动不足，影响血液内循环，使血液流动速度变慢，血流量减少，肌肉储量降低。显著的标志是出现骨密度偏低、肥胖、肺活量不足等问题。专家提醒女性亚健康人群，积极运动、有效运动是治疗亚健康的灵药。

一、少坐多动瘦腰臀

职业女性亚健康的重要表现就是腰部、臀部脂肪比例普遍偏高。腰腹肥胖不仅容易导致高血压，还会使心脏病、高血脂、高胆固醇、冠心病等的发病率增高。

女性腰腹肥胖主要是由劳动强度下降，多依赖电脑办公，长期静坐办公再加上不运动造成的。

合理运动的意义并不是单纯的减肥，而是减少脂肪给身体带来的压力，让身体走上健康的轨道。

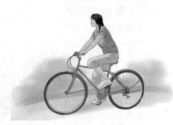

推荐运动：游泳、爬楼梯、骑车、跳绳等低强度、长时间的有氧代谢耐力项目

二、慢跑跑出好骨骼

骨密度偏低处于女性亚健康表现的首位，调查显示，20～25岁的职业女性缺钙问题尤为突出，随着年龄增加，钙流失速度越来越快。造成这一现象的原因一方面是女性少食和吃素，营养摄取不足，体内缺少钙和蛋白质，另一方面是长期坐在室内不运动，喜静懒动、怕晒太阳，阳光无法通过光合作用转化为维

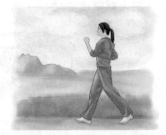

推荐运动：慢跑、快走、打羽毛球等温和的有氧运动

生素 D，从而影响了体内钙的吸收。

三、扩胸增加肺活量

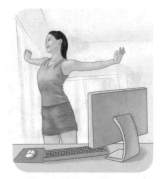

我们人体的各器官、系统、组织、细胞每时每刻都在消耗氧，肺活量数值低表示机体摄氧能力和排出废气的能力差，会导致诸如头痛、头晕、胸闷、精神委靡、注意力不集中、记忆力下降、失眠等症状的发生。

用运动可以增加呼吸肌的力量，提高肺的弹性，使呼吸的深度加大、加深，从而提高和改善肺呼吸的效率和机能。选择合适的运动提高肺活量，才能给身体带来更多新鲜的氧气。

推荐运动：扩胸、振臂等徒手操，潜水和游泳等憋气训练

轻松娱乐，远离亚健康

娱乐活动内容丰富，涉及精神生活的各个方面，能直接或间接地为精神调节服务。如娱乐能转移大脑的兴奋灶，转移注意力，松弛紧张情绪，因而对稳定情绪有一定的作用；娱乐过程中可以培养人的性格，磨炼人的意志；娱乐往往是集体活动，能融洽人与人之间的关系，营造轻松、活泼的气氛等。

（1）娱乐一般是在工作之余或节假日进行，其内容与形式应该因人们工作的性质、生活环境及个人兴趣爱好的不同而不同。这就是说，娱乐应该以调节日常工作和生活节奏、补充其内容不足为原则，而不是重复刻板的工作节奏与枯燥的生活内容。

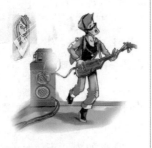

（2）娱乐形式的选择可以采取体脑交替、动静结合的原则，如从事体力劳动的人，娱乐方式宜选用脑多的活动；而脑力劳动者，则宜选用体力劳动成分多一些的娱乐。当然，这不是绝对的，有些娱乐活动，如听音乐、看戏剧、打扑克等，对松弛一天的紧张情绪、消除疲劳都有作用。至于全家欣赏音乐、影视，或老少合桌打牌，对营造轻松愉快的气氛，创造一个舒适的环境，都有同样的作用。

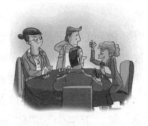

（3）娱乐的内容应该遵循积极、健康的原则。如果经常沉湎于一些不健康的、低级趣味的娱乐，则易导致精神委靡不振，养成不良习惯，危害身心健康，甚至因此而误入歧途，走上犯罪道路。如借打扑克之名赌博、听黄色歌曲、看黄色光盘等，这些行为都是必须杜绝的。

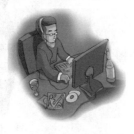

（4）娱乐活动还必须遵循简便可行的原则，要注意充分利用现有的条件，根据现有的消费水平，量体裁衣，因地制宜。只要能达到娱乐的目的即可，不宜不切实际地追求高档奢华的娱乐而劳民伤财。

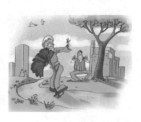

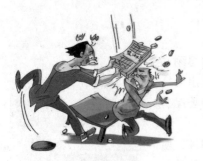

（5）娱乐必须掌握适度的原则。每个人应根据具体情况安排适宜的时间，不能占用工作或学习时间，不能占用休息睡眠的时间，以保证日常工作与休息；同时，娱乐过程中要保持适当的强度，不宜过分疲劳，精神不宜过分紧张，不宜一味地冒险猎奇，以保证生命安全，防止惊恐伤神。如下棋、打扑克不必太计较输赢，不要通宵达旦，旅游中不宜过分攀高。另外，尽管一些娱乐活动，如花鸟虫鱼、琴棋书画是比较高雅有趣的娱乐活动，但是也不宜一味追求，防止达到玩物丧志的地步，影响正常的工作和生活，这样也不利于健康。

心理疗法是缓解亚健康的关键

心理上的问题常成为亚健康的主要原因，因此心理治疗成为亚健康治疗的关键。亚健康状态通过自我身心调节是完全可以恢复的。

心理平衡是保健最主要而且是最重要的措施，其作用超过一切保健作用的总和。抓住这一点就抓住了走出亚健康的金钥匙。情绪波动确实会造成很多意外，我们在日常生活中可以看到许多这样的例子。许多人因心理不平衡而猝死，有得心肌梗死的，有得脑溢血的，有得癌症的，有得神经官能症的。

要做到心理平衡，应该"以动养静"，学习、工作时专心致志，工作、学习之余，寄情于一技、一艺、一诗、一画、一花、一草，兴趣盎然，凝神定志。

要做到心理平衡，应该保持心情舒畅。民间谚语说得好，"笑一笑，十年少""愁一愁，白了头""生气催人老，笑笑变年少"。要做到心理平衡，应该多想一些高兴的事，不要在过去"想不开"的思想圈子里打转转，应学会从另一个角度看问题，这样你会豁然开朗。实践证明，这是一个行之有效的好方法。

要做到心理平衡，就要学会宽容。

要做到心理平衡，就要懂得知足常乐的道理。人不可贪心，贪心必有祸行。不能瞎攀比，人比人，气死人，事比事易怄气。

要做到心理平衡，应该有一份孝心。孝敬父母，这是中华民族的传统美德。

要做到心理平衡，就要有仁爱之心。对世界充满爱心，对他人充满关心。

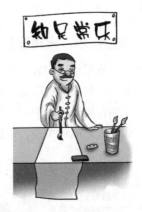

自古以来，健康老人都一样，每一个老人都心胸开阔、性格随和、勤快爽直、心地善良，甚至像一个"老顽童"，没有一个健康老人是脾气暴躁、心胸狭窄、爱钻牛角尖的

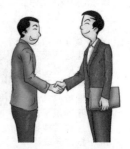

懂得换位思考，懂得宽容，懂得尊重，有仁爱之心，心理自然健康

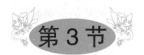

第3节

小病有巧方，让你轻松摆脱病痛

牙痛不用止痛片，小方法就搞定

口腔中最常见、多发的疾病当数蛀牙。初期的龋齿没有什么症状，仅在牙釉质的表面上有大小不一的黄褐色斑点，当龋洞逐渐侵犯牙本质后，龋病不仅使牙齿缺损，还常伴有不同程度的疼痛，或有咀嚼功能障碍等。

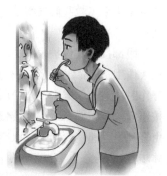

俗话说，"牙痛不是病，痛起来真要命"，龋齿引起的牙痛让人无法忍受，一味服用止痛片对身体又有害处，据李时珍记载，花椒能除风邪气、温中、去寒痹、坚齿发，牙痛时，在病齿处塞一粒花椒，可即刻止痛。这里向大家推荐一副食疗方，纯天然，简单又实用。

治疗龋齿应保持良好的口腔卫生，养成早晚刷牙、饭后漱口的好习惯，每次刷牙时间为 3 ~ 5 分钟，睡前刷牙尤为重要。应限制蔗糖食物的摄入，少吃零食和甜食

材料：苍耳子 25 克，豆腐、粳米各 100 克。

做法：将苍耳子用布包好，与豆腐和淘洗干净的粳米一同入锅煮成粥即可。每日服 1 剂，分数次食用。

功效：此粥散风祛湿，清热生津，消炎镇痛。

另外，还可取花椒 5 克，粳米 50 克。花椒水煎，留汁加入粳米煮粥，空腹趁热服用。

远离牙周炎，可用清热止痛汤

牙周炎是仅次于龋齿的常见病。牙周炎常见于成年人。主要症状为牙龈红肿、溢脓、出血，除了少部分人是因为营养不良、遗传患病外，大部分人患牙周炎是疏于个人口腔卫生，牙菌斑繁生导致的。

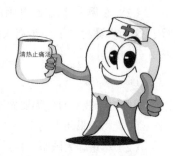

清热止痛汤

清热止痛汤：取生地、连翘各 12 克，丹皮、升麻、当归、大黄各 10 克，黄连、竹叶各 6 克，生石膏 30 克（先下），天花粉 15 克。

用法：水煎，每日 1 剂，分 2 次服用。

中医认为，医治牙周炎重点在于清热解毒，消肿止痛，急性牙周炎患者可水煎清热止痛汤服用

防治牙周炎根本上讲还是要注重口腔卫生，要勤刷牙。刷牙时使用软毛牙刷，将牙刷倾斜45°，由内向外刷，尤其不要忽略容易堆积牙垢的牙龈边缘。平时还要多吃生蔬菜，蔬菜有很多纤维素，能帮助清洁及刺激牙齿及牙龈，避免牙龈发炎。

眼部疲劳，按摩帮你忙

眼睛长期处于疲劳状态，很容易引起视力模糊、下降，使眼睛失去往日的光彩，变得污浊黯淡。

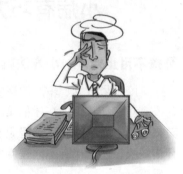

为了防止这种可怕的事情发生，我们不妨用简便的按摩法来拯救我们的眼睛，让我们的"心灵窗口"恢复昔日的光彩。

眼部按摩对保护眼睛、增进视力、消除疲劳都有很大作用，是简便、行之有效的措施，必须持之以恒。操作时注意力要集中，全身肌肉放松，呼吸要自然，按压穴位要正确，手法要缓慢，旋转幅度不宜过大，由轻到重，速度要均匀，以感到酸胀、略痛为宜。具体步骤如下：

长时间面对电脑屏幕，免不了会出现眼部疲劳、眼睛干涩的情况，滴再多的眼药水也解决不了什么问题

一、指压、按摩眼周

（1）将中指放在眼尾处，朝外侧轻轻地提拉按摩。

（2）将手指放在眼睛下方，从眼尾向眼角慢慢移动，用食指和中指（或中指和无名指）指腹按压眼睑。

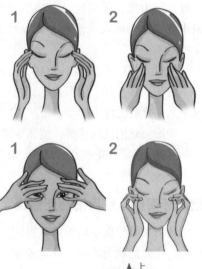

二、按摩脸颊及眉头

（1）在眉头上方附近用中指和无名指以画圆圈的方式，稍微用力按摩。

（2）在颧骨上方处以画圈的方式按摩，这个步骤再加上一步眉头按摩，平均按3分钟即可。

三、让眼睛做操

眼睛过于疲劳时你需要做些眼部运动缓解一下。

（1）将双眼闭上约2～3秒。

（2）尽量睁大眼睛，停约2～3秒。

（3）眼球分别向左、右移动，各停约2～3秒。

（4）眼睛向上看，约停2～3秒。

（5）眼睛向下看，约停2～3秒。

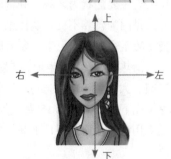

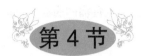

第4节

肠胃常见疾病防治法

　　胃肠病是常见病多发病，总发病率约占人口的20%。年龄越大，发病率越高，特别是50岁以上的中老年人更为多见，男性高于女性，如不及时治疗，长期反复发作，极易转化为癌肿。胃肠病历来被医家视为疑难之证，一旦得病，应及时治疗、长期服药，才能控制或治愈。

　　种类繁多的消化道疾病常常没有典型的症状，故而常常被人忽视。肠胃疾病多凸显于饭后，人们应仔细注意饭后有无明显症状出现，注意体会、自检，尽早发现胃肠疾病，以得到及时治疗。

（1）如果出现时有胸骨后受阻、停顿、疼痛感，且时轻时重的情况，这就有可能处于罹患食管炎、食道憩室或食管癌早期的边缘阶段。

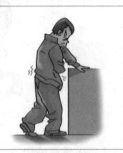

（2）如果饭后饱胀或终日饱胀、嗳气但不反酸，胃口不好，体重逐渐减轻，面色轻度苍白或发灰，则可能是慢性胃炎，特别是慢性萎缩性胃炎、胃下垂。

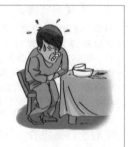

（3）如果饭后上中腹痛，或有恶心、呕吐、积食感，病的时间可能已经很长；疼痛有规律，如受凉、生气、吃了刺激性食物后发作。可能是胃溃疡已经纠缠上身。

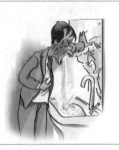

（4）如若经常在饭后2小时左右出现胃痛，甚至半夜疼醒，吃点东西可以缓解，常有反酸现象。秋冬季节容易发作，疼痛在上腹偏右，有节律。这就是十二指肠溃疡或十二指肠炎症的典型症状。

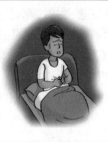

（5）急性胃肠炎、急性痢疾病因主要是饮食不当或受凉后发生腹痛、腹泻，可伴有呕吐、畏寒发热。

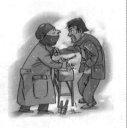

（6）过敏性肠炎的症状主要表现为：饭后立即腹泻，稍有受凉或饮食不当就发作。也有可能时而腹泻时而便秘，腹泻时为水样，便秘时黏液较多，数年不见消瘦。

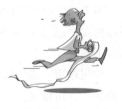

对付胃痛，食物疗法最见效

胃痛，是指上腹部近心窝处发生疼痛的病症。包括消化性溃疡、急慢性胃炎、胃神经官能症、胃下垂等疾病。

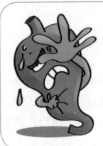

临床应根据胃痛的不同特点，分辨不同的疾病。若病程较长，而且反复发作，痛的时间有规律性，常伴有嗳气、嘈杂、吞酸，考虑为消化性溃疡；若上腹部疼痛闷胀，无明显规律性，食后加重，呕吐，局部压痛较广泛而不固定，应考虑慢性胃炎；若胃脘胀痛，常随情绪变化而增减，痛无规律性，经各种检查无器质性病变时，应考虑为神经官能症；若患者形体瘦长，食后脘腹胀痛不适，站立时胃痛加剧卧时减轻，应考虑为胃下垂。

那么，怎样让胃痛不再折磨你呢？饮食疗法是比较理想的治愈方法。

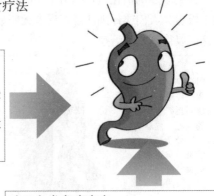

（一）黄芪猪肉方

材料：猪瘦肉 200 克、黄芪 30 克、猴头菇 60 克、延胡索 12 克、香附 12 克、高良姜 5 克、春砂仁 12 克、陈皮 10 克、淮山 30 克、白芍 12 克。
做法：先将猪瘦肉切成薄片，再和其余材料一起放入锅内，先煮滚，后用文火煲 1 小时 30 分钟。
功效：主治慢性胃炎之胃痛。

对于胃痛患者，当注意以下饮食禁忌：

胡椒、花椒、茴香、龙眼肉、辣椒、桂皮、草豆蔻、生姜、葱、洋葱、砂仁、狗肉、羊肉、白酒、猕猴桃、甘蔗、西瓜、茭白、蚌肉、蟹、柿子、香蕉、苦瓜、梨、荸荠、甜瓜、绿豆、柿饼、生番茄、竹笋、瓠子、生菜瓜、海带、生莴苣、生萝卜、生藕、生黄瓜、生地瓜。

（二）党参瘦肉方

材料：猪瘦肉 200 克、党参 30 克、猴头菇 60 克、鸡内金 12 克、川朴 10 克、木香 10 克、没药 10 克、春砂仁 12 克、台乌 10 克、甘草 8 克、淮山 30 克、白芍 12 克、黄芪 30 克。
做法：先将猪瘦肉切成薄片，再和其余材料一起放入锅内，武火煮滚，后用文火煲 1 小时 30 分。
功效：主治消化道溃疡之胃痛。

补阴养胃，胃炎就会"知难而退"

胃炎与饮食习惯有密切的关系，摄入过咸、过酸、过粗的食物，反复刺激胃黏膜，还有不合理的饮食习惯，饮食不规律，暴饮暴食等都可导致胃炎。

食用过冷、过热饮食，浓茶、咖啡、烈酒、刺激性调味品、粗糙食物等，是导致胃炎的主要原因。预防急性胃炎应戒烟限酒，尽量避免阿司匹林类药物的

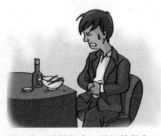

胃炎是一种慢性病，困扰着很多人

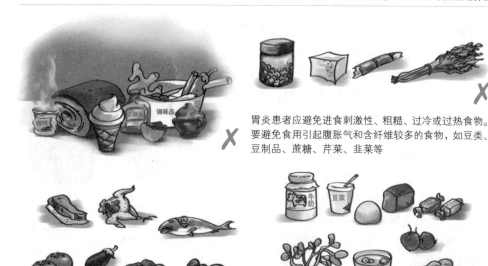

胃炎患者应避免进食刺激性、粗糙、过冷或过热食物。要避免食用引起腹胀气和含纤维较多的食物，如豆类、豆制品、蔗糖、芹菜、韭菜等

胃炎患者要多吃高蛋白食物及高维生素食物，可防止贫血和营养不良。如瘦肉、鸡、鱼，肝肾等内脏以及绿叶蔬菜、西红柿、茄子、红枣等

注意食物酸碱平衡，当胃酸分泌过多时，可喝牛奶、豆浆，吃馒头或面包以中和胃酸；当胃酸分泌减少时，可用浓缩的肉汤、鸡汤、带酸味的水果或果汁，以刺激胃液的分泌，帮助消化。急性胃炎患者宜吃有清胃热作用的清淡食品，如菊花脑汤、马齿苋等。慢性胃炎患者宜喝牛奶、豆浆等。胃酸少者可多吃肉汤、山楂、水果等，少吃花生米。

损害，生活应有规律，不暴饮暴食，注意饮食卫生，不吃腐烂、变质、污染食物。饮食中多吃卷心菜，其中的维生素 U 具有健脾功效，起到预防胃炎的作用；山药能促进消化，增强胃动力；玫瑰花茶缓解胃部不适，避免胃炎滋生。

推荐食谱

（一）红枣糯米粥

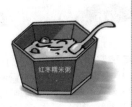

原料：红枣 10 枚糯米 100 克。
制法：同煮稀饭
功效：养胃，止痛。

（二）鲫鱼糯米粥

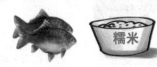

原料：鲫鱼 2 条，糯米 50 克。
制法：上两味共煮粥食，早晚各服一次。
功效：补阴养胃，适用于慢性胃炎。

消胃火灭口臭，试试萝卜和生姜

有些人，一张口便发出令人厌恶的臭味，这就是我们通常所说的口臭。口臭，毛病不大，但却常使人产生自卑感，造成精神负担，影响社交活动。

我们知道，火分虚实，口臭多为实火，由胃热引起。胃热引起的口臭，舌质一般是红的、舌苔发黄，这时只要喝用萝卜煮的水，消食化瘀，口臭很快就会消除了。胃热引起的口臭多是偶尔发生，如果是经常胃热、消化不良的人，治疗时最好的办法就是敲胃经，一直敲到小便的颜色恢复淡黄清澈为止。若口臭伴有口干、牙床肿痛、腹胀、大便干结症的，充分按揉足二趾趾面，并按揉足部内庭、冲阳、公孙穴各1分钟；再从小腿向足趾方向推足背及其两侧各30次。

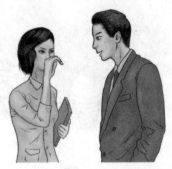

但是，随着人们生活方式的改变，由胃热引起的口臭已经很少，最常见的口臭还是胃寒的原因，这类人多是舌苔普遍发白，口臭时有时无，反复发作。那么对于这类由胃寒引起的口臭，平时就要多喝生姜水，如果怕麻烦，也可以将姜切成薄片，取一片含在嘴里。

口臭是上火的表现，由胃火引起。胃腑积热，胃肠功能紊乱，消化不良，胃肠出血，便秘等引起口气上攻及风火或湿热，口臭也就发生了

每个人都希望自己口气清新，在社交谈话时给对方良好的印象。那么有口臭的人一定要分清自己的疾患是何种原因引起的，然后对证施治。此外，平时还要注意口腔卫生，定期洗牙，以预防口臭。

胃溃疡患者不可不知的"三注意"

胃溃疡是一种多发病、慢性病，容易反复发作，因此要想治愈胃溃疡，是一个较为艰难持久的历程，这就需要患者在日常生活中做好自我保健。

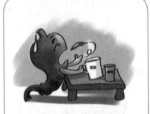

（一）注意饮食卫生

注意饮食卫生，做到一日三餐定时定量，饥饱适中，细嚼慢咽，是促进溃疡愈合的良好习惯。不注意饮食卫生、偏食、挑食、饥饱失度或过量进食冷饮冷食，或嗜好辣椒、浓茶、咖啡等刺激性食物，均可导致胃肠消化功能紊乱，不利于溃疡的愈合。

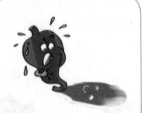

（二）避免精神紧张

胃溃疡是一种典型的心身疾病，心理因素对胃溃疡影响很大。精神紧张、情绪激动，或过分忧虑对大脑皮层产生不良的刺激，使得下丘脑的调节作用减弱或丧失，引起植物神经功能紊乱，不利于食物的消化和溃疡的愈合。因此，保持轻松愉快的心境，是治愈胃溃疡的关键。

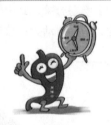

（三）讲究生活规律，注意气候变化

胃溃疡病人生活要有规律，不可过分疲劳，劳累过度不但会影响食物的消化，还会妨碍溃疡的愈合。溃疡病人一定要注意休息，生活起居要有规律。溃疡病发作与气候变化有一定的关系，因此溃疡病人必须注意气候变化，根据节气冷暖，及时添减衣被。

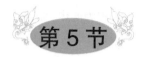

做个快乐的"无火族"

上火是正气变成毒气的表现

"火"是人赖以生存的生机，也就是我们通常说的元气、阳气，保证身体正常运转的生机。我们通常认为身体好的人火力就壮，衰老的慢，抵抗外邪的能力强。我们可以看到人体无"火"就没了生机，而人体上火就是消耗生机。在保火和去火之间把握一个尺度，才是高明的保健方式。

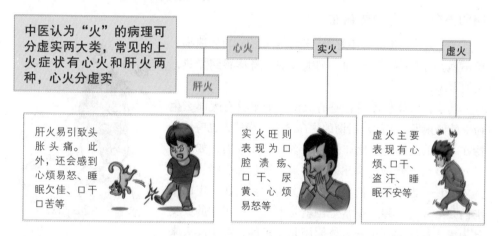

中医认为"火"的病理可分虚实两大类，常见的上火症状有心火和肝火两种，心火分虚实

心火　实火　虚火

肝火

肝火易引致头胀头痛。此外，还会感到心烦易怒、睡眠欠佳、口干口苦等

实火旺则表现为口腔溃疡、口干、尿黄、心烦易怒等

虚火主要表现有心烦、口干、盗汗、睡眠不安等

如果有一天突然发现嘴里长了小泡、溃疡，牙齿疼痛、出血，咽喉干痛，身体感到燥热，大便干燥……你自己肯定清楚是"上火"了。从现代医学的角度看，上火是感染了一些病原体，导致人体的某些功能不能正常发挥作用而出现的一种准病态上火，就是进行激烈免疫的阶段，是内分泌失调的结果。引起"上火"是人体各器官不协调造成的，医学上称之为激性疾病。若平时消耗大量的精力和体力，就使全身各系统处在紧张和变化之中，即处于"应激状态"。机体一旦进入应激状态，就会破坏体内环境的协调、平衡和稳定，导致疾病的发生。

如果"上火"是由于病毒感染引起的，那就没有什么特效药物了，除了对伤口进行必要的消毒、消炎处理防止继发感染，主要还是要注意口腔卫生、多喝水、注意休息，靠自身的免疫抗过去。如果你喝了凉茶、吃了清热解毒的中药，几天后觉得"火"被降下去了，其实未必是药物在起作用，而是自然发生的进程。为了降火而去吃中药，不仅无益，反而可能有害——有中毒的危险。

发现自己上火了可以用饮食来调节。

（一）莲子汤去心火

表现症状：分虚实两种，虚火表现为低热、盗汗、心烦、口干等；实火表现为反复口腔溃疡、口干、小便短赤、心烦易怒等

做法：莲子 30 克（不去莲心），栀子 15 克（用纱布包扎），加冰糖适量，水煎，吃莲子喝汤。

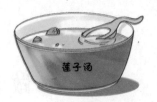

（二）喝梨水去肝火

表现症状：头痛、头晕、耳鸣、眼干、口苦口臭、两肋胀痛。

制法：川贝母 10 克捣碎成末，梨 2 个，削皮切块，加冰糖适量，清水适量炖服。

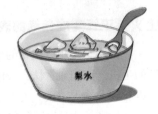

阴阳失衡，火邪由体内生

"上火"的滋味可不好受，嘴上起小泡、口腔溃疡，要不就是牙齿疼痛、出血，咽喉干痛，身体感到燥热，大便干燥……

其实，人体里本身就是有火的，如果没有火那么生命也就停止了，也就是所谓的生命之火。当然火也应该保持在一定的范围内，比如体温应该在 37℃ 左右，如果火过亢人就会不舒服，会出现很多红、肿、热、痛、烦等具体表现，也就是我们常说的"上火"。火在一定的范围内是必须的，超过正常范围就是邪火。不正常的火又分为虚火和实火，正常人体阴阳是平衡的，对于实火来说阴是正常的，但是阳过亢，这样就显示为实火。另一种情况是正常的阴偏少，显得阳过亢，这样就显示为虚火。

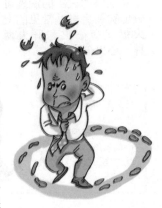

我们每个人都会遇到上火的情况。一遇到上火，大家都会使出各种招数，想要压下身体的这股"邪火"

邪火大部分还是由内而生的，外界原因可以是一种诱因。外感火热最常见的就是中暑，通常都是在温度过高、缺水、闷热的环境下待的时间过长，然后体温也会升高。这就是一种典型的外感火热症。但一般来说，内生的火热情况比外感火热多。比如现代人压力变大、经常熬夜、吃辛辣食物等，内生火的因素要大得多。可见邪火还是由身体的阴阳失调引起的。中医认为：人体生长在大自然中，需要阴阳平衡、虚实平衡。而人体的"阴阳"互为根本，"虚实"互为表里。当人体阴虚阳盛时，往往表现为潮热、盗汗、脸色苍白、疲倦心烦或热盛伤津而见舌红、口燥等"上火"的症状。此时就需要重新调理好人体的阴阳平衡，滋阴降火，让身体恢复正常。

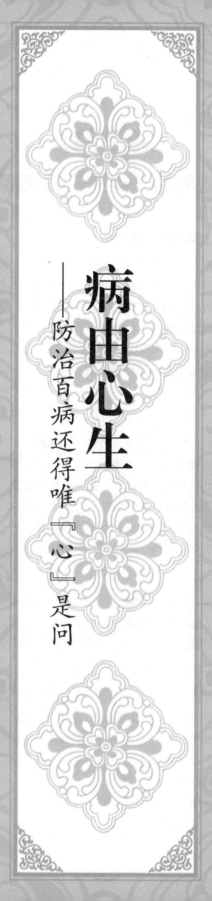

第九章

病由心生

——防治百病还得唯『心』是问

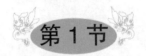

第1节

健康的一半是心理健康

别让"心病"从内部瓦解你的健康

人的一生，获得财富、成就与幸福的关键都始于健康的心理。情绪的本质是人们对外界事物体验后所产生的一种情感，它反映了人的愿望、理想、要求等一系列心理因素。因此，人的情绪好坏不是由外界客观事物所决定的，而是由主客观之间协调的程度所决定。

情绪对人的健康有密切关系，是导致疾病不可忽视的因素之一。

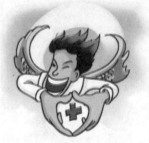

心理健康是幸福美满生活的源泉、延年益寿的妙药

一、情绪与血压

经研究证实，愤怒的情绪会引起血压升高，如果愤怒情绪得到平息，血压即恢复正常；如果愤怒情绪得不到宣泄，长期被压抑，处于慢性愤怒状态，那么高血压就会持续，变成高血压病。除此之外，愤怒情绪还会产生舌喉和头颈部肌肉痉挛，如有异物梗阻于喉头，出现呼吸困难、胸闷、胃部不适、心悸、头昏、出汗、呕吐等多种症状变化。

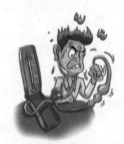

人的血压会随着情绪的激动而升高

二、情绪与食欲

人们常说："食欲是情绪的寒暑表。"情绪愉快食欲增加，情绪不悦食欲减退，这已是生活常识。长期持有消极情绪，会引起消化不良、慢性胃炎、消化性溃疡、过敏性结肠炎。

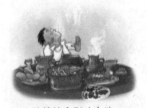

人的情绪会影响食欲

三、情绪与胃

情绪是由一定原因引起的，当一个人心理受到挫折时，往往会情绪低落、意志消沉；而一旦受到鼓舞，则为之振奋、情绪高涨。如果让消极情绪长期存在就会滋生疾病。为了证明这一观点，许多医学科学家做了大量的临床实验，其中最著名的是现代心理、生理学家沃尔夫的实验。

沃尔夫应用胃镜长期观察情绪与胃功能之间的关系，发觉当病人处于恐怖、忧郁时，胃黏膜变成贫血状态，胃运动

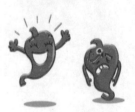

情绪对胃的健康影响巨大

和分泌亢进；当长期处于情绪矛盾状态时，胃黏膜充血，胃运动和分泌亢进，并可见胃黏膜出血、糜烂。

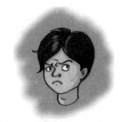

人的情绪过分波动会对心血管系统造成极大影响

四、情绪与心血管疾病

情绪过分波动，长期处于兴奋状态，最容易影响心血管系统，造成血管收缩、高血压、心绞痛和心肌梗死。

五、情绪与肿瘤

据专家研究证明，情绪是引起肿瘤的重要原因。

山西省是我国食管癌高发地区，发现食管癌患者 56.9% 有忧虑、急躁、消极等不良情绪，半年之内有重大精神刺激的占 52%。

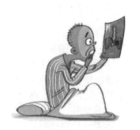

很多疾病的发生与人的负面情绪有直接关系

从上面叙述可以看出，一个人情绪的好坏直接会影响到一个人的健康，坏的情绪会引发多种疾病，如果一个人"病"从"心"生，就不会享受到生活的幸福，更不会拥有真正的健康。所以，对自己的情绪要多多关注，不要让"心病"瓦解你！

心理健康从情绪的管理起步

心理健康要从情绪的管理起步，想要管理好自己的情绪，方法是多种多样的，但是根本原则有一条：要么改变你的处境，要么改变你对处境的反应，要么改变你看待处境的方式。以下这些管理情绪的方法可以供你参考。

（一）像看感冒一样，去看心理医生吧

在当今社会，心理疾病中最大的问题，是不够正视和重视自己的心理状态。很多人讳疾忌医，延误了治疗和调整的时机。

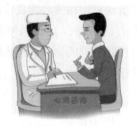

（二）学会找人倾诉

在生活中，当你被人际关系问题、情绪问题、感情问题、心理压力问题等诸多问题所困扰时，最好的排解方法就是及时宣泄，找人倾诉。

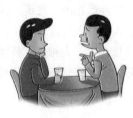

（三）放慢自己的工作速度

当你感到自己被紧张的工作压得喘不过气来时，最好立即把工作放下，轻松休息一下。同时还要注意合理地安排作息时间，使生活、学习、工作都能有规律地进行。

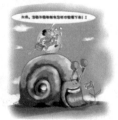

（四）平时多做运动

运动能够让你那由于压力过大而萎缩的细胞重新活跃起来，帮助你换一种心情看待自己。在运动中，压力、烦恼、困惑、焦虑等都能在不知不觉中一扫而空。

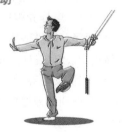

（五）充足的睡眠很重要

充足的睡眠可以减少人的压力。所以，为了自身的健康，你最好在晚上11点之前上床。晚上工作到深夜，这样做是得不偿失的，睡眠不足，很容易引起心理问题。

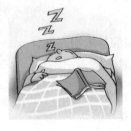

（六）保持一颗平常心

要永远保持一颗平常心，凡事要量力而行。职业女性尤其要注意及时进行自我调节，因为过于沉重的心理压力必将损害健康。

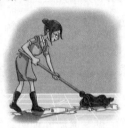

（七）合理安排工作，注意劳逸结合

工作要合理安排时间和轻重缓急，生活要有规律，重视积极性休息，适时参加一些体育锻炼，从而避免因从事的活动过于单一而产生单调、消极的心境。这对消除心里疲劳有明显效果。

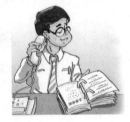

（八）洗澡能使心情好起来

在外工作一天，身体和心理都很疲惫，这时洗个热水澡，心情会好起来，会有一种焕然一新的感觉，是因为热水刺激皮肤后，血液循环加快，人的神经也产生刺激，如同洗去了一身的烦恼。

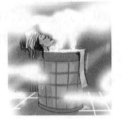

调摄七情，益寿延年

我们都知道，七情会损害人体的健康，在某种情况下比六淫还严重。而精神治疗的作用在许多内伤疾病中都远甚于药物，即使是六淫所伤，患者的精神状态正常与否，对于药物的治疗作用也大有影响。中医学强调人的精神因素与身体健康的关系，提出了"神形相因"之说，认为人的形体与精神活动密切相关，即良好的精神状态可以增进人体健康与益寿延年，而不良的精神刺激可使人致病。所谓调神养生，即精神养生，就是在"天人相应"整体观念的指导下，通过对心神的怡养、情志的调摄等方法，增强人的心理健康，达到形神的高度统一，以延年益寿。

一、注重养神

注重调养精神，是养生的重要方面，这是因为神是生命活动的主宰，对生命的存亡有着十分重要的影响。关于养神的方法主要有：

（1）虚静养神：调神摄生，静养为首。经常保持思想清静，调摄精神，多练气功，可有效地增强肌体的抗病能力，有益身心健康。

（2）安心养神：人生不会没有忧患，对于日常生活中所遇到的种种复杂问题及任何重大变故，都要保持稳定的心理状态和达观的处世态度，要养成理智与冷静

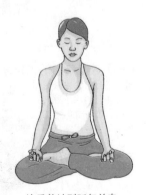

注重养神则延年益寿

的德行，凡事从容以待，冷静思考，正确处理各种难题。

二、清心寡欲

清心寡欲是指减少私心杂念，降低对名利和物质的嗜欲。我国历代养生学家都非常重视清心寡欲，认为这是调摄精神、益寿延年的重要方法。

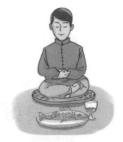

清心寡欲则病祸远离

三、省思少虑

思虑过多会使肌体气血失调，耗伤心神而损寿命。省思少虑、养心敛思这种自我调节方法，能使肌体生理功能处于最佳状态。只有精神静谧，从容温和，排除杂念，省思少虑，专心致志，才能做到安静调和、心胸豁达、神清气和，这样可使肌体功能协调，生活规律，有利于养生，促进健康长寿。

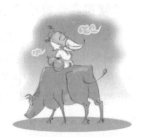

省思少虑则健康长寿

四、舒畅情志

舒畅情志是指舒调七情六欲，使其畅达，以利心神和调，五脏安定。每个人都有七情六欲，但七情过极对肌体健康危害极大。舒畅情志的具体方法多种多样，古人论述颇多，可根据每个人的具体情况自行选择，如诗词歌赋、琴棋书画、花木鸟鱼、艺术欣赏、古物收藏、旅游垂钓等。这样，精神有所寄托，去除烦恼，陶冶性情，保持健康的心理状态，促进养生长寿。

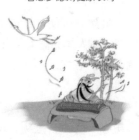

舒畅情志调心境

健康长寿四字箴言：慈、俭、和、静

养生家李度远，相传生于清代康熙十八年（公元 1679 年），卒于民国二十四年（公元 1935 年），享年 256 岁。李氏深明养身养心之道，在漫长的一生中，他遵循养身养心四字箴言——慈、俭、和、静，对世人很有教益。

慈	俭	和	静
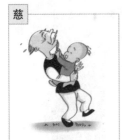	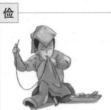	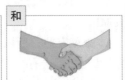	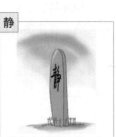
慈即心底慈善。要心存仁慈，保持天真的情趣，就能延年益寿	俭即俭省。俭于饮食则养脾胃，俭于嗜欲则聚精神，俭于思虑则蠲除烦恼。凡事省得一分，即受一分之益	和即和气。君臣和则国家兴旺，父子和则家宅安乐，兄弟和则手足提携，夫妇和则闺房静好，朋友和则互相维护和气致祥，对身体也是很有好处的	静指身不可过劳，心不可轻动也。"静"可以很好地培养元气，有利于养生

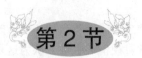

第2节

良好的心理是身体健康的前提

七情就是在这样伤害我们的身体

人有七情，即喜、怒、忧、思、悲、恐、惊。七情太过或者持续时间过长则往往会影响机体的防病、抗病的能力，导致疾病的产生。

传统的中医理论中还认为七情分属于五脏，为五脏所主，如果一个人的情绪过度或失调，就会导致五脏的损伤，使机体的自愈能力受到损害，人生病也就不足为奇了。下面我们就来看一看情志和脏腑到底有着怎样的联系。

一、喜伤心

虽然喜可使气血流通、肌肉放松，有利于消除机体疲劳，对人体的健康是有很大帮助的，但如果欢喜太过，就会损伤心气，从而出现心悸、失眠、健忘、老年痴呆等症状。

《儒林外史》中，范进因中举而精神失常就是"大喜伤心"的一个范例。现在的许多老年人，特别是心脏不好的老年人，遇到高兴的事很容易猝死，就是因为过于高兴而导致心气耗散。所以高兴是好事，但千万不要过度高兴。

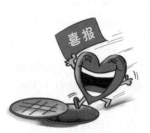

欢喜太过有伤心气

二、怒伤肝

这是因为怒则气上，就会伤到肝，从而出现闷闷不乐、烦躁易怒、头昏目眩等症状，发怒也是诱发高血压、冠心病、胃溃疡的重要原因。

肝主怒，加上肝经本来就有热，所以平时容易发火的人容易得肝病。有的人生气以后会有头疼、头晕的感觉，这时吃点平肝的中药就会使上述症状消失。

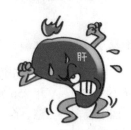

怒火上升最伤肝

三、思伤脾胃

过度思虑会使脾胃出现问题。中医认为，忧思伤脾，思则气结。经常用脑的人，气血长期往大脑上走，而不往胃里走，就会影响消化。时间长了，脾胃就容易出问题。

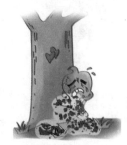

思虑过度伤脾胃

四、忧悲伤肺

人在强烈悲哀时，会伤及肺，从而出现干咳、气短、咳血、音哑及呼吸频率改变、消化功能受到严重干扰的症状。举个例子，患有肺病的人，一般都莫名其妙地想哭，这就说明了忧悲和肺有密切关系。

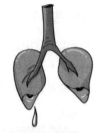

悲伤之情最伤肺

五、惊恐伤肾

这里是指人在惊恐的时候会出现耳鸣、耳聋、眩晕、阳痿等症状，甚至死亡。

肾控制二便，如果人过度恐惧，肾的固摄功能就会减弱，大小便就会失禁。俗话说的"吓得屁滚尿流"就是这个意思。

由此可见，情志和身体是直接相关的，如果一个人每天都能把自己的情志调整到最佳状态，那么人体的自愈能力就不会受到损害，疾病自然也就不敢"进犯"了。

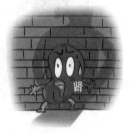

惊吓恐惧最伤肾

坏情绪是一棵毒树，结出溃疡之果

不良情绪会导致许多溃疡的发生，研究证明，口腔溃疡、胃溃疡和十二指肠溃疡与情绪刺激有非常密切的关系。

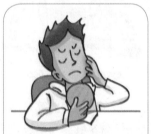

如果一个人身体虚弱或者在应激状况下，比你在感冒之初或体力、精神上压力过大时，就会不定期地出现口腔溃疡。这可能与人体内分泌障碍、胃肠功能紊乱、变态反应、局部刺激、维生素 B₁ 缺乏等有关

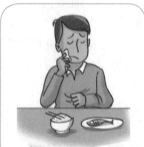

一提起溃疡，皆认为与饮食有直接关系，其实，更多的是情绪变化导致了这些疾病的发生。忧思愤怒会伤肝，入胃的食物要靠肝木之气来消化，肝伤，饮食不得消化，积久为火，火伤胃黏膜，因而出现溃疡

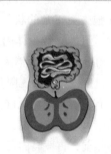

溃疡一旦形成，提高胃酸分泌的任何刺激，就会使溃疡恶化，引起疼痛和出血。溃疡面的大小、形态、深浅、发展过程等也不一致。常合并慢性感染，可能经久不愈

不良的心理压力，会使大脑皮层功能发生紊乱，增加胃酸和胃蛋白酶的分泌，使胃平滑肌痉挛，同时促使交感神经功能亢进，引起胃和十二指肠黏膜下血管痉挛，造成黏膜局部缺血及营养不良，从而易造成溃疡。心理医生发现，经常为不良情绪困扰的人得溃疡病的概率大大增加，因此，消化性溃疡可以说是一种情绪疾病。

痛心疾首！不良情绪引发癌症

现代生活中，工作和学习上的长期紧张、工作和家庭中人际关系的不协调、生活中的重大不幸是致癌的三个重要因素。90%以上的肿瘤患者患病均与精神、情绪有直接或间接的关系。精神创伤、不良情绪，可能成为患癌症的先兆。

不良情绪

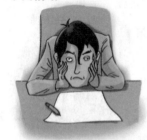

精神因素对癌的发生、发展、扩散来讲至关重要

癌症

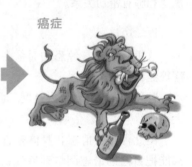

恶劣的精神因素起到了"唤醒"沉睡的"狮子"（癌细胞）的作用，使它得以"疯"长，肆无忌惮地吞噬机体

精神因素与人体免疫功能密切相关。人体免疫系统受神经和内分泌的双重调控，可以这样认为：刺激是通过人的情绪影响大脑边缘系统、植物神经系统、内分泌系统、内脏器官而起作用。

中枢神经系统在消极情绪的作用下，植物神经功能和内分泌功能会失调，使机体的免疫功能受到抑制，使细胞失去正常的状态和功能，不断变异，产生了癌细胞。另外，减少体内抗体的产生，阻碍了淋巴细胞对癌细胞的识别和消灭，使癌细胞突破免疫系统的防御，过度地增殖，无限制地生长，形成癌肿。

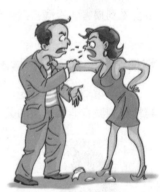

不良情绪是癌细胞的活化剂

有位哲人曾经说过："一切对人不利的影响中，最能使人短命夭亡的要算是不好的情绪和恶劣的心境，如发愁、颓废、恐惧、贪求、怯懦……"就拿乳腺癌来说，两千多年前，古罗马的盖伦医生就知道患乳腺癌的妇女常患有忧郁症。现代医学已经证明，抑郁消极的情绪可使催乳素分泌过多，从而导致乳腺癌。

因此，治病要治心。恶劣的情绪及忧郁的心情，对人健康的损害，甚至比病菌、病毒更厉害。每天都保持良好的情绪吧，它犹如一剂心药，对癌细胞有强大的杀伤力，是任何药物所不能代替的。

糖尿病也是一种情绪疾病

糖尿病不可根治，如果不及时配合治疗控制病情，还会伴有各种严重的并发症，给患者的心灵蒙上一层阴影，患者会产生恐惧心理，然后四处求药、八方投医。这种求医心切的心理，一则会延误治疗，导致病情加重；二则期望往往落空而陷入迷茫之中，极易产生消极心理，而这样的患者往往很难配合医生的治疗。

在糖尿病的治疗过程中，医生发现患者的情绪和病情有密切关系，不良情绪会影响其康复。此外，有的患者对自己的病满不在乎，无所顾忌，我行我素；有的患者则表现为精神委靡、情绪低落，甚至拒绝治疗；大多数患者的情绪受血糖、尿糖指标所左右，当指标正常或接近正常时，认为完全治愈了，便放松饮食治疗，甚至自己停服降糖药物；当指标急剧上升、症状重现时，情绪又紧张恐惧。这些患者因为情绪波动，所以病情很难控制。

由此可见，患者情绪稳定在糖尿病的治疗和康复中是多么重要，稳定的情绪能够帮助患者树立战胜疾病的信心，从而提高患者的生活质量。

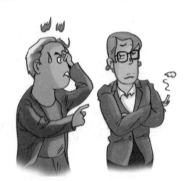

情绪因素在糖尿病的发生、发展和治疗中至关重要。紧张、激动、压抑、恐惧等不良情绪，会引起脑垂体分泌的生长激素、神经末梢分泌的去甲肾上腺素、细胞分泌的胰高血糖素、肾上腺分泌的肾上腺素和肾上腺皮质激素的分泌大量增加。这些激素都是升高血糖的激素，也是与胰岛素对抗的激素，因此当患者有不良情绪时，糖尿病容易复发

眼睛不适，不妨找情绪算算账

很多人都认为眼病主要是护眼不当所致，其实，情绪也会直接影响眼部健康。有一位50多岁的青光眼病人，他是某公司的经理，生活工作都不错，营养更没话说，但为什么会得青光眼呢？原来他平时工作压力很大，精神长期抑郁。中医上讲的"情志不疏"，就是这位病人患眼疾的原因。

中医眼科专家陈来华先生认为，护眼不仅需要加强体育锻炼、注意饮食，更重要的是要保持心理健康。

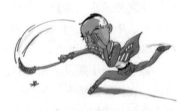

青光眼、角膜溃疡、视力疲劳、飞蚊症是常见的眼科疾病，大量临床实践证明，眼睛的疾病与情绪有很大关系

因此，为预防眼疾，平时我们一定要控制好自己的情绪。除此之外，下面介绍几种养护眼睛的好方法。

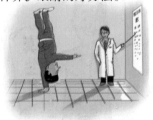

我们小的时候经常"打倒立"，倒立时大量血液涌向头部的各个器官，长期坚持不仅耳聪目明，还有美容效果。对治疗胃下垂，脱肛更有好处

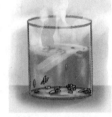

护眼还有一种办法就是常喝菊花枸杞茶，常喝菊花枸杞茶能改善眼睛的不舒服，是很好的护眼饮料

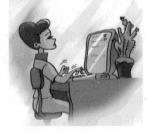

对于经常与电脑为伴的办公室一族来讲，仙人掌是不可缺少的防辐射"明星"。仙人掌吸收辐射的能力特别好，因此也就能很好地保护眼睛

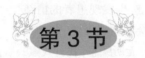

第3节

焦虑，让你坐卧难安——如何跨过焦虑这道坎

焦虑是一种病，需要及时治疗

焦虑本来是一种正常的情绪反应，但过度焦虑就成为一种心理障碍，如广泛性焦虑障碍、惊恐障碍、恐怖障碍、强迫障碍等，都包括在内。

在我国，焦虑作为一种心理疾病，并没有得到应有的重视，这主要是因为，心理问题的治疗不如生理疾病那样迫在眉睫。生理疾病由于有比较明显的症状使得患者无法或者不愿意忍受，从而产生强烈的求治动机。相反，心理疾病则由于没有那么明显而急迫的症状表现，往往患者会因为各种原因而拖延治疗。

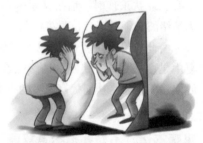

焦虑不同于抑郁，但却与抑郁有着密切的关系，即绝大部分抑郁病人都存在焦虑，绝大部分焦虑病人也存在不同程度的抑郁

随着社会不断发展和变革，人们承受的心理压力越来越大，焦虑的发病率也越来越高。在这种形势下，学会积极预防、维护自身心理健康，出现问题及时诊治就显得尤为重要。我们一定要对自己有一个清醒的认识，有了病就及时治疗，不要像蔡桓侯那样，等到无可救药了，再悔之晚矣。

静心，制怒——化解焦虑的真正法门

在心理学中，情绪指身体对行为成功的可能性乃至必然性，在生理反应上的评价和体验，包括喜、怒、忧、思、悲、恐、惊七种。其中，怒、忧、思、悲、恐、惊都会产生焦虑。

焦虑是一种没有明确原因的、令人不愉快的紧张状态。适度的焦虑可以提高人的警觉度，充分调动身心潜能。但如果焦虑过火，则会妨碍你去应付、处理面前的危机，甚至妨碍你的日常生活。

怒火是造成焦虑的一个重要因素。《黄帝内经》上说："喜怒不节，则伤脏，脏伤则病起。"经常发怒的人，容易患高血压、冠心病，而且可使病情加重，甚至危及生命。

养身贵在戒怒，尽量做到不生气、少生气，性情开朗，心胸开阔，宽厚待人，谦虚处世

这是因为，愤怒可以使食欲降低，影响消化，经常发怒可使消化系统的生理功能发生紊乱。

学会舒缓愤怒，是高情商的一大表现，不仅有益于身心健康，也利于提高自己的道德修养和思想水平，于人于己都有益。以下几种方法，可以平息你愤怒的火焰。

（一）深呼吸

从生理上看，愤怒需要消耗大量的能量，你的头脑此时处于一种极度兴奋的状态，心跳加快，血液流动加速，这一切都要求有大量的氧气补充。深呼吸后，氧气的补充会使你的躯体处于一种平衡的状态，情绪会得到一定程度的抑制，数次深呼吸可使你逐渐平静下来。

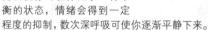

（二）理智分析

你将要发怒时，心里迅速地作换位思考，稍加分析，也许会明白和理解对方的立场、感受和初衷。理智的分析能帮助你很快控制住自己的情绪。

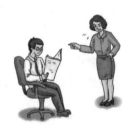

（三）寻找共同点

虽然对方在这个问题上与你意见不同，但在别的方面你们是有共同点的。你们可搁置争议，先就共同点进行合作。

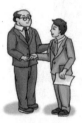

（四）回想美好时光

想想过去的美好时光和自己的得意之事，使心情放松下来。大自然是如此的包罗万象，人也应该有它那样的博大胸怀。

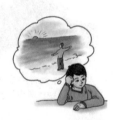

除了应用这些方法制怒之外，还要告诫自己不要浮躁，要学会静心。

浮躁心理是指做任何事情都没有恒心、见异思迁，喜欢投机取巧，讲究急功近利，强调短、平、快，立竿见影，平时则无所事事，乱发脾气，一刻也不能安稳地工作。

那么怎样才能克服浮躁心理呢？

（一）在攀比时要知己知彼

"有比较才有鉴别"，比较是人获得自我认识的重要方式，然而比较要得法，即"知己知彼"，知己又知彼才能知道是否具有可比性。

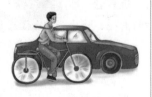

（二）正确认识成功

人应该正确地认识到：每个人的成功，都付出了别人难以想象的努力和智慧。要保持一颗平常心，不要期待"天上掉馅饼"的事会在自己头上发生，要脚踏实地去努力。

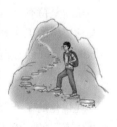

（三）要有务实精神

务实就是"实事求是，不自以为是"的精神，是开拓的基础。没有务实精神，开拓只是花拳绣腿，这个道理是人人应弄懂的。

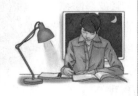

（四）遇事善于思考

考虑问题应从现实出发，客观地考虑自己能够做到什么，什么暂时难以达到，不能跟着感觉走，异想天开。看问题要站得高、看得远，切实做一个实在的人。

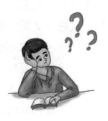

救赎之旅：洒脱自在始于慢板生活

在现代社会，生活节奏越来越快，面对众多的压力，很多人常常控制不住自己的情绪，结果不仅自己失态，还会给周围的人造成很不好的影响。

在忙碌的现代生活中，只有放慢脚步才能找到生活的美，才能在自己的生活体验中发现新的深度。日常的吃喝拉撒中就能修炼慢生活状态。

一、慢饮食

慢餐作为一种新的饮食文化理念，对它的理解绝不能仅限于细嚼慢咽，而应更深入地探求，对此，宋爱莉教授在《爱上慢生活》一书中做了详细的阐释，她认为"慢餐"主要有三层含义：

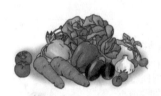 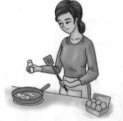 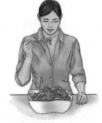

（1）慢饮食首先要精心选购原材料，绿色环保是首选。　（2）慢餐食品的烹饪手法要慢，最好全部用手工精制而成。　（3）慢餐讲究进餐速度，细嚼慢咽才能够保证健康。

二、慢运动

一般来说，"慢运动"都属于有氧运动，包括慢跑、游泳、骑自行车、步行、打太极拳、有氧健身操等。而静力训练、举重或健身器械、短跑等运动称之为无氧运动。尽管无氧运动能够增强人的肌肉及爆发力，但由于这些运动不能有效地刺激心、肺功能，其健身效果不如有氧运动。

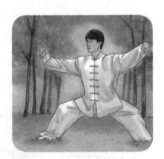

太极拳是非常好的慢运动

长期坚持有氧运动，能提高机体抵抗力，抗衰老，增强大脑皮层的工作效率和心肺功能，增加脂肪消耗，防止动脉硬化，降低心脑血管疾病的发病率。

三、慢工作

现代化的工作节奏的确是"慢"的大敌，但并不是没有办法克服的。想要放慢工作节奏首先要制定更加合理的工作计划，充分利用时间，慢工作不等于低效率。其次要学会放松，文武之道，一张一弛，弓弦绷得太紧就会断掉。试着让自己偶尔不做，你会发现，世界没了谁都依然运行如常。另外，要留出时间与家人相守。在周末带上全家人去郊游吧！感受大自然的清新和亲情的温暖，在不知不觉中清理了自己的内心，回归到真实而健康的自我。

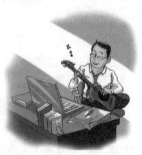

慢工作，劳逸结合是重点

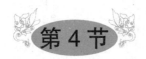

第4节

走出失眠的怪圈——不再让自己彻夜难眠

彻夜难眠，都是"心魔"惹的祸

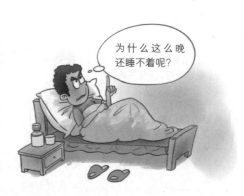

为什么这么晚还睡不着呢?

想要打开失眠的"心结"，就要学会面对失眠，接受失眠，找一些解开失眠的"心结"，让自己的每晚都能安然入睡。

首先要做到不服用安眠药物，停止一切强行睡眠的行为。失眠者要逐渐减轻对安眠药物的依赖，要采取顺其自然的态度。其次，保持正确睡姿。辗转难眠时，最好的办法是闭上眼睛保持右侧卧的姿势，静静地稍微屈身躺着，这样可以达到与睡眠同样的休息效果。再次，不要睡到"日上三竿"。睡懒觉是失眠的开始，不要有"由于昨晚没睡好，第二天早晨多睡会儿"的想法。白天一定要多运动。尽可能让白天生活丰富起来，这样晚上就会睡得香。另外，要拒绝猜想。请你坚决地不要猜想"今晚失眠会不会来？""失眠到底能治好吗？"这样的胡思乱想是引起失眠恶性循环的开始，要把注意力集中在自己所做的事情上。

一旦失眠千万不要去对抗它，而是要去顺应，不错过人生的转折机会。那些深深被失眠折磨的人一定要相信，这只是你人生旅途中短暂的黑暗，只要打开那些羁绊心灵的一个个"结"，你就会理性对待失眠，并利用失去的睡眠时间来修炼自己的心灵。

乐活小运动，远离失眠就是这么简单

下面介绍几种简单易行的运动小方法，让你从此远离失眠的折磨。

（1）浴面操。选择安静清洁的环境，平心静坐，闭目，双掌置于鼻两侧，从下巴颏向上搓面部至前发际，再自上而下搓面部50~60次。揉搓力度不宜过大。

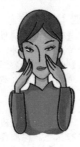

（2）做眼操。保持静坐姿势，身心放松，闭目，用右手拇、食二指分别轻按右眼，先按顺时针方向揉按30次，再按逆时针方向揉按30次。然后以相同方法按左眼。手法宜轻柔，力度不宜过大。

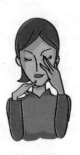

189

（3）躯干摆动。做这个动作之前，首先要使身心放松，否则很容易受伤。其次，两脚分开站立，稍宽于肩，双手叉腰，上身向左右各摆动30次。

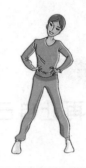

（4）肩臂绕环。身心放松，保持站立姿势，双手放于肩上，两肘由前向上、向后、向下绕环30次，再反方向绕环30次。动作幅度、速度宜适当，不能太快，以免引起神经紧张和兴奋，也不能太慢，否则达不到治疗的效果。

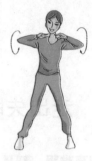

（5）深呼吸下蹲。身心放松，双脚稍微分开站立，吸足气后，屈膝下蹲，同时慢慢呼气，头随下蹲而垂于两膝间，双手放于两腿外侧，然后逐渐站起并吸气，还原为站立姿势。反复做12次，动作要缓慢，呼吸要深长。

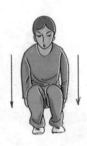

（6）拍打身体。身体保持站立的姿势，双脚稍微分开，然后再用双掌轻轻拍打全身肌肉，顺序是胸—背—腹—腰—臀—上肢—下肢，要求是从上向下拍打全身。动作力度宜适中，切忌用力过猛，每个部位拍打12次。

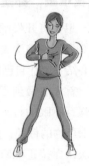

温馨的卧室，还你非常完美的自然醒

对于失眠者来说，拥有一个温馨的居家环境，无疑是良好睡眠的基础。那么，如何才能为自己营造一个良好的居家环境呢？

（一）卧室

卧室面积一定要适中，面积应该在15平方米为宜。太大显得空旷，不易保暖；太小又会显得很压抑，氧气含量也不足。卧室的陈设尽可能简洁、整齐、实用，不要拥挤杂乱，淡雅温馨的卧室会使人感到轻松。

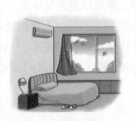

（二）床垫

床垫对睡眠起着至关重要的作用，选择床垫应该从身高、体重、床垫类型各方面综合考虑。身高、体重者，应选择硬些的床垫，反之应该偏软些。床垫的长度应比身高长20～25厘米。单人床垫宽度以人体肩宽的2.5倍为宜。

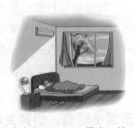

（三）被褥

失眠者一定要选择比较舒适的被褥。丝绸锦缎之类的被子，既贴身防寒，又轻柔，能减轻身体压力，有助于气血流畅。被子还要宽大，这样身体在其中转动方便。床单与被罩的花色、条纹以素雅、简洁为宜。被褥还要经常清洗、晾晒。

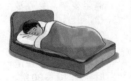

（四）窗帘

在选购窗帘的时候，除考虑装饰性外，应该重点考虑隔音效果。窗帘质地以绒、棉、麻为佳。窗帘的遮光效果也十分重要，为了不影响睡眠，应该选择深色、棉质面料的窗帘，以起到较好的遮光作用。

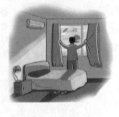

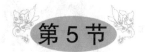

第5节

六种妙法，让你的坏心情瞬间隐形

放松法：关掉手机，地球没你照样转

目前，有许多人患有"手机焦虑症"。手机在他们生活中的地位已经不只是一个普通的通信工具，一旦身边没有了手机，就立刻觉得心里没有了着落，再不就总觉得自己不在服务区内，时不时地想掏出移动电话来看一看，更有甚者已经发展到开始害怕听到手机响铃和惧怕手机交谈的地步，反复并持续地伴有焦虑、恐惧、担忧、不安等症状和植物神经紊乱的精神障碍。

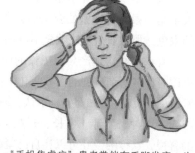

"手机焦虑症"患者常伴有手脚发麻、头脑发晕、胃功能失调等症状

尽管如此，公众普遍认为，虽然使用手机给他们带来麻烦，但是离开手机他们会非常不适应。当问及"如果不让你使用手机，回到过去没有手机的状态，你是否愿意"时，87%的被访者表示不愿意。

研究人员认为，手机的出现从某种程度上说是一把"双刃剑"，既给我们带来了沟通的愉快，又增加了心理的负担。手机已经让人类对它产生了依赖性，并且直接影响着每一个使用者的情绪，与移动电话给个人自由带来的革命相比，现在越来越多的人不知道该何时挂断电话了。

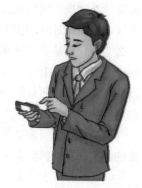

该关掉手机就关掉，对你的健康有益处

在手机这个问题上，我们自然不主张因噎废食，但凡事一旦和健康冲突，就应该引起我们的注意，学会趋利避害。所以，我们的主张是：该关机时就关机，不用担心有人找不到你，地球没了谁都照转。

兴趣法：培养业余爱好并乐此不疲

健康的人生离不开丰富多彩的业余爱好，因为心灵需要休息。生活不仅因为有严肃的人生而变得庄重，也因为有丰富多彩的业余爱好而变得斑斓多姿。假如生活只是工作、吃、喝、睡，那是乏味的，那些让人乐此不疲的玩法是我们的避风港。在那里，我们可以让自己做个无拘无束的孩子。

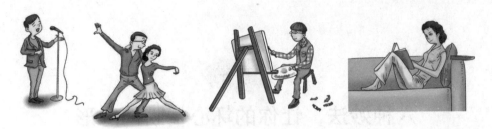

唱歌、跳舞、绘画、阅读……一个人，在自己的生活里，有没有兴趣爱好，是大不相同的。怀有浓烈的兴趣爱好，可以感受到生命的可贵可爱，可以化为精神的欢悦；反之，是难觅生活之乐趣的

这并不是说事业不重要，但是生活中不能只有事业，假如人生是一根时刻绷紧的弦，那会令人窒息。如果说事业是生活的主色，那么业余爱好就是不可缺少的辅色。

有一位在房地产公司工作的白领人士在谈到对潮流文化的追逐时说："所谓典型的白领文化生活，我都尝试过。买过《格调》，看过话剧，练过瑜伽。"但她承认，养花才是她最喜欢的休闲方式，因为看着种子发芽、生长、开花、结果，心里充满了不可思议的喜悦，这样的爱好可以让自己紧绷的神经完全松弛下来。

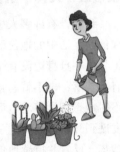

袁梅说："爱好，便只是爱好，我没有想过它要承载多大的意义。只是对健康有益，让生活充满趣味，就足矣。"

很多白领抱怨没有时间或钱不够成为拥有爱好的最大障碍。其实，这只是一种笨拙的生活方式的托词罢了，爱好哪里需要什么物质？时间是海绵里的水，只要你挤总是有的。关键是没有规划好时间，也没有安排好有趣味的生活。有位朋友以前每天晚上要么出去玩、要么上网，总是弄到很晚才睡觉，早上睡到几乎迟到才起床，每天都觉得很疲惫、很空虚。现在他晚上看看书、练练琴，早上起来跑跑步、游游泳，精神状态和身体都比以前好了很多，而且很奇怪，心态也平和了很多。一个人的爱好直接关系到他的素养和生活状态。爱好并不意味着奢侈，奢侈也并不能带来真正的精神享受。

努力寻找你可能遗失了的"爱情"吧，这爱情无关男女，只属于爱好。保持有趣味的爱好，在喧嚣红尘中享受着心灵的安宁，便是这种努力的表现形式。

疏导法：情绪宜疏不宜堵

不良情绪是破坏心理健康的常见原因，是健康的大敌。保持心理健康的一个重要手段就是及时排解不良情绪，把心中的不平、不满、不快、烦恼和愤恨统统及时倾泻出去。请记住，哪怕是一点小小的烦恼也不要放在心里。如果不把它发泄出来，它就会越积越多，乃至引起最后的总爆发，导致一些疾病的产生。

良好的情绪可以成为事业和生活的动力，而恶劣的情绪危机对身心健康会产生极大的破坏作用。据医学界研究，对健康损害最大的情绪依次是抑郁、焦虑、急躁、孤立、压力等。长期持有这些消极情绪，很容易引起各种疾病，或使病情加重。

　　过平静、舒适的生活是人们的愿望，人人都希望生活中充满欢笑。然而事实上，人世间事物不可能尽善尽美，皆遂人愿，"天有不测风云，人有旦夕祸福"，失败、挫折、矛盾、不幸，从不放过任何人，并对人们的精神状态产生各种影响。古人云："忍泣者易衰，忍忧者易伤。"如果你在日常生活中遇到令人烦恼、怨恨、悲伤或愤怒的事情，而又强行将它压抑在自己的心里，就会影响你的身心健康。因为人的声调、表情、动作的变化、泪液的分泌等，可以被意志所控制，而心脏活动和血管、汗腺的变化，肠、胃、平滑肌的收缩等随着情绪而变化，不受人的主观意志控制。

　　因此，当遭遇负面生活事件并引起不良情绪时，千万不要强硬压制自己的感情，应当学会自我解除精神压抑。

　　怎样才能最有效地解除精神上的压抑呢？手段之一是发泄，即在不危害社会和他人，不影响家庭的情况下，发泄一下自己的情绪。可采用以下方法：

（一）一分为二法

困境和挫折，绝非人们所希望的，善于心理自救者，能把这种情绪升华为一种力量，引至对己、对人、对社会都有利的方向，在获得成功的满足时，清除心理压抑和焦虑，达到积极的心理。

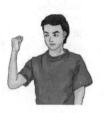

（二）补偿法

人无完人，人难免有某些缺陷，因而会采取种种方法弥补这一不足，以减轻、消除心理上的困扰，正如玩笑话"领导人都是小个子"，这在心理学上称为补偿作用。

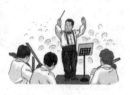

（三）不满发泄法

当不良情绪来临时要学会疏导、分解和发泄，而不能抑制、阻塞。发泄可以是身体运动式的发泄，也可以是言语上的发泄，但要通过适当的途径来排解和宣泄，不能伤到他人，无论是从语言上还是行为上。

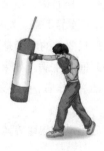

（四）转移法

转移法就是转移相关的外部刺激，可以使这个兴奋中心让位给其他刺激以引起新的兴奋中心。兴奋中心转移了，也就摆脱了心理困境。

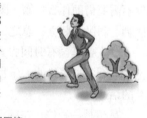

变通法：变通思维抵掉负面情绪

　　医学专家把焦虑、抑郁、愤怒、恐惧、沮丧、悲伤、痛苦、紧张等不良情绪叫做负面情绪。负面情绪若超过人体生理活动所能调节的范围，就可能与其他内外因素交织在一起，引发多种疾病。消除负面情绪是保持良好人际关系、保持身心健康的重要手段。

　　变通思维能够帮你抵掉负面情绪。在调整思维方式的同时，你还可以试着使用下面这些简单的方法消除负面情绪。

（一）釜底抽薪法

当一方气盛难平时，另一方要心平气和，冷静沉着，以使对方怒气消散，即力求釜底抽薪，避免火上浇油，切忌针尖对麦芒。实践证明，退一步海阔天空，让三分风平浪静。

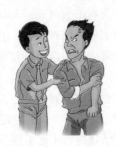

（二）疏泄释放法

有想不通而心烦不安或心情不快时，可找自己要好的朋友或亲友倾诉，以求得到劝解与帮助，或哭出来，切不可闷在心里使之积聚成一颗"定时炸弹"。

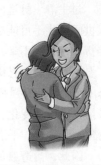

（三）"小事糊涂"法

在实际生活中，许多人往往不能控制自己的情绪，遇到不顺心的事常常不能解脱。而"小事糊涂"既能使非原则的矛盾悄然化解，也可使紧张的人际关系变得宽松，使人以开阔的胸怀接纳他人而不致挑起无谓的争端。

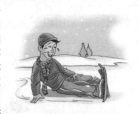

（四）自嘲自解法

如自我嘲弄自己的愚昧、无知、缺陷，甚至狼狈相。这样不仅不会贬低自己，还会缓解情绪，分散自己的精神压力。要多看别人的长处，要想到自己的短处，自觉调整自己的意识和行为。

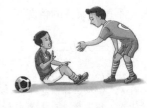

冥想法：闭上眼睛就能给你带来快乐

如果你没有什么特别喜爱的运动，但又想放松心情，没关系，总有一招适合你。你不需要借助什么书籍、图片、资料等，你只需要静下来，发挥想象力，你可以坐着、横躺、斜卧、竖立，总之，你想有多懒都行，只要你的脑袋是在冥想。

"人要是没有时间去冥想，则有充足的时间去生病。如果你不会冥想，则犹如一位盲人看不见缤纷的大千世界。"这是《思生活》的作者，英国冥想保健学专家保罗·罗兰的话。

冥想是一种停止左脑活动，而让右脑单独活动的思维方式。冥想的内容以图像和情景为主，冥想的效果是愉悦的感受。

有人说冥想就是胡思乱想，这话只说对了一半。如果胡思乱想的内容都是令人愉快的，那么它就属于冥想；如果胡思乱想的是不愉快的内容，就不属于冥想的范畴。梦想自己变漂亮就是冥想，恐惧和担忧则不是冥想。

中国人是最善于冥想的，所以我们的民族是一个意气风发的民族。

有人以为冥想是一个很难的锻炼方式，其实它一点也不难。只要稍加训练，你就能学会那些原本只有僧人、气功大师和心理医生才能掌握的冥想术。

要想进入良好的冥想境界，需要做到以下几点：

一、停止左脑活动

不要做逻辑推理和得失计算之类的思维活动，只让右脑不断幻化出愉快的情景和美好的图像内容。如果你总是想着自己还没有完成的工作，那么你就会让自己身心疲惫，越想越累。相反，如果停止思考未完成的工作，只用右脑自由发挥，很多意想不到的灵感就会涌现，从而给左脑的思考打下一个坚实的基础。

二、降落思维的尘埃

经过一天的思考后，清点一下左脑的记忆库，你会发现很多没有用的东西，犹如尘埃一样遍布在大脑空间，比如乏味的电影片段还萦绕在大脑，别人对自己不利的话语还回响在耳边，计算的错误、决策的未定、前景的莫测等。这些心灵尘埃若总是挥之不去，就会影响思维的效率。

清除思维尘埃的方法很简单，只要全身放松，想象思维的尘埃像流星一样渐渐降落并消失于无形之中，然后感觉大脑越来越空明、越来越舒畅。用这样的冥想方式还可以起到治疗失眠、提高睡眠质量的作用。

三、清除大脑的垃圾

左脑计算时间太久，必然会引起脑后多处穴位的封堵。科学家现在对中医所说的穴道已经有了初步的认识，他们认为穴道封堵是体内乳酸分泌的结果。抽象思维的结果就是乳酸对脑后穴道的封堵，这种乳酸就是所谓的"大脑垃圾"。

四、化解思维的干扰

思维的干扰有外界干扰和自我干扰，外界干扰主要是指图像干扰和声音干扰，而自我干扰主要指图像干扰。

假如你一天要思考好几件事情，第一件事情思考完后，先别急着考虑第二件事情。因为此时第一件事情的兴奋点在大脑中还惯性存在着，你必须想办法把第一件事情忘掉，然后再去思考第二件事情。

掌握了这些基本知识，你就可以像僧人那样打坐了。

（1）闭上眼睛，进行 1 分钟的缓慢深呼吸，幻想自己身处一个远离世俗的世外桃源。

（2）幻想仰卧在一个水清沙白的海滩上，沙细而柔软，浑身暖洋洋的，耳边响起一阵阵美妙的涛声，愁烦全然忘记，只让蓝天碧海洗涤身心，闭上眼睛安然躺在

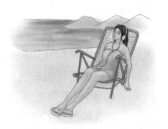

听一段自己喜欢的音乐，享受阳光的沐浴，领略大海的宽广，欣赏湖光山色，洗热水澡的时候愉快地哼着曲子……这样的行为都是右脑的独自活动，很容易使自己进入冥想状态

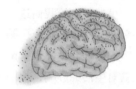

要把思维尘埃从记忆库中删去，以便换来一个透明的思维空间

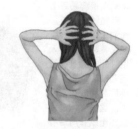

在冥想之前，利用缓慢柔和的运动或按摩手法，先行打通那些被乳酸封堵的穴道，特别是打通脑后感觉很酸的穴道。等这些穴道的酸痛状况减轻后再去冥想，效果将会更好

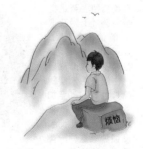

抛却各种干扰，幻想前面是青山与辽阔的草原，清风徐徐吹来，放慢呼吸节奏，感到像飘浮于半空之中，身轻如燕

大自然的怀抱中。

（3）如果觉得有一股怨气积聚在胸中，就从心里幻想那正是一切烦恼储存的仓库。然后深深地吸一口气，再长长地呼出，紧接着是再次呼气。不断重复这个动作，使假设的愁闷也随着呼出的气而消散殆尽。

（4）幻想眼前正是日落西山的景象，在心中响起一阵悦耳的笛子吹奏声，心思被带至遥远的地方，呼吸变得又长又慢，好像慢慢地往谷底下沉，从而进入梦乡。

距离法：不要和电脑"如胶似漆"

今天，网络与我们的生活息息相关，网民不仅可以通过互联网了解世界、学习、购物，而且可以在网上工作、交友、开会，甚至玩游戏、赌博等。

虽然它带给我们这么多的方便，可我们还是不能高枕无忧地使用它，更无法心无旁骛地和互联网亲密接触。因为和手机一样，电脑也在一旁默默地威胁着我们的健康，给我们的社会生活带来诸多不良影响。关于互联网犯罪我们暂且不论，单单明示一下电脑对生活的影响，长期痴迷上网，可能导致各种网络疾病。

（一）崇仰症

年轻人很容易患上一种精神失调症。他们本来可以健康成长并拥有快乐人生，却把宝贵的时间和精力耗费在电脑网络和成功指标上。这是媒体过度吹捧电脑和网络界

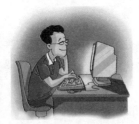

成功英雄的结果。经常夸大网络界"一夜致富"的可能性，使很多青年人头脑混乱，迷失方向，并且感到自卑。

（二）网络依恋

可以从以下几个方面判断是否上网成瘾：花在计算机网络上的时间；不上网时是否有抑郁、不安的表现；无法控制自己对于因特网的依赖；即使已经因为网络而花费了大量钱财，也依然义无反顾地上网。上网

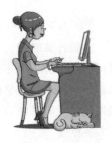

成瘾会导致一个人在学习、社交、财务以及工作上出现混乱状态。

（三）网络孤独

网络孤独主要是指希望通过上网获取大量信息、网上娱乐、网上人际交往来提高或改变自己，但上网未能解除孤独感（甚至加重了原有的孤独感），或因此而引发孤独感这样一类

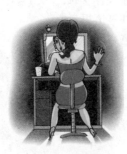

不良心理状况。人与人之间的交往中最重要的是面对面的直接接触，网络所能给的只能是虚拟的，这使得他们感到网络对孤独抑郁的排解只是"隔靴搔痒"。

（四）网络自我迷失和自我认同混乱

在以计算机为终端的网络中，由于匿名性而隐去了身份，许多现实社会中的规范、规则、道德在虚拟世界中被冻结，很多人表现个人自我时，把社会自我抛得越来越远，甚至企图借

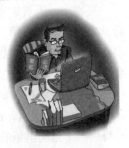

助网络在现实社会中凸显自我，将自我凌驾于社会之上。网络黑客、网络犯罪就是这方面的典型例子。长期沉迷网络，会让一些人对现实产生失望之后又对网络产生失望。

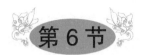

第6节

每人都该有一份缓解压力的阳光套餐

高考生可以用这些方法缓解压力

在我国固有的教育体制下，高考在一个人的一生当中，无疑占据着举足轻重的地位，是决定前途命运的重要关口。每年的六月份，随着高考时间的逐渐临近，学生们的心弦绷得一天比一天紧，处于应激状态。适度的应激，可使人们精神振奋，注意力集中，学习效率提高，但长期过度的应激却适得其反。轻者表现为精力不集中、易疲劳、食欲下降、失眠等；重者会出现心烦气躁、胸闷、头昏头疼、注意力涣散、精神萎靡不振；也有身体某器官或组织发生疾病者，如严重的痤疮、脱发，女性的月经紊乱等。

可见，过度紧张、焦虑，会严重影响学生的身心健康和学习生活。那么，如何缓解考生的紧张、焦虑情绪，轻松面对考试压力呢？

一、要学会悦纳自己，抛弃完美主义

"对于每一次考试甚至每一次课堂回答问题，我都特别紧张。我总担心自己做不好，出现这样或那样的不如意，怕别人超过自己，所以答题总是思前想后，反复掂量，犹豫不决。结果是越想做好却越做不好，我真是太追求完美了。"

明明是缺乏自信，没有勇气，惧怕失败，却偏偏说要追求完美。这实际上是人的一种自我掩饰、自我平衡的心理倾向，是不能悦纳自己、自卑的表现。如果自我评价完全依赖于外在的评价，这如何谈得上自信？只能和自我谴责、不快乐相伴。如果理解了这些，在正确认识自己的基础上接受自己、悦纳自己，才能摆脱不必要的紧张和不安，减少心理冲突。

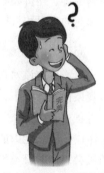

把自我掩饰、不懂装懂解释为追求完美要不得

二、要能够正确地归因

心理学把自身出现的某种事实和后果进行原因解释称为"归因"。有人倾向于把积极的结果归于内因，把消极结果归于外因，这源于人们对自我心理或自尊进行保护的下意识。但是，长久下去，会为自己背上一个装满虚荣的包袱，造成内心的紧张不安。对某一事实的归因应实事求是、客观公正，要坦然面对你必须面对的。若是内因就不要往外因上推，这样才有利于

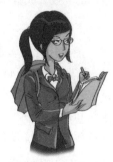

有的学生把考试没考好归结为外因而不从自己身上找原因，这是不正确的归因

自己学习的进步和问题的解决。

三、"肌肉放松训练法"缓解压力

以坐或躺，保持身体舒适的姿势。闭眼或注视某一固定物，每组肌肉紧张5秒钟，然后慢慢放松保持10秒钟。以下9组肌群按序完成：握拳屈腕、屈肘耸肩、屈项皱眉、闭眼咬牙、下巴贴胸、拱背挺胸、吸气缩胸、收腹提臀、伸腿跷趾。简言之，从手到头再至脚，依次紧张放松。此方法简单、方便，每天坚持，大有益处。

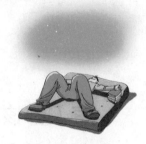

肌肉放松训练法能帮助放松身心，要注意体验紧张和放松的不同感觉

大学生择业心理调适必修课

在人的一生中，职业选择期是非常关键的时期。在职业选择期，健康的心理往往决定着一个人在职业生涯中能否发挥自己的才华，取得事业成功与自我价值的实现。为了避免择业中的心理障碍与心理压力，大学生应该采取积极的措施来调适不良心理。

所谓心理调适，就是对自己的心理进行控制调节，从而最大限度地发挥个人的潜力，维护心理平衡，消除心理困扰。大学生学会自我心理调适，能够帮助自己在择业遇到困难、挫折和心理冲突时化解困境，排除困扰，改善心境，寻找最佳途径实现自己择业的理想和目标。大学生进行自我心理调适一般有以下三个途径：

一、充分认识自我

大学生应该对自己有充分的认识，把主观愿望和客观条件结合起来，强化自信心理。一些大学生在求职过程中，由于怯于出头、羞于表现，常常给人以唯唯诺诺、缺乏能力的感觉，不能给自己提供施展才华的机会。面对日益激烈的人才竞争，大学生应该抛弃自卑心理，树立自信意识。只有这样，才能找到适合自己的职业，成就属于自己的事业。

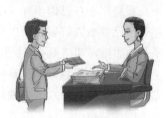

大学生对求职期期望适度，要保持实事求是、知足常乐的心理

二、正视社会现实

正视社会现实是大学生择业必备的健康心态之一。大学生必须正确认识我国现阶段人才市场的现状，从实际出发，更新择业观念，勇于竞争，以便被社会承认和接受。另外，还要认清社会需求，根据社会需要选择适合自己的工作，而不应好高骛远、脱离实际。

三、正确对待挫折

大学生在求职过程中应保持健康稳定的心理、积极进取的态度，遇到挫折不要消极退缩，要认真分析

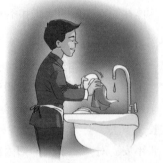

积极面对现实，这也是走向社会的必修课

失败的原因，是主观努力不够，还是客观要求太高；是主观条件不具备，还是客观条件太苛刻。经过认真分析，才能心中有数，才能调节好心态。

总之，在择业求职过程中，大学生应提高自我调适的自觉性，立足于自身，努力使自己保持一种良好的心态。同时，社会、学校和家庭各方面也应提供热忱的关注和积极的引导，帮助他们面对现实，排除心理困扰，缓解不必要的心理压力，促使他们尽快实现角色转换，顺利走向工作岗位。

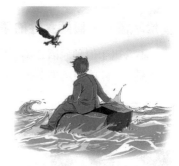

挫折是人生的试金石，心理健康的人，勇于向挫折挑战，百折不挠；心理不健康的人，知难而退，甚至精神崩溃、行为失常

摆脱阴影——失恋后如何走出情绪低谷

为爱所伤、被情所困之后，都会有一段或长或短的心理失衡期。失恋从精神医学而言更多的是一种心理疾病，失恋者由于失去了对方的爱情，便产生极度的绝望感、孤独感和虚无感，这是感情上强烈的受挫心理，其心理和行为特征表现为抑郁、报复甚至自杀的心理。

失恋的种种不良心态会严重影响人们的身心健康，正为失恋而痛苦缠身的朋友可尝试以下方法：

（一）让时间来治愈心灵的创伤

一般来说，失恋要经过一段"天昏地暗"的痛苦期，在这段时期内有朋友、亲人的陪伴和安慰，不做冲动的事，相信随着时间的流逝，痛苦也会随之减轻。

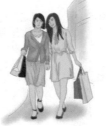

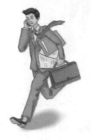

（二）立志

生命因为有了爱才有意义，生命因为失去了爱才变得更为富有。失恋者积极的态度会使"自我"得到升华，全身心地投入学业和事业中，你会觉得自己很充实、富有。

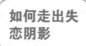

如何走出失恋阴影

（三）倾诉

失恋者被遗憾、惆怅、失落、孤独等不良情绪困扰，找一个可以交心的对象，一吐为快，释放心理的负荷。或以日记、书信的形式记录下来，这样就可以释放内心的痛苦。

（四）疏通

用理智的"我"来提醒、暗示和战胜感情的"我"。爱情是以互爱为前提，不可因一厢情愿而强求，应尊重对方选择爱人的权利。也可反向思维，多想对方的不足，分析自己的优势，给自己一个正确的评价，鼓足勇气，迎接新的生活！

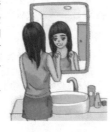

（五）移情

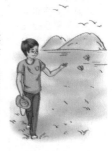

寄情于山水之间，投身于自然之中，体验自然的奇丽与伟大，体验生命的宝贵与美好，把自己融入大自然的博大胸怀中，从而得到抚慰，郁闷的心情就会有所缓解。

重拾幸福——离婚女性的精神自我安慰法

不管出于何种原因，离婚后女性都会存在一定的心理障碍，都要经过一段时间的心理调整，才能使离婚造成的心灵创伤逐渐愈合。一般要经过以下几个阶段：

（一）否认期

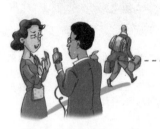

不相信或不愿意在人前人后承认自己的离婚事实，怕丢人，怕被别人议论，怕被别人瞧不起。

（二）封闭期

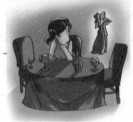

离婚女性由于感情受到挫折和打击，情绪消沉，因而自我封闭，不想见任何人，看到别人卿卿我我，会加重自己的心理负担。

（三）抑郁期

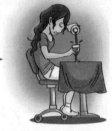

由于婚姻的失败、家庭的破裂，离婚女性往往会悲观失望，自惭形秽，感到沮丧无助，表现为精神萎靡不振、对生活失去信心。

所以，离婚女性要及时调整自己的心态，及时排除心理障碍，这对于今后重新扬起生活的风帆具有非常重要的意义。调整心态可从以下几点入手：

（一）要心胸豁达，不要钻牛角尖

离婚，无论出于什么原因，只要是双方感情确已破裂，婚姻已名存实亡，那么，离婚对于夫妻双方来说都是一件好事。不要注重别人对你的评价，应该把你的痛苦、烦恼讲出来，他人的 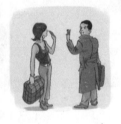 劝导可以帮助你摆脱阴影。同时，还可以通过写日记、写信等方式，发泄心中的不满，从而使自己压抑的情绪得以释放。

（二）要积极参加有益身心健康的文体娱乐活动

要积极参加有益身心健康的文体娱乐活动，通过这些活动，不仅可以提高对挫折的适应能力，还可以锻炼意志、陶冶情操，忘却一切挫折和烦恼，培养自己的生活情趣。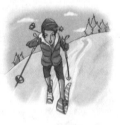

（三）要学会放弃和遗忘，不要总是耿耿于怀

对前夫要宽容大度，不要总是充满敌意，应努力忘掉痛苦的往事。只有心地宽容的人生活才能从容洒脱，只有宽容的人才拥有快乐、健康。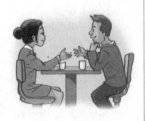

（四）要自尊、自立、自爱、自强，重新扬起生活的风帆

太阳每天都是新的，要靠自己的双手去创造新生活。要获得美满幸福的婚姻生活的确不是件容易的事情，需要夫妻双方通过生理、心理、脾气、性格、兴趣、爱好、文化水准、生活习惯、家庭背景、 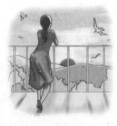 足够的耐心、爱心理解以及宽容等来呵护。

股市中看淡得失，健康才不会崩盘——股民心理健康全攻略

股市是一个充满风险的竞技场，投资者必须具备较高的心理素质，能够承受一定的市场风险和经营风险，不管炒股顺利与否，都应保持心理上的稳定健康。处于快节奏的社会环境中，不具备一定的心理承受能力是难以适应的。尤其对于股市这种风险大的领域，更需要培养心理承受力。以下建议可供参考。

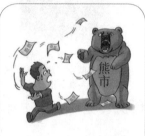 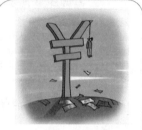 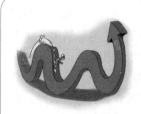

（一）对于股市风险一定要有充分的心理准备

股票虽能吃息分红，又可转让流通，在买卖差价中赚取收益，但是股市的现状是有人赚、有人赔，人们形容股市像"潮水"一样有涨有落，股民处于涨落之间，谁也难以保证自己永操胜券。故投资者在做好的打算时，一定要做好最坏的准备，提高心理承受能力。

（二）对获利的期望值不可过高

有人见一些炒股者发了财，就误认为投资股市一定能发财，梦想自己也会在一夜之间成为富翁。这样，一旦赔了本就会精神崩溃。心理学告诉我们，当期望值大于结果时，人就会有挫折感，而且期望值越高，挫折感越大。故投资者的基本信条之一就是戒"贪"。

（三）正确看待暂时失利

当股票市场处于熊市时，或买入的股票深套其中，不要钻牛角尖，此时应寄情于山水之间，投身于自然之中，体验自然的奇丽与伟大，体验生命的宝贵与美好，把自己融入大自然的博大胸怀中，从而得到抚慰，郁闷的心情就会有所缓解。

退休人员也要做好自己的心理调试

有个奇怪的现象：人们在上班的时候，虽然工作繁忙，但身体很好；可退休以后，虽清闲下来，但身体却不行了，失眠、健忘、身体不适，这些毛病一下子都来了，这是怎么回事呢？

在引起离退休人员失眠的诸多原因中，社会心理因素最值得一提。很多退休人员觉得自己不再是社会的中心，被社会边缘化了，被人遗忘，心理状态失去平衡。子女因忙于工作，无暇照顾，常会产生寂寞感、孤独感、被冷落感。过分担心自己的身体状况，对疾病的恐惧和害怕，由于同伴或老伴患病甚至故去造成的心理负担和引起的悲痛，都会导致离退休人员睡眠障碍和情绪波动。

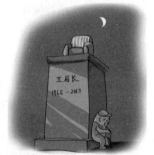

从工作岗位上退下来，尤其是从领导岗位上退下来以后，很多人会有一种失落感、衰老感

生活习惯的改变也是一个很重要的因素，平时闲在家中无事可做，白天睡觉过多，夜间就再也睡不着了。睡前

喝茶、饮咖啡、吸烟等均可造成兴奋难眠或夜间易醒。

适当的睡眠，能解除身体及大脑的疲劳，是生理的需要。但是如果白天无所事事，睡眠过多反而有害，会加快全身各器官功能的退化，使人的适应能力降低，抵抗力也下降，容易发生各种疾病；呼吸功能降低，分泌物不能及时排出，坠入小支气管中易患

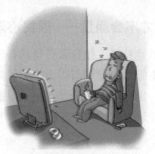

退休后，休闲的生活开始，无需起早贪黑地忙碌。有些人认为多睡些觉，就是养老、享清福。这种想法是不对的，退休后怎样安排一天的活动非常重要

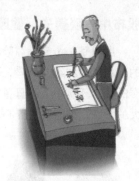

读书、练字、文娱、体育，穿插进行，既有兴趣又提精神，生活内容丰富，乐趣就多

肺炎；血流速度缓慢，心脏活动减慢，可造成动、静脉血栓形成；还可使老人精神颓废、情绪低落。养老就成了越养越老了。

休闲生活应该安排得丰富多彩、多种多样，使支配不同活动的大脑功能部位兴奋，延缓衰老。自己家里安排得井井有条，使家人安心上班，还可帮助邻居做些事，这样觉得自己对社会有用，精神愉快，心情舒畅，充满信心，迎接人生第二春。精神好，睡眠也会好。

夜班族，一定要做好身心保健

夜班作业对人的身心都会产生影响。值夜班期间，由于工作与睡眠在时间上发生矛盾，使人长期形成的正常生物钟受到干扰，再加上白天睡眠的环境差，时间一长，会使人感到体力和脑力耗损得不到完全补偿与恢复，造成疲劳的积累或过度，因而在连续夜班工作的人其疲倦感会逐渐加重、食欲下降、消化道疾病增多。因此，值夜班时，要做好身心护理工作。

一、下班后要保证足够的休息

下班后的首要任务是充分休息，坐车回家可以闭目养神片刻。尽可能地安排午睡，恢复体力，使精神振作。晚间如果精神不振时，也应尽量避免用吸烟、喝浓茶、喝咖啡等方式提神。

二、补充营养，抵抗疲劳

饮食应选择高热能的蛋白质、脂肪及维生素含量高的食品，如：牛奶、牛肉、鱼类、猪肉、豆类以及绿色蔬菜等，或者选用抗疲劳的保健食品，可以起到抗疲劳的作用。

三、适当调节自己的情绪

如果上夜班，应根据工作情况，制订作息时间表，不断修改至适应。尽量排除不愉快的心情，才不会在长时间的上班期间产生忧虑和不可排解的情绪。

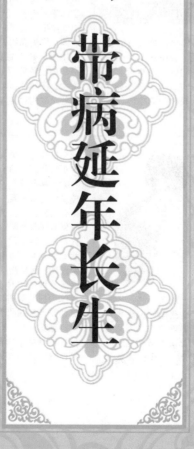

第十章

深谙养生之道，带病延年长生

——有病不等于无寿

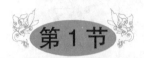

第1节

要不生病还是要命长

疾病会以哪些方式"下战书"

人之所以现在有这么多的不治之症，都是因为许多慢性病没有得到及时的发现和治疗，发展到后期就成了不治之症。如果我们能及早发现，采取积极的措施去控制住疾病，颐养天年将成为人人可实现的目标。那么我们怎样才能及早发现疾病呢？这还要从弄清疾病会用哪些方式来向我们"下战书"开始。

首先，要从视觉上来看，看我们的身体出现了哪些超出正常范围的现象。比如，如果你的皮肤变得没有光泽、颜色黯淡，甚至长斑、长痘，这些都是病毒的表现。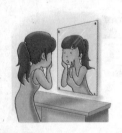说明你的身体功能不足，不能把身体的毒素及时排出体外。皮肤出现问题很可能是你的肺出现了健康状况。而究其根源可能还是饮食出现了问题，均衡营养、调理膳食，少吃油炸、腌制、加工类、冷冻类、烧烤类等垃圾食品，经过一段时间的调养，皮肤可能就会恢复平滑光泽

再比如，如果你的体重严重超重了，这多半是身体的代谢机制出现了问题。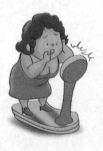由于身体的组织功能下降，不能及时把身体的废物排出体外，堆积在身体内部，造成了体重的增长，尤其是小腹突出、肚子肥大等身体比例失调的人。造成排泄不畅的主要原因一般是由肠道功能下降引起的便秘等问题。这就提醒我们要通过调节饮食、多喝水、增加运动量等方法来解决这一问题，以免对身体造成更大的危害

疼痛是身体的求援信号。如果身体某个组织、器官的大量细胞发生营养供应困难、废物排泄受阻，或者受到外界毒素攻击，造成细胞大量死亡，这样身体的神经系统就会把这个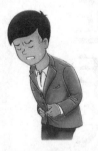信息传送给大脑，大脑接收到这种信息的表现就是疼痛。几乎所有疾病的发展都表现为疼痛。疼痛原因一般有三种：一是疼痛部位能量供应不上，二是疼痛部位废物排泄渠道不畅通，三是有外界毒素攻击。因此要解除身体的局部疼痛，就要疏通疼痛部位组织的能量供应和废物排泄的通道，这个通道就是我们的血管和经络

发热是身体的免疫系统和病毒搏斗的一种反应。免疫细胞大量聚集在病变部位，频繁对病毒发起攻击，这种生理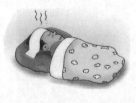活动使得代谢加快，需要的能量增多，使得体温升高。而且在高于常温下，细菌更容易溃败，这是身体的一种自我保护措施。我们了解这种身体的行为就好办了，比如不是人为的阻止发热如吃西药来抑制免疫细胞，而是帮助身体尽快打赢这一仗，比如加大喝水量，想办法排汗就有很好的退热作用。不要小看了这两招，它是自然疗法的急救措施，通常能起到不错的疗效

当然，除了上面这些，疾病向我们下战书的方式还有很多，例如血压升高或降低、血糖的升高或降低，都是身体在向我们发出疾病的信号，我们要引起重视，做到无病早防，有病早调，才能及早发现疾病，并把它消灭在萌芽状态。

身体需要修复，而不是代替

我们经常会发现这样一种现象，有相同疾病的人吃同样的药，做同样的治疗，有的病人康复了，有的病人却不能康复；有的病人好得快，有的病人好得慢。这其中的秘密就是每个人对待疾病的态度不同，方式不同。一种人侧重于"养"，他们一定会获得健康；一种人只知道"治"，他们很难获得健康。

所谓"治"，就是利用医术和药物对病人的身体或身体里存在的细菌病毒进行攻击，从而达到消除疾病的目的。所谓"养"则是不对疾病进行攻击，而是强化饮食、睡眠、运动、环境等生活性的手段，让身体的体质得到好转，器官功能得到修复，免疫能力得到提升。重新强大的身体免疫系统对病毒进行攻击，最后达到自我康复的目的。

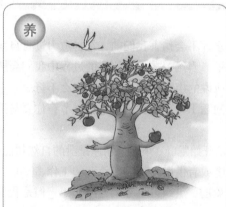

养生是用保健的办法来修复身体受损的器官、组织、细胞的功能，最后达到康复的目的。运用养生的方式会让身体越来越健康，寿命越来越接近人的自然寿命。治是治标，养是治本。人体好像一棵树，树枝枯了，树叶黄了，就好像人得了各种奇形怪状的疾病。养生是改变生活方式，不管树枝和树叶，而是对树根浇水施肥。过了一段时间，那些枯了的枝、黄了的叶又重新焕发新的生机

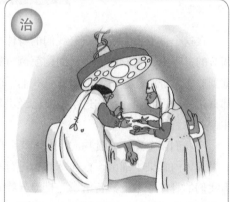

治疗主要是针对急性病、外伤、细菌传染等；养生主要是针对慢性病或者说针对那些因为身体素质下降而形成的疾病。治疗所依靠的对象是药物、手术、医术；而养生依靠的是生活方式的改变，无所不能的免疫系统。治疗有一定的危险性，因为很多药物有毒副作用，而手术则是对身体进行切割甚至切除；养生则没有任何危险，安全可靠，因为养生就是生活本身

科学越来越发展，医疗水平越来越高，可是我们的疾病并没有越来越少，而是越来越多。原因就是人们只重视"治"而忽视了"养"。无数的事实证明，决定身体健康的根本不是治疗，而是养生，养生成了人类疾病康复的决定因素。

因此，我们要用养生的态度去对待生活、对待疾病，这才是健康的王道。

利用人体的自愈力就可以拯救自己

人体可以说是一部神奇的机器,当它的某些部位或者零件被破坏时,它可以自动调整各种功能对受到损害的部位或零件进行修复,也就是说,人体对许多疾病都是具有自愈能力的。

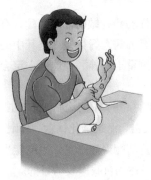

人有自愈能力,正如伤口会自动止血愈合

自愈力其实就是生物依靠自身的内在生命力,修复肢体缺损和摆脱疾病与亚健康状态的一种依靠遗传获得的维持生命健康的能力。在生活中我们经常会遇到这样的情况,当我们的皮肤被划破了一个伤口时,运行到此处的血液就会溢出。由于血液运行出现局部中断,就会导致更多的血液运行于此,由此促使伤口附近细胞的迅速增生,直至伤口愈合,增生的细胞会在伤口愈合处留下一个疤痕。整个过程不需要任何药物的作用,这就是人体自愈能力的一个最直观的表现。

在这个世界上,或许只有我们的身体是永远不会伤害我们的,在自愈力进行自我调节的过程中,它发现哪里有问题就调节哪里。当然,在进行调节的过程中我们会感觉到非常不舒服,这种不舒服就是我们平时所说的疾病。但无论身体怎么不舒服,它都只是想告诉我们:“你这个地方已经出现问题了,现在我正在进行调节,你要坚持住,并注意休息与饮食。”

当我们误食腐坏的食物时,人体就会自动开始呕吐、下泻,加速排泄的自然功能。如果人体内感染了细菌,白血球就会进行吞噬或者借由发烧完成杀菌的工作,这是因为我们的身体原本就具备解毒、排泄异物、免疫、组织再生等的自净作用,但是我们却不明白这个道理,当身体在自愈过程中产生一些症状时,我们通常会通过药物或者打针来阻止身体的呕吐、拉肚子、发烧、发炎等各种反应,虽然这样做会暂时消除这些反应所带来的暂时的不舒服,但却会延长疾病的治愈时间。

我们要相信自身的自愈能力,在得病后立刻采取各种方法来提升自身的自愈能力,只有这样,我们才能安全度过疾病的全过程。

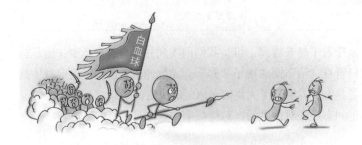

人体的自愈能力,这就好比一个国家(人体)要强大,必须要使自己的国防军(自愈力)强大,如果单纯依靠外来军队(吃药,打针)来帮助你打败敌人(疾病),很可能会导致亡国的悲剧出现

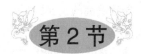

第2节

癌症不是我们的敌人

抗癌的重点是做好"四合理一检查"

癌症是一种慢性消耗性疾病，许多病人就是由于身体能量耗尽而终。中医认为，致癌的主观原因就是胃气下降和营养不良，所以只要加强营养增强病人的抵抗力，提高对治疗的耐受力，就可以加速病体的恢复。此外，部分食物中含有抗癌成分对提高病人抗癌能力，促进身体康复有积极作用。因此，饮食营养治疗是战胜癌症的重要基础，是治癌中不可缺少的治疗手段。

在这里，向大家推荐"四合理一检查"的癌症营养治疗原则：

（1）结构合理：坚持植物性食品为主，动物性食品为辅，油脂适量（占总热量的20% ~ 25%），粗细搭配的食物结构。

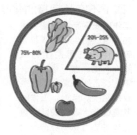

（2）餐次合理：根据病情及消化状况安排，每天进餐4 ~ 6次。为了有利减轻肠胃负担，增进营养吸收，每餐应维持八成饱，且饭后应适当活动。

（3）烹调合理：除注意减少营养素损失，防止保管或烹调过程中所引起的致癌物产生

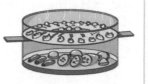

和有利患者消化吸收外，还要在食物的色、香、味方面下功夫，经常变换花样，尽可能激发患者食欲。

体重测量：体重减轻量达平时体重（或标准体重）的8% ~ 10%为轻度营养不良，10% ~ 20%为中度营养不良，超过20%为了重度营养不良。每周进行1次体重测量，可及时了解患者营养状况，便于针对性改善食谱，补充营养。

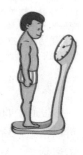

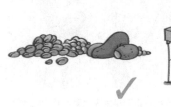

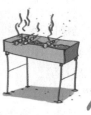

（4）营养合理：食品要新鲜、多样化，以谷、薯类为主食；动物性食品、豆类及其制品、蔬菜水果、热能食品几大类食品，不可片面强调口味与爱好有所偏食；对有诱发癌症可能的食品，或被致癌化学物玷污的食物要避免，精食习惯能减少或破坏微量元素影响其摄入，也要改变。由于治疗会引起食欲障碍，要在医护人员指导下，主动进食。

预防癌症，从现在开始

哈佛大学的研究资料表明：导致癌症的主要因素是不健康的生活方式和环境因素，遗传的可能只占2%。所以，专家指出，健康生活方式、远离危险因素是预防癌症的第一要务；"早发现、早诊断、早治疗"是预防癌症的第二要务。

一、健康生活，远离危险因素

（一）远离烟草

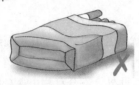

烟草是一大致癌物质，一些不良的饮食习惯、射线照射、长期接触致癌物都会诱发癌症。对这些致癌因素敏感的人容易患癌症。同时，被动吸烟者（吸二手烟）比抽烟的人患肺癌的概率更高。所以，平时就要远离烟草。

（二）养成良好饮食习惯

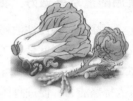

选择的食物可能会影响到癌症发病的机会。从预防角度，平时应尽量选择多样化、营养均衡的饮食，包括富含粗纤维、维生素和矿物质的食物。同时，尽量减少高脂肪食物的摄入，每天多吃新鲜水果和蔬菜；尽量减少饮酒量。

（三）避免照射过多紫外线

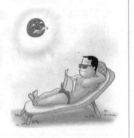

紫外线对皮肤有损害作用，过多照射紫外线，对皮肤、尤其对娇润或有雀斑的皮肤，容易导致皮肤癌。太阳的紫外光在夏天从上午11点到下午3点最强。当太阳从头顶照射，人影是短的，此时风险最大。

也就是说，这时最好避免太阳照射。防护服装如帽子和长袖衣服，可防止太阳的有害射线。还可选用防晒霜保护皮肤。有X射线治疗史的病人应该向医生报告，每1年或2年进行一次颈部检查。

（四）不宜长期接触化学药品

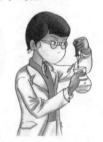

工作中长期接触某些物质如金属、粉尘、化学制品等，会增加患癌症的风险。石棉、镍、镉、铀、氡气、乙烯基氯和苯都是致癌物质。所以，工作时要遵循安全操作规则，避免接触危险物品。许多妇女使用雌激素来控制更年期潮热、阴道干燥和骨质疏松。但研究显示，使用雌激素会增加子宫内膜癌的风险，大剂量或长期使用还会增加患乳腺癌的风险。所以，女性使用激素替代疗法应该咨询医生，慎用。

二、早发现、早诊断、早治疗

据报道，如能及早发现和充分治疗，有1/3癌症可以治愈。所以，无论工作多忙，身体出现异常不要拖着，及早发现疾病，及早治疗，经济花费和收效往往最好。

某些癌症（包括乳腺癌、卵巢癌、结肠癌以及黑色素瘤等）倾向于在同一家族中发生率较高。目前尚不确定是由于遗传因素，还是因为家庭环境、生活习惯影响。如果有近亲患癌症，最好告知医生，然后，可遵循医生的建议来预防癌症。

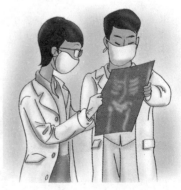

癌症一定要早发现、早诊断、早治疗

饮食掌握好，癌症就远离

有充分依据证明，营养和膳食是恶性肿瘤的发病原因之一。癌症发病原因与饮食有关者男性占 30% ~ 40%，女性达 50% 以上。多数癌症病人都有严重的营养问题，癌症治疗的反应往往进一步加重病人的营养损害。

饮食和癌症发生的关系主要有两个方面：①饮食中某些营养素的缺乏、过多或不平衡。②饮食或其添加剂中致癌物质的污染，如食品中的 N- 亚硝基化合物、真菌毒素、多环芳烃等。

因此，注重日常饮食，培养良好的饮食习惯对预防和治疗癌症有很好的效果。

（一）限制总热能的摄入

流行病学资料显示，摄入过多的热能，体重超过正常标准，会增加结肠癌、直肠癌、乳腺癌、胆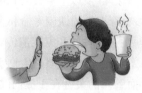管癌、卵巢癌和子宫内膜癌的发病率。应限制过多热能摄入，建议每人每日热能摄取控制在 9205 ~ 11296 千焦（2200 ~ 2700 千卡）为宜。

（二）多吃淀粉类食物

每天吃各种谷类、豆类、植物类根茎，加工越少越好。要限制精制糖的摄入。食物中的淀粉有预防结肠癌和直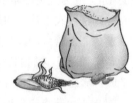肠癌的作用，高纤维饮食有可能预防结肠癌、直肠癌、乳腺癌、胰腺癌的发生。

（三）不吃油炸烧烤食物

烧烤食物，如烤牛肉、烤鸭、烤羊肉、烤鹅、烤乳猪、烤羊肉串等，因含有强致癌物，不宜多吃。油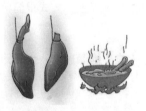炸食品煎炸过焦后，会产生致癌物质多环芳烃。咖啡烧焦后，苯并芘会增加 20 倍。油煎饼、炸臭豆腐、煎炸芋角、炸油条等，因多数是使用重复多次的油，高温下会产生致癌物。

（四）不提倡吸烟、饮酒

据统计，有 1/3 的癌症和吸烟有关，香烟引起的不仅仅是肺癌，食道癌、胃癌、膀胱癌等也和吸烟有关。已经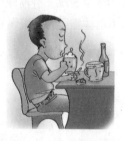证明可能与饮酒有关的癌症有食道癌、胃癌、肝癌、直肠癌、胰腺癌等，为尽量减少饮酒的致癌作用，饮酒必须有节制而适量。

（五）减少红肉摄入量

每天摄入的红肉应少于 90 克，最好用鱼和家禽替代红肉。红肉会增加结肠癌和直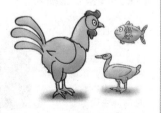肠癌的发生率。同时要限制高脂饮食，特别是动物脂肪的摄入，应选择恰当的植物油，如橄榄油等。

（六）不吃或少吃腌制食品

咸鱼产生的二甲基亚硝酸盐，在体内可以转化为致癌物质二甲基亚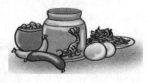硝酸胺。虾酱、咸蛋、咸菜、腊肠、火腿、熏猪肉同样含有致癌物质，应尽量少吃。

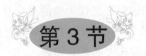

心脏病不是你的致命杀手

预防心血管疾病，狙击健康的头号大敌

据有关数据显示，心血管病每年夺走 1200 万人的生命，接近世界人口总死亡人数的 1/4，成为人类健康的头号大敌，是多数国家 45 岁以上男性死亡的第一位原因，在女性则是仅次于肿瘤的第二位死因，严重影响着人类的期望寿命和生存质量。

造成心血管病的危险因素有很多，年龄、性别、种族和家族遗传史等属于不可改变的危险因素，它们的影响仅占 20%；而个人行为、饮食习惯、生物学因素等可改变的危险因素影响高达 80%。由此可见，防治心血管病的关键在于提倡健康的生活方式。

对于心血管疾病来说，预防是最实际、最少花费的办法，是不用药物而健康生活的方法。预防措施得当，每年可挽救一半患者的生命。如果我们坚持文明健康的生活方式，就可以不得病。一共就四句话，十六个字：合理膳食，适量运动，戒烟限酒，心理平衡。这四句话十六个字，能使高血压减少 55%，脑猝死、冠心病减少 75%，糖尿病减少 50%，肿瘤减少 1/3，平均寿命延长 10 年以上，方式很简单，效果非常大。以下群体需要特别警惕心血管病：

（一）机关干部、企事业领导、知识分子等

由于他们每天压力过大，精神紧张，导致人体神经失调，新陈代谢发生紊乱，主要器官功能失去平衡，易造成动脉硬化，从而引起冠心病和脑血栓。

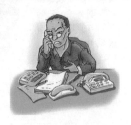

（二）烟酒过度、生活无规律者

他们较易造成血管痉挛，血流不畅，往往过早患心脑血管疾病。

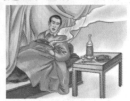

（三）肥胖及饮食不科学者

他们往往营养过剩，使血液中的胆固醇含量过高，进而引发血管粥样硬化，最终导致心血管病。所以，控制自己的饮食和体重是防治心血管疾病的重要方案之一。

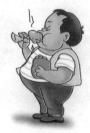

（四）45 岁以上的人

中年人，尤其是有头晕目眩、心慌气短、记忆力衰退、四肢麻木、听力和视力下降等症状的中老年朋友，往往是心脏病的高发群体。

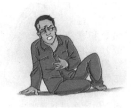

如何避免冠心病猝死

冠心病带给人们最大的危害，就是猝死。它可以随时随地杀死你，而不需要任何理由。冠心病猝死的原因是：供给心脏血液的冠状动脉主支突发梗塞（通常由血栓造成），致心肌大面积急性缺血和坏死；急性心肌梗死后心肌缺乏营养，致心肌破裂；在动脉粥样硬化的基础上，发生冠状动脉痉挛，致心脏电生理紊乱，引起严重心律失常（如心室纤颤）。

那么，怎样才能预防冠心病导致的猝死呢？为了避免冠心病猝死，专家建议患者采取六大预防措施，抵御冠心病猝死。

（一）保持情绪稳定

要避免情绪激动、精神紧张，以免内分泌功能增强而引起心肌突然缺血。有什么烦恼的时候，不要闷在心里。当事情不顺利时，不妨避开一下。

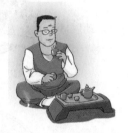

（二）戒烟限酒

要彻底戒烟，限制饮酒。研究证实，在心脏病死者中有21%是由吸烟造成的。每天吸烟的人，死于冠心病的危险性比不吸烟者高67%，而酗酒导致冠心病猝死的危险性极大。

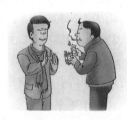

（三）保持理想体重

现代医学研究发现，如果超过标准体重20%，则冠心病突发的危险性增加1倍。减肥的最好方法是坚持适度运动。喜欢运动的人，其冠心病突发的危险性比习惯久坐者减少35%~55%。

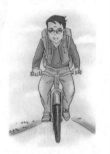

（四）防止便秘

大便秘结者排便时增加腹压影响心脏，诱发冠心病急性发作。平时应多吃水果和含纤维素多的食物及蔬菜，以保持大便通畅。

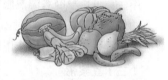

（五）治疗高血压，降低高血脂

高血压会增加"心脏猝死"的危险，也可引发中风而导致患者猝死。血脂（甘油三酯和胆固醇）增高是发生和加重冠心病的重要原因，不宜吃富含高胆固醇食物和易使甘油三酯升高的高糖食物及大量饮酒。

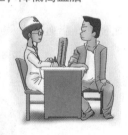

（六）药物自救

有冠心病的人，要随身携带装有硝酸甘油、消心痛、速效救心丸等药物的保健盒，在疾病发作之初可立即舌下含服，以减轻疾病的严重程度。此外，冠心病人每晚服用肠溶阿司匹林片50毫克，对预防猝死也有良效。

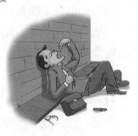

预防冠心病首先应针对易患人群，控制易患因素，防止动脉粥样硬化的形成。现代医学研究表明，要从青少年及年轻时就开始积极有效地预防危险因素的发生。

对付冠心病，食疗方法安全又可靠

当冠心病存在血液高凝状态或高血脂症时，可用适当的药物治疗，以防止血小板聚集，改善血液高凝，降血脂等，但饮食治疗更有效。冠心病的饮食治疗原则是扶正祛邪，标本兼治，活血通络，补血益气。宜多吃新鲜蔬菜、水果，适当进食肉、鱼、蛋、乳，禁烈酒及咖啡、浓茶，不宜进食糖类食品及辛辣厚味之品。下面介绍几则食疗方。

（一）绿豆粥

材料：绿豆适量，北粳米 100 克。

做法：先将绿豆洗净，后以温水浸 1 小时，然后与粳米同入砂锅内，加水 1000 克，煮至豆烂米开汤稠。

用法：2~3 次顿服，夏季可当冷饮频食之。

功效：清热解毒，解暑止渴，消肿，降脂预防动脉硬化。适用于冠心病、中暑、暑热烦渴、疮毒疖肿、食物中毒，脾胃虚寒腹泻者不宜食用，一般不宜冬季食用。

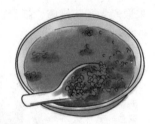
绿豆粥

（二）玉米粉粥

材料：玉米粉、粳米各适量。

做法：将玉米粉加适量冷水调和，将粥煮沸后加入玉米粉同煮为粥。

用法：可供早晚餐温热服。

功效：降脂，降压。对动化、冠心病、心肌梗塞及血液循环障碍有一定的治疗作用，高脂血症常服也有效。

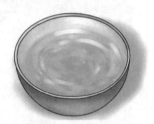
玉米粉粥

（三）豆浆粥

材料：豆浆汁 500 克，粳米 50 克，砂糖或细盐适量。

做法：将豆浆汁、粳米同放入砂锅内，煮至粥稠，以表面有粥油为度，加入砂糖或细盐即用。

用法：每日早晚餐，温热食。

功效：补虚润燥。适用于动脉硬化、高血压、高脂血冠心病及一切体弱患者。

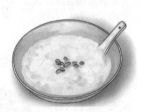
豆浆粥

（四）菊花山楂茶

材料：菊花、生山楂各 15~20 克。

做法：水煎或开水冲浸。

用法：每日 1 剂，代茶饮用。

功效：健脾，消食，清热，降脂。适用于冠心病、高血压、高脂血症。

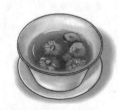
菊花山楂茶

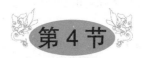

第4节

我们可以和糖尿病一起活到天年

测一测，你是"糖门一族"吗

糖尿病是一个善于潜伏的杀手，很容易让人对它掉以轻心，经常悄无声息地前来袭击我们的身体。但糖尿病并非不可预防，只要我们随时留意身体的一些小变化，就可以及早发现它的诡秘身影，将其成功"斩杀"。在著名营养学家杨志红女士的《饮食定生死》中，就提供了一个自测糖尿病的方法，你可以测一测，你的血糖是否已经越界？

（1）想想你一天中会频繁上厕所吗？ | （2）一天中，你是否不停地喝水？ | （3）一天中，你是否常常感觉饥饿？ | （4）你最近是否总怀疑自己体重下降？

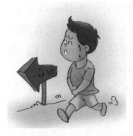 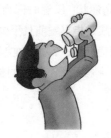 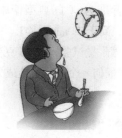 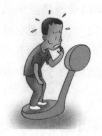

（5）你最近是否总是感觉疲劳？ | （6）身体是否时不时瘙痒难耐？ | （7）你是否觉得视力有轻微的下降？ | （8）你的父母、爷爷、奶奶得过糖尿病？

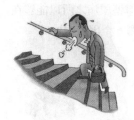 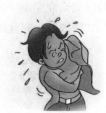 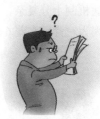 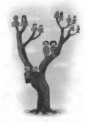

如果上述几种情况在你身上同时发生，那么你就要注意了，因为你已经迈入了糖尿病的包围圈，并很可能被其俘获。此题中1～4题就是糖尿病典型的"三多一少"症状。

答案解析：

问题1：如果回答是，意味多尿。糖尿病人的血糖高，身体就会通过尿液努力排除糖分。一般血糖越高，尿量也越多。

问题2：如果回答是，意味着多饮。由于多尿，使体内丢失大量水分，引起口渴，所以出现多饮水。

问题3：如果回答是，意味着多食。由于尿中失去大量葡萄糖，需从体外补充，加上体内葡萄糖利用障碍，引起饥饿反应，故出现多食，多食又致高血糖，高血糖又致多尿、尿糖增加，如此形成恶性循环。

问题4：如果回答是，意味着体重和体力下降。你已经明显超重或肥胖，由于体内胰岛素不足，葡萄糖不能充分利用，使脂肪和蛋白质分解加速，结果体内碳水化合物、蛋白质和脂肪大量消耗。

问题5：如果回答是，意味着疲乏。主要为肌无力，以代谢紊乱、葡萄糖利用减少及分解代谢增加有关。

问题6：如果回答是，意味着皮肤瘙痒。由高血糖刺激神经末梢而引起的。

问题7：如果回答是，意味着视力下降。由高血糖刺激神经末梢而引起的。

问题8：如果回答是，意味着有家族遗传的可能。

医学上对糖尿病有着严格的界定标准，禁食两小时后，空腹血糖水平为3.9 ~ 6.4mmol / L为正常标准，不在范围内即为血糖越界，非高即低。WHO最新的诊断糖尿病的标准为：（1）典型糖尿病症状：任意时间血糖高于11.1mmol / L。（2）空腹测量血糖，高于7.0mmol / L。空腹是指早餐前且至少8个小时内未吃含糖的食物。（3）服葡萄糖耐量试验，服75克葡萄糖后，2小时血糖超过11.1mmol / L。满足以上3个标准中的任何一个，就可能成为糖尿病患者广大群体中的一员。

找出糖尿病的六个"帮凶"

有人说，糖尿病是一种恶毒的"糖门暗器"，虽然有点恶搞的成分，但是却有一定道理。糖尿病的危害性毋庸置疑，而且往往喜欢暗下杀手，严重威胁着人们的健康。当然，糖尿病病因及发病机制十分复杂，目前尚未完全阐明，但糖尿病之所以能够在人们面前作威作福，是因为它背后有着6个"帮凶"。究竟是哪6个因素呢？

（一）遗传因素

糖尿病是遗传性疾病。遗传学研究表明，糖尿病发病率在血统亲属与非血统亲属中有明显差异，前者较后者高出5倍。在糖尿病I型的病因中遗传因素的重要性为50%，而在糖尿病2型中其重要性达90%以上。因此，引起糖尿病II型的遗传因素明显高于糖尿病I型。

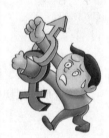

（二）精神因素

伴随着精神紧张、情绪激动及各种应激状态，会引起升高血糖激素的大量分泌，如生长激素、去甲肾上腺素、胰升糖素及肾上腺皮质激素等。

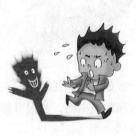

（三）肥胖因素

肥胖是糖尿病的一个重要诱因，有 60% ~80% 的成年糖尿病患者在发病前均为肥胖者，肥胖的程度与糖尿病的发病率呈正比。

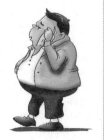

（四）长期摄食过多

饮食过多而不节制，营养过剩，使原已潜在功能低下的胰岛素β细胞负担过重，而诱发糖尿病。

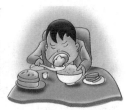

（五）感染

幼年型糖尿病与病毒感染有显著关系，感染本身不会诱发糖尿病，仅可以使隐形糖尿病得以外显。

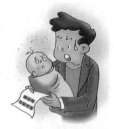

（六）妊娠

有关专家发现，妊娠次数与糖尿病的发病有关，多次妊娠易使遗传因素转弱诱发糖尿病。

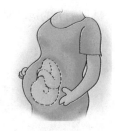

三分医，七分养，十分防——糖尿病最佳防治方案

糖尿病是因人体内胰岛素缺乏或胰岛素不能有效发挥作用而导致的一种终身性疾病，它以血糖、尿糖升高为特点，起病隐蔽，常通过慢性并发症使人致残、致死，故又被称为"甜蜜的杀手"。目前，糖尿病已被发达国家列为继心血管疾病及肿瘤之后的第三大疾病，在全世界的发病率逐年增高，糖尿病给人类带来糖尿病性心脏病、肢端坏疽、脑血管病、肾病、视网膜病变及神经病变等危害极大的疾病。

对于糖尿病患者来说，糖尿病本身并不可怕，值得警惕的是由于长期高血糖造成的糖尿病并发症。

长期控制不佳的糖尿病会引发各种急、慢性并发症，尤其是全身神经、微血管、大血管慢性并发症。由于糖尿病病程冗长，常可危害人体各器官，致使心、脑、

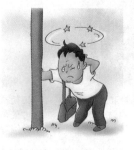

肾、神经、眼睛等多脏器损害。据统计，因糖尿病引起双目失明者占4%，其致盲机会比一般人多 10 ~ 23 倍；糖尿病性坏疽和截肢患者比一般人多 20 倍；并发冠心病及中风的比一般人增加 2 ~ 3 倍；并发肾功能衰竭比一般肾病多 17 倍

生活中，饮食过量，暴饮暴食，大量饮酒，好吃懒做，不愿运动，致使身体渐趋肥胖；情绪不稳定，喜怒无常，精神紧张，过度劳累，不规则的作息时间等都极易诱发糖尿病。应保持精神愉快，心情舒畅。遇到不舒心的事要冷静对待，妥善处置，切忌情绪急躁、烦恼不安。

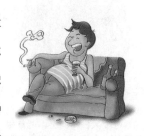

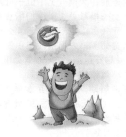

改变不良的饮食习惯，合理调整饮食结构，应控制蛋白质、脂肪、糖分的摄入。有些人担心多吃脂肪会引起高血压、动脉硬化，而相应地增加碳水化合物的摄入，这恰恰为糖尿病的发生提供了条件

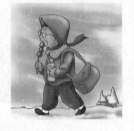

应适当增加活动量。运动能使体重减轻，维持理想体重，促进胰岛素发挥功能，帮助控制血糖，降低胆固醇、三酸甘油酯，增加心肺耐力，增加肌肉、血管弹性，帮助降低血压，增加血液循环

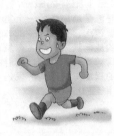

一、糖尿病人的运动原则

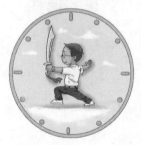

（1）勿在饭前或饭后一小时内马上运动，最好饭后 1 ~ 2 小时，连续 30 分钟。
（2）至少一周要三次才能达到效果。
（3）运动以心脏负荷的程度为前提，请勿勉强。

二、糖尿病人运动注意事项

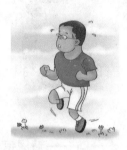

（1）血糖控制不良或生病时不宜运动。
（2）不要空腹运动，尤其是使用胰岛素或口服降血糖药物后。
（3）在极端温度（高温、极冷）和气候不良时，不宜做室外运动。
（4）不宜做剧烈运动。

按摩加泡脚，有效控制糖尿病

非药物疗法是通过自我按摩达到调整阴阳，调和气血，疏通经络，益肾补虚，清泄三焦燥热，滋阴健脾等功效。具体手法是：

（一）抱腹颤动法

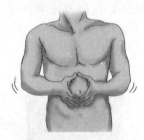

双手抱成球状，两个小拇指向下，两个大拇指向上，两掌根向里放在大横穴上（位于肚脐两侧一横掌处）；小拇指放在关元穴上（位于肚脐下 4 个手指宽处）；大拇指放在中脘穴上（位于肚脐上方一横掌处）。手掌微微往下压，然后上下快速地颤动，每分钟至少做 150 次。此手法应在饭后 30 分钟，或者睡前 30 分钟做，一般做 3 至 5 分钟。

（二）叩击左侧肋部法

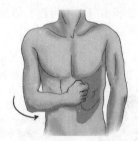

轻轻地叩击肋骨和上腹部左侧这一部位，约为 2 分钟，右侧不做。

（三）按摩三阴交法

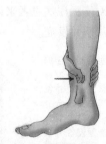

三阴交穴位于脚腕内踝上 3 寸处，用拇指按揉，左右侧分别做 2 ~ 3 分钟。

泡脚和泡腿配合按摩效果会更好，可以增加按摩的作用。以上疗法每天做 1 ~ 2 次。只要能长期坚持就能有效防治糖尿病。

另外，糖尿病患者平时要注意控制饮食，还要保持良好情绪，切忌情绪波动，反复无常。

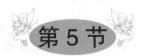

第5节

安慰脑血管，让它不再病变

治疗脑血管疾病，你还得寻根溯源

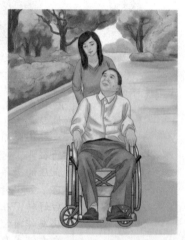

脑血管病主要是由于脑部缺血或出血，从而对人体脑部造成短暂或持久的局部损害。脑血管疾病包括脑血栓形成、脑梗死、脑出血和蛛网膜下腔出血等。

如今，脑血管疾病已非老年人的专利，患者人群已逐步走向年轻化。高血压、吸烟、喝酒是脑血管疾病的主因，50岁以下的中青年人群由于无规律的生活方式，常常有发病急、病情重的显著特点，病死率远远高于老年患者。

据统计，我国每年因脑血管病死亡的人数约120万，病死率高达75%，心脑血管疾病不但影响患者的身心健康，同时给家庭和社会带来沉重负担。因此，对脑血管疾病要逐步重视起来，普及相关的医学知识，建立起科学合理的膳食结构，尽量在源头上掐断脑血管疾病滋生的根。

近年来，脑血管病的发病率增高，造成身体运动障碍人数急剧上升，后遗症概率占发病总数的80%，生活不能自理者更是高达43%，是致残率最高的一种疾病

健康自测：你和脑血管病是零距离吗

脑血管病虽然可怕，但是只要我们高度关注自己的身体健康，就会看出一些疾病的信号。有关专家推出一种简便的自测方法，可据此判断有无隐性脑梗塞。

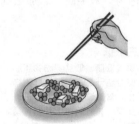

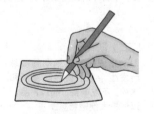

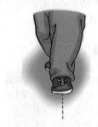

（一）挟豆粒

将30粒大豆和2厘米大小的豆腐若干块置于小碟内，用筷子交替挟豆粒和豆腐块放到另一碟子里，反复5次。如果需时30秒以上，就要引起注意。

（二）画螺旋线

以5毫米间隔画螺旋线4圈，然后用另1种颜色的笔在5毫米间隔中间加一条线，要求10秒钟完成。如果添上去的线有两处以上与螺旋线碰到一起，就可能存在隐性脑梗塞。

（三）直线前行

在地板上画1条5~10米长的直线，左右脚交替踩在上面向前走，不能准确踩线或身体摇晃者，小脑或脑干往往有异常。

当身体出现下列征兆时，预示可能要发生脑血管疾病。

（一）眩晕　　　（二）短时间语言　　（三）突然发生　　（四）突然健忘
　　　　　　　　　困难或偏身无力　　　剧烈头痛

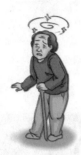 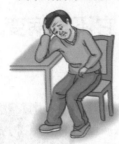 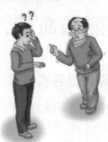 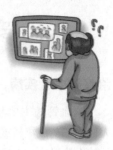

（五）半身麻木

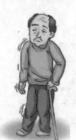

（1）眩晕：眩晕类似严重的头晕，突然发生。如果同时发生视物成双，说话舌根发硬，应警惕。（2）短时间语言困难或偏身无力：常突然发生，短至一二十秒即过，长者十几分钟至数小时而自行恢复。恢复后不留任何症候。这是前脑缺血的征兆，可能导致半身不遂。（3）突然发生剧烈头痛：患高血压的老年人如果突然严重头痛，应及时检查。（4）突然健忘：如中老年人突然对过去数年旧事完全忘记，持续数小时后好转，在记忆遗忘期间心情常局促不安，这是急性脑血管病发作前常常出现的先兆。（5）半身麻木：如果中老年人常左右侧半身发麻，应考虑是否脑内小血管有病变。

健康指南：预防脑血管病的"六字诀"

　　脑血管病的预防和治疗应采取积极、乐观的态度。预防措施包括：定期体检，监测血压、血脂水平。对有吸烟、酗酒习惯的人，特别是合并其他疾病者，宜戒烟、戒酒，改善饮食习惯。对肥胖、高黏滞血症均需加以控制，严格注意生活条理，增强对抗疾病的信心。预防中风的方法，简而言之就是6个字，被称为"六字诀"。那么到底是哪6个字呢？

（一）稳

即稳定情绪。极度愤怒或紧张均可诱发中风，故患者应保持乐观愉快的心态。狂喜、暴怒、忧郁、悲哀、恐惧和受惊都可能诱发中风。

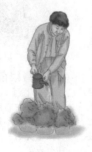

（二）防

即防止便秘造成脑动脉破裂而发生中风。要多吃蔬菜和水果，不吃辛辣、油炸食品，以保持大便通畅。

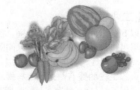

（三）低

即饮食低脂、低盐。动物脂肪易使血脂升高，引起动脉粥样硬化。食盐过多可使血压进一步升高。长时间血压升高可诱发中风。

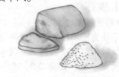

（四）忌

一忌饮食过饱；二忌看电视时间过久；三忌随意突然停药。这些行为都会造成血压升高，导致中风的发生。

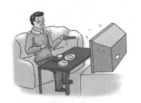

（五）练

即坚持适度的锻炼。每天坚持散步、做体操或打太极拳，以增强体质，防止中风。

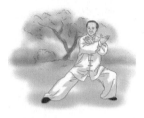

（六）诊

即早发现早治疗小中风。小中风的主要表现为自觉半身无力或半身麻木，突然说话不灵或吐字不清甚至不会说话。发生小中风的患者在一年内有42%发生中风。

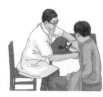

生死时速：如何抢救脑血管病人

看过《生死时速》这部电影的人，一定会对里面惊险刺激的场面印象深刻。不过那毕竟只是电影，如果不幸有个脑中风病人突然倒在你面前，而此刻你是唯一可以帮助他的人，那么你就赶上了现实版的"生死时速"。这时候你应该如何施救呢？

一、注意事项

观察病人的生命体征，紧急联系神经科医生；在病人倒下的地方就地抢救，若必须移动时千万要小心；手脚麻痹、语言障碍、视力障碍等是脑中风的先兆，要尽早发现、治疗。

观察病人的生命体征

二、检查有无麻痹等症状

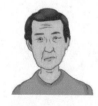

鼻子一侧出现皱纹，左右鼻唇沟不对称；嘴的一侧下斜，脸部不对称；口水下滴；出现打鼾；脸色发红（或发青）；眼睛充血；剧烈呕吐；大小便失禁；发烧或出汗等

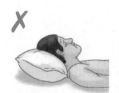

切忌对脑中风病人采取以下动作，如摇晃、垫高枕头、前后弯动或捻头部、头部震动等

三、急救措施

（1）对失去意识的病人应保持气道通畅。

（2）寒冷会引起血管收缩。要保持室内温暖并注意空气流通。有大小便失禁者，应脱去病人裤子，垫上草纸等。

脑中风病人呕吐时应采取下列措施：

（1）脸朝向一侧，让其吐出。

（2）抢救者用干净的手帕缠在手指上伸进患者口内清除呕吐物，以防堵塞气道。

（3）未得到医生许可，别让病人进食或饮水。

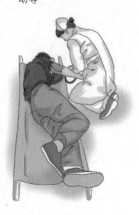

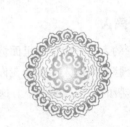